国家中医药管理局专科专病建设重点项目

肺炎

专科专病名医临证实录丛书

主 编　柏正平

副主编　胡学军　谭光波　柏　莹

编 委　（按姓氏笔画排序）

方妹辉　王帅　甘荣　刘俊　周兵

柏正平　柏莹　胡学军　黄纯　谭光波

湖南科学技术出版社

《专科专病名医临证实录》丛书编委会

序

当代世界医学有专科医师和全科医师之分。其实，我国在医事制度上，很早以前也就有专科分治的传统。《周礼·天官·冢宰》云："凡邦之有疾病者，疕疡者造焉，则使医分而治之。"早年即已将医师分列为食医、疾医、疡医、兽医等门类，吾人自可以视此为中医专科医疗建设之雏形。言及专病，先贤名医大家多是以擅治某病服务民众而享誉一方。张仲景精通伤寒病、李东垣擅治脾胃病、傅青主长于月经病、叶天士主攻温病，医界同仁当能知此而如数家珍。是故专科专病之论自是古已有之，今人则倡导加以传承弘扬者。为进一步突出中医药学特色，着力提高中医药临床疗效，国家中医药管理局此前提出"名院、名科、名医"之"三名战略"，加强中医专科专病建设，提高中医药的服务能力，十分切合当前中医药创新发展之现实需求。

唐代文学家刘禹锡有"山不在高，有仙则名；水不在深，有龙则灵"之论，隐喻品牌与能力和水平间的联系；中医界之"三名战略"，当以仁心仁术，服务大众，孚于众望为基本要求，名医之所以名，与专科专病之强项即技术水平密切相关；或禀家学，或师承授受，或于医理，或于临证，在医疗之有效性与安全性方面有其原创特色，如何对他们的理论和经验加以总结、继承、普及、推广、创新和发展，十分必要。

何清湖、杨荣臣、周慎教授，组织相关专业之专家合作，历数度寒暑之努力，辑成《专科专病名医临证实录丛书》，以专科（专病）为纲，古今名医为目，每书针对某一专科（专病），详细

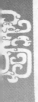

论述各医家之所长，荟古今名家治验精粹于一炉，使读者易于理解，便于参考，作出了很大的贡献。唐代医学大家王冰在其《重广补注黄帝内经素问·序》中有"将升岱岳，非迳奚为；欲诣扶桑，无舟莫适"之名言，医师应该重视学习和参考他人特别是有成就的医学家的临床经验，联系实际，不断提高医疗服务能力，提升自身对社会的贡献度，相信本丛书对大家会有很大佐助，是以为序。

中国科学院院士　陈可冀

2010 年 4 月于北京

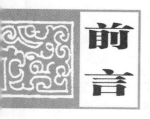

前言

　　中医重点专科专病建设是国家中医药管理局为贯彻国家卫生政策，提高中医药临床疗效，发展中医药的重要举措。其指导思路是：以充分发挥中医药特色优势，提高临床疗效为目标；以不断创新为动力，坚持继承与创新相结合；以医疗为中心，医、教、研相结合，促进中医临床学术进步和诊疗技术水平的提高。力争通过几年的努力，初步形成一批专业与地域覆盖面广、中医特色明显、诊疗水平较高、临床疗效显著、创新能力较强、管理水平较高、社会影响较大、具有示范带头作用的重点优势中医专科。中医重点专科专病建设，是当前继承、发扬中医药特色和优势，并勇于创新的一项具有深远意义的工作，是加强中医医院内涵建设的重要举措，也是发展中医药事业的一项长期的重要任务。

　　自 2002 年起，根据《中医药事业"十五"计划》，国家中医药管理局"十五"重点专科（专病）项目已经全部验收，对总经费达 23.25 亿元，覆盖全国 30 个省、直辖市、自治区的 166 个国家中医药管理局"十五"重点专科（专病）项目全部通过评审验收。此项目涉及骨伤、肾病、脑病、外科、肝病、针灸、妇科、消化、心血管等 19 个领域，其中医治疗率由初期的 77.38% 提高到 2006 年上半年的 82.39%。其中针灸、脑病、老年病、肝病、风湿 5 个专业的中医治疗率达到了 90% 以上；建设项目的中药（不含制剂）收入增幅达 59.3%；各项目形成了一批特色明显的诊疗技术，所开展的特色疗法增长了 65.3%；筛选出一批疗效高、质量好、毒副作用小、价格相对便宜的专方专药，研发新药 637 种。在全国中医专科专病建设方面起到了领头羊的作用。

自 2008 年 1 月起，国家"十一五"重点专科（专病）项目也已启动，共确定 30 个省、直辖市、自治区的 400 余个专科（专病）中心作为重点进行建设。这些项目建设单位对本专科主要病种积极探索研究中医、中西医结合的诊疗常规，优化诊疗方案，及时开展病例讨论，提高中医诊治急危重症、疑难病的水平，对主要病种的疗效及中医药特色定期进行分析、总结和评估，并制定了完善与提高的措施。定期整理专科文献、经验及理论，并研究中医药特色诊疗方法，提高了中医的治疗率和中药的使用率。同时较好地发挥了名老中医学术带头人的作用，必将在全国中医专科专病建设方面提供良好的示范作用，从而推动中医药事业的发展。

中医重点专科专病建设虽然已收到初步成效，博得了广大病人的好评，但是多数专科专病中心限于条件，仅是通过国家中医药管理局验收，在局部地区或医院发挥作用，并没有很好地系统总结重点专科专病的重点病种及特色疗法、特色制剂、临床研究成果等情况，特别是怎么样在学术理论上进一步深化、提升，为学科带头人、名老中医做好宣传，将影响辐射到省市乃至全国，更好地促进全国中医的专科专病建设，促进中医学术的发展，仍然是一个值得深入研究的科学课题。

为进一步转化重点专科专病建设所取得的成果，更好地发挥中医专科专病中心作用，以名科带动中医医院发展，不断提高中医药学术水平、中医诊疗技术水平和中医药临床疗效，满足人民群众对中医药服务的需求，我们组织了一批中医药专家，向国家中医药管理局申请了有关"中医专科专病临床经验与学术思想系统研究"的课题，拟将中医重点专科专病建设统一在一个融文献研究、经验总结、应用提高、全面推广于一体的框架下进行，以建设单位为基地，以专科专病为研究内容，以单病种中医诊疗规范、专科专病学术专著、学术带头人学术经验总结等为载体，整体、系统、全面地反映中医重点专科专病的各个层面。

《专科专病名医临证实录丛书》的编纂出版，是"中医专科专病临床经验与学术思想系统研究"课题的一个重要组成部分，是课题研究的成果之一。丛书立足于专科专病，结合国家"十五"、"十一五"专科专病建设项目，充分总结、挖掘古今名医专科专病临床经验，突出当代名医在本专科专病中的临床经验，力求对古今名医在有关专科专病中的医案、医论、医话、用方经验、用药经验等进行系统、全面地整理和总结，充分反映当代名医专科专病研究的新成就、新进展。

《专科专病名医临证实录丛书》突出两个重点：一个是突出专科专病，丛书中的每一本专科专病书都要求就科论科、就病论病，只论述本专科、本专病内容，其他内容原则上尽量不涉及；另一个是突出古今名医特别是当代名医的医案、医论及方药的临床应用，临床中需要的内容重点阐述，与临床不相关的内容不作介绍，突出临床实用。

本丛书的编纂出版，是一项浩大的工程，我们组织专家进行了多次论证，系统设计，总体布置，拟分批推出共约 80 个专科专病分册。丛书以专科专病分册，按"名医＋临床经验"分板块。名医入选标准：①两部一局公布的中医药学术继承第一、第

二、第三、第四批指导老师。②各省、直辖市、自治区名中医。③已去世的近代老中医。④古代名医有重大学术影响和著作传承者。⑤现代中医的正高职称并对本专科专病有独特疗效者。丛书从确定选题开始，迄今已有3个年头，通过一批临床专家和学者的辛勤工作，现第一批专科专病分册终于得以付梓出版。

丛书在编纂出版过程中，得到了陈可冀院士的亲切指导并为本丛书作序，得到了国家中医药管理局吴刚副局长、许志仁司长等领导的大力支持，湖南中医药大学蔡光先教授还拨冗审稿，湖南科学技术出版社有限责任公司鼎力支持，在此一并致谢！

对专科专病名医临床经验进行整理研究，本身难度较大，加之这些经验总结都只是名医广博丰厚临床经验中的很少一部分，挂一漏万之处在所难免，加之工程浩大，时间匆促，我们的学术水平有限，书中肯定存在不足和疏漏之处，敬请老中医们能够谅解，也请广大读者能不吝指正，以期在后期出版过程中能得到不断改进。

何清湖　杨荣臣　周　慎
2010年3月于长沙

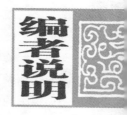

　　肺炎是临床常见病、多发病，而随着病原菌的变迁和耐药性的增加，肺炎的治疗颇为棘手。从 2002 年冬至 2003 年春夏的抗击"非典型肺炎（简称非典）"，到 2010 年的"超级细菌"，这些病毒的变异和细菌的耐药性增加时刻都在威胁着我们的生命健康，在现代医学缺乏有效的治疗时，中医中药发挥了很大的优势。

　　2003 年"非典"流行，世界卫生组织统计，中国内地死亡率最低，广州的死亡率更低。溯其原因，是广州中医介入治疗最早之故。2003 年"非典"期间，广州中医药大学彭胜权教授、邹旭教授做了题为《中医对非典的认识及论治》和《我科收治非典型肺炎 37 例临床总结》的报告。他们介绍了广州中医药大学第一附属医院和第二附属医院在临床治疗"非典"中采取西医确诊，中医药治疗的方法，均取得显著疗效。到 2003 年 4 月 14 日，第一附属医院共收治"非典"患者 36 例，无一例死亡，且都痊愈出院，没有留下任何后遗症，患者平均退热时间为 3 天，平均住院时间不到 9 天，医护人员无一人受到感染；第二附属医院即广东省中医院，到 4 月上旬，共收治"非典"患者 112 人，除第一批收治的患者中有 4 人死亡外，其余 108 例病情稳定，均康复出院，这个死亡率远远低于西医治疗组。

　　这些活生生的例子证实了中医药在临床中的地位和优势，特别在肺炎的治疗方面，几千年来老祖宗运用中医药成功地治愈了

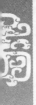

一场又一场的"瘟疫"，而这些"瘟疫"中很多就是我们现代所说的"肺炎"。

中医的生命力在于临床，如何去提高医者的临床水平，一直是中医同道自古以来探索、研究的重点。作为现代的中医学子，除了要有扎实的理论基础，更重要的是学习前辈们的临床经验，为此，我们搜集和整理了近现代国家级、省级、地方级名老中医治疗肺炎的临床经验，其中不乏理论、方药、善后的辨治经验总结，更多的是临床疗效满意的实例，这些为我们辨治肺炎提供了很好的思路和方法，适合中医学者、临床工作者参考借阅。

需要说明的是，本书遴选了近现代中医临床专家辨治肺炎的经验，对这些名中医的辨治经验我们忠实于原稿（全书药名因此而未作规范统一）。在此，谨对文献资料的原著作者和中医临床专家致以衷心的感谢！正是由于他们对学术经验的整理、总结，才使得后学者得以继承、学习。

本书整理到付梓，可谓匆匆，加之我们自身的水平有限，定有错误与疏漏之处，尚祈诸贤达惠以校正。

柏正平

2017 年 12 月 11 日

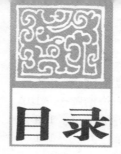

目录

施今墨 表里双解、降气化痰、扶正治大叶性肺炎

施今墨，男，浙江萧山人，我国近代著名中医临床家、教育家，北京四大名医之一。13岁时随舅父李可亭学医，1930年创办北平国医学院，1931年任中央国医馆副馆长，新中国成立后曾任中华医学会副会长、北京医院中医顾问。倡导中西医结合，临床多数法并合而用。

急性大叶性肺炎根据其临床表现，可归于中医风温、肺胀等范畴。病因病机多因风邪束肺，内热炽盛，肺气壅塞，宣肃无权。施老治疗肺炎重在表里双解，降气化痰，兼以扶正。常以麻杏石甘汤合泻白散为主方，表里双清，再加止咳祛痰、降逆平喘、泻肺除胀之品。在具体用药经验上，麻黄仅用1.5g，防其辛散太过而助热；生石膏辛凉可用至12~15g；对于邪热较盛者可加黄芩、知母增强退热药力；对于年龄偏大者，为防其伤及心气，常加用西洋参等扶正之品，所谓益气强心。

【验案1】廖某，女，50岁。初诊：高热4天，咳嗽喘息胸肋疼痛，痰不易出，痰色如铁锈。经西医诊断为大叶性肺炎，嘱住院医治，患者不愿入院，要求服中药治疗。初诊时体温39.6℃，两颧红赤，呼吸急促，痰鸣辘辘，咳嗽频频。苔黄垢腻，脉滑数，沉取弱。辨证为风邪外束，内热炽盛。气逆喘满，是属肺胀。热迫血渗，痰如铁锈。气滞横逆，胸肋疼痛。处方：鲜苇根30g，炙前胡5g，葶苈子（布包）3g，大枣（去核）5枚，鲜茅根30g，白前5g，半夏曲6g，炙麻黄1.5g，炒杏仁6g，生石膏（打碎先煎）15g，炙陈皮5g，冬瓜子（打）15g，旋覆花6g（布包），代赭石12g，炙苏子5g，苦桔梗5g，鲜枇杷叶12g，地骨皮6g，西洋参（另炖服）10g，桑白皮（鲜）5g，炙甘草3g。次诊：前方服2剂痰色变淡，胸肋疼痛减轻，体温38.4℃，咳喘如旧。拟麻杏石甘汤、葶苈大枣汤、旋覆代赭汤、

淡竹叶石膏汤、泻白散诸方化裁，另加局方至宝丹一丸。三诊：前方服药 2 剂，体温 37.5℃，喘息大减，咳嗽畅快，痰易吐出，痰色正常，胁间仍痛，口渴思饮。处方：鲜枇杷叶 10g、肥知母（米炒）10g、天花粉 12g、桑白皮（鲜）5g、大枣（去核）3 枚、葶苈子（布包）2.1g、鲜地骨皮 6g、旋覆花（布包）6g、代赭石 10g、半夏曲 6g、炙紫菀 5g、生石膏（打，先煎）12g、黛蛤散 10g、海浮石（布包）10g、炙白前 5g、冬瓜子（打）15g、苦桔梗 10g、青橘叶 5g、炒杏仁 6g、淡淡竹叶 6g、焦远志 6g、粳米 100 粒同煎。四诊：前方服 2 剂，体温已恢复正常，咳轻喘定，痰已不多，胁痛亦减，但不思食，夜卧不安。病邪已退，胃气尚虚，胃不和则卧不安，调理脾胃，以作善后。处方：川贝母 10g、炒杏仁 6g、冬瓜子（打）12g、青橘叶 6g、酒黄芩 6g、桔梗 5g、旋覆花（布包）6g、海浮石 10g、半夏曲（布包）5g、生麦芽 10g、炙紫菀 5g、广皮炭 6g、佩兰叶 10g、炙白前 5g、焦远志 6g。

【按语】 患者痰声辘辘，舌苔中间黄垢腻，脉滑数为痰热内盛之证。案中未诉发热时畏寒与发病时间故为风寒外束难于理解，痰不易出为风温犯肺之证，脉沉取弱正气已伤。治以宣肺平喘，降气止咳，清热化痰，兼以扶正。用麻杏石甘汤以清肺平喘；用泻白散、葶苈大枣泻肺汤、旋覆代赭汤加苏子、枇杷叶等泻肺降气，化痰止咳；西洋参以益气强心，防止心力衰竭。药后诸症大减，三诊时，以其口渴思饮，此为阴液渐伤之症，故去麻黄，加重滋阴清热之品。后期以调理肺胃之法善后。

【验案2】 班某，女，50 岁。高热，体温 39.6℃，咳嗽喘息，两颧红赤，痰黏难吐，色如铁锈，胸闷胁痛，口干欲饮。经西医诊断为大叶性肺炎。舌苔白，中间黄垢腻，脉滑数，沉取弱。拟退热消炎，止咳祛痰法治之。处方：鲜苇根 30g、鲜茅根 30g、炙前胡 4.5g、炙白前 4.5g、葶苈子 3g、半夏曲（布包）6g、炙麻黄 1.5g、生石膏 15g、旋覆花（布包）6g、代赭石 12g、白杏仁 6g、炙苏子 4.5g、炙广皮 4.5g、苦桔梗 4.5g、干薤白 6g、西洋参 4.5g、冬瓜子 15g、鲜桑白皮（炙）4.5g、鲜地骨皮（炙）6g、鲜枇杷叶（布包）12g、大枣（去核）15 枚、炙甘草 2.4g，2 剂。次诊：咳喘如旧，但痰色已变白，胁痛亦轻，体温退至 38.4℃。处方：鲜桑白皮 4.5g（炙），鲜地骨皮 6g（炙），代赭石 10g，旋覆花（布包）6g，葶苈子 3g，半夏曲（布包）6g，海浮石 10g，黛蛤散（布包）10g，鲜枇杷叶 12g，粳米（布包）100 粒，白杏仁 6g，炙白前 4.5g，炙前胡 4.5g，生石膏 15g，焦远志肉 6g，西洋参 6g，炙麻黄 1.5g，冬瓜子 12g，米炒知母 10g，炙紫菀 4.5g，炙广皮 4.5g，干薤白 6g，淡淡竹叶 6g，鲜苇根 18g，鲜茅根 18g，炙甘草 2.4g，大枣（去核）5 枚，2 剂。三诊：热已退至 37.5℃，不为不速矣，胸胁疼痛，不敢咳嗽，口渴思饮，再进退热消炎、止咳祛痰剂。处方：次诊方去麻黄、石膏、桔梗、紫菀、广皮，加橘叶、天花粉，另服局方至宝丹 1 丸，2 剂。四诊：热已退净，咳亦减轻，胁痛亦减，仍不思食，睡不安枕。处方：川贝母 6g，浙贝母 6g，玳瑁花 4.5g，玫瑰花 4.5g，炙白前 4.5g，炙紫菀 4.5g，旋覆花 6g，海浮石（布包）10g，冬瓜子 12g，青橘叶 6g，白杏仁 6g，酒条芩 6g，半夏曲 6g，秫米（布包）10g，生谷芽、麦芽各 10g，佩兰叶 10g，焦远志 6g，广皮炭 6g，苦桔梗 6.5g，3 剂。五诊：诸症大减，再拟一方以为善后。处方：南沙参、北沙参各 6g，川贝母、浙贝母各 6g，玫瑰花 4.5g，玳瑁花 4.5g，炙白前 4.5g，炙紫菀 4.5g，白杏仁 6g，苦桔梗 4.5g，干薤白 6g，炒枳壳 4.5g，焦远志 6g，生谷芽、麦芽各 10g，佩兰叶 10g，生鸡内金 10g，鲜百合 30g。

【按语】　患者发热，咳嗽喘息，两颧红赤，痰黏难吐，色如铁锈，胸闷胁痛，口干欲饮，舌苔白，中间黄垢腻，脉滑数，为风温犯肺夹痰，痰热壅肺证，脉沉取弱提示温病伤阴最速，正气已伤。治以表里双清，止咳祛痰，降逆平喘，泻肺除胀，兼以扶正。方用麻杏石甘汤以清肺平喘；用泻白散、葶苈大枣泻肺汤、旋覆代赭汤加苏子、枇杷叶等泻肺降气，化痰止咳；鲜苇根、鲜茅根清肺热利尿生津；西洋参以益气强心。次诊咳喘如旧，但痰色已变白，胁痛亦轻，体温稍降，加用知母清热退热，远志化痰。三诊热减，胸胁疼痛，不敢咳嗽，口渴思饮故再进退热消炎，止咳祛痰之剂。四诊时热退，咳轻，胁痛减，仍不思食，睡不安枕为痰湿证，治以化痰止咳，降气和胃。后以调理肺胃之法善后。

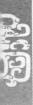

肺炎

参考文献

1. 祝谌予，翟济生，施如瑜，等．施今墨临床经验集．北京：人民卫生出版社，1982
2. 施小墨，陆寿康，张文康，等．中国百年百名中医临床家丛书·施今墨．北京：中国中医药出版社，2001

蒲辅周 肺炎重在清宣

蒲辅周，男，四川梓潼人，现代医学家。中医世家，从事中医临床、教学和科研工作，伤寒、温病熔于一炉，经方、时方合宜而施。在几次传染病流行时，救治了大量危重患者。曾任中华医学会常务理事，精于内科、妇科、儿科，尤善治热病。著有《蒲辅周医案》《蒲辅周医疗经验》《流行性乙型脑炎》《中医对几种妇女病的治疗法》《中医对几种传染病的辨证论治》。

肺炎之为病，病位始终在肺，其证由表及里。表证，或表寒，或表热，或表虚，或表实。治宜解表之法。里证，治宜清里，温里。初期多属实，乃气实也，邪实也。治以逐邪为主，邪在表者，或辛散温开，或辛凉透邪，重在开闭，寒凉过之则影响宣闭。最怕凉血，引邪内陷，亦忌滋润以助邪。肺炎后期，如血分有热，才能用凉血药。末期阴伤则宜润，可重用沙参、玉竹、百合、天冬、麦冬一类润肺养阴之药，和胃宜加大枣、谷芽、麦芽、荷叶之类。总之有热者清之，寒者温之，实者泻之，虚者补之的原则，寒热并见，温清并行，虚实互见，攻补兼施。虚多者以扶正为主，实多者以祛邪为要。做到祛邪而不伤正，补虚不碍邪。以下为蒲老临床常用九法治疗肺炎，后面附有病案举隅，从中可见诸法之妙。

一、常用九法

1. 解表法

（1）风热上受：发热口渴，面赤，咳嗽微烦，舌红苔白，脉浮数，无汗或汗出不彻，治宜疏风清热，通阳宣肺。宜桑菊饮合葱豉汤加减。桑叶 6g，菊花 6g，杏仁 4.5g，桔梗 3g，薄荷 2g，甘草 1.5g，连翘 4.5g，苇根 15g，僵蚕 4.5g，牛蒡子 4.5g，葱白 6cm，豆豉 9g。苔黄加黄芩 3g；舌红无苔，热将入营，加玄参 6g，麦冬 6g，郁金 3g，淡竹叶 4.5g；表闭抽风，加钩藤 4.5g，蝉衣 3g；喘憋痰多加莱菔子 4.5g，前胡 3g；若热较甚，合银翘散加减。

（2）风寒袭肺： 发热无汗，咳嗽微喘，痰涎壅盛，舌淡红，苔白或微腻，治宜温散风寒，宣肺化痰，以杏苏散合葱豉汤加减：苏叶 3g，杏仁 4.5g，前胡 3g，桔梗 3g，半夏 3g，茯苓 6g，陈皮 3g，甘草 1.5g，枳壳 3g，生姜 2 片，大枣 2 枚，豆豉 9g，葱白 6cm。便溏腹满去甘草、大枣，加焦山楂 1.5g，麦芽 6g；体虚加沙参 6g；若因风伤肺卫兼下利，可予桂枝汤加味；若因太阳阳明合病，无汗，项背强几几，可用葛根汤。

（3）暑风伤肺： 发热，脘闷，口渴，咳嗽，无汗或有汗不畅，舌微红，苔白滑，脉浮数，治宜祛暑解表，宣肺祛风，以香薷饮加减：香薷 3g，金银花 6g，连翘 4.5g，扁豆花 6g，僵蚕 3g，藿香 3g，葱白 10cm。若热甚心烦，尿少而黄，加黄连 1.5g，六一散 6g；若湿甚腹满作泄加茯苓 6g，木瓜 3g。

2. 表里双解法

（1）表寒里热： 发热喘憋，口渴或不渴，烦躁，无汗或微汗，舌红，苔微黄或白而微干，脉浮数有力或滑数。治宜辛凉宣泄，清肺平喘，表里双解，以麻杏石甘汤加味：麻黄 3g，杏仁 6g，生石膏 12g，甘草 3g，炒苏子 3g。喘重痰多，加葶苈子 3g；津伤口渴，加玉竹 6g，天花粉 6g；正虚神昏，加西洋参 3g，石菖蒲 3g；表闭抽风加钩藤 6g，僵蚕 4.5g，蝉衣 2g。

（2）外寒内饮： 若见里热已起而烦者，宜小青龙汤加石膏。若喉间有痰作水鸡声，面色青，舌淡或微红，白苔，不口渴，无里热症，脉浮数，治宜宣肺散寒，化饮解表，以射干麻黄汤加减：射干 2g，麻黄 1.5g，细辛 1.5g，五味子 30 枚，生姜 2 片，法半夏 6g，紫菀 2.5g，款冬花 2.5g，大枣 4 枚。

（3）表虚而喘： 发热微汗，微喘，胸满，下利便稀，舌质淡苔白，脉浮缓，治宜辛温解表，调和荣卫，以桂枝加厚朴杏子汤加减：桂枝 2g，白芍 3g，炙甘草 1.5g，生姜 2 片，大枣 2 枚，厚朴 3g，杏仁 3g。肺炎若用苦寒过早，或误下而致表虚而喘，无里热者亦可用此方。

（4）**表实下利**：发热汗出而喘，下利黏臭，腹满，脉促，苔微黄，治宜解表清里，用葛根芩连汤加味：葛根 6g，黄芩 2g，黄连 1.5g，甘草 3g。无汗，加葱白 6cm；虚烦，加豆豉 9g，栀子 3g；营卫不调，加生姜 2 片，大枣 2 枚。

（5）**表陷结胸**：发热，上腹满，按之疼，大便干，舌红苔黄腻，脉浮滑或沉数，表邪内陷，痰热互结用瓜蒌薤白汤加减：瓜蒌仁 9g，黄连 1g，半夏 3g，薤白 6g，枳实 3g，葱白 9cm。若因苦寒之剂过多，出现里虚表陷，治宜温中解表，可选用桂枝人参汤加味。

3. 通阳利湿法

湿邪肺闭发热，咳而胸满，微喘，多痰黏浊或腥臭，舌淡，苔腻，脉沉数或濡。治宜清肺化痰，宁嗽定喘，以千金苇茎汤加味：冬瓜仁 9g，杏仁 3g，薏苡仁 9g，苇根 15g，炒苏子 3g，桑皮 6g，前胡 1.5g，通草 3g，麦芽 3g。湿甚，加茵陈 9g；湿热闭肺，出白㾦者，则以苡仁淡竹叶散加减。

4. 清热养阴法

（1）**正虚热闭**：身热无汗，咳嗽喘憋，昏迷，面青白，唇焦齿裂，舌干苔老黄无津，脉沉数无力，以西洋参 6g 扶正，用牛黄散 3g，分 5 次服，开胸中之热，若正虚入营，则宜清营解毒之剂，佐以宣闭治之。

（2）**余热未尽**：汗出身热不退，喘憋不著，少气欲呕，咽燥口渴，津液不足，舌红，苔少或黄燥，脉虚数。治宜清热生津，益气和胃。以淡竹叶石膏汤加减：淡竹叶 6g，生石膏 9g，麦冬 3g，沙参 6g，法半夏 3g，粳米 9g，炙甘草 6g，知母 3g。

（3）**暑伤肺气**：发热微喘，神昏，面黄，舌红，少津，胸腹满，脉沉数，治宜清暑益气。仿王氏清暑益气法加减：西洋参 7.5g，黄连 1.5g，麦冬 3g，淡竹叶 4.5g，鲜芦根 15g，牛黄散 1.5g。无汗，加淡豆豉 9g。

5. 降气豁痰法

（1）**气逆而喘**：发热或无热而喘，胸腹胀满，痰多，苔白滑初无苔，脉沉滑。治宜降逆平喘，温化痰湿。宜苏子降气汤加减：炒苏子 3g，半夏 4.5g，前胡 3g，厚朴 3g，当归 2.5g，炙甘草 1.5g，生姜 2 片。喘甚痰多，加莱菔子 3g，葶苈子 3g。

（2）肝气上逆： 肝气上逆，嗳气不除，心下痞满，治宜镇肝降逆，益胃化痰。以旋覆代赭汤加减：旋覆花（布包）6g，代赭石 6g，法半夏 3g，生姜 2 片，甘草 1.5g，沙参 3g，大枣 2 枚，陈皮 3g，茯苓 6g。呕吐者，加竹茹 3g；气逆甚，头汗出，加龙骨 9g，牡蛎 9g。若病久肺气已虚，邪闭尚甚，益肺和胃，可选用玉竹、远志、粳米、大枣；邪热郁闭，选用杏仁、生石膏、桔梗、葱白之类；若肺闭甚，可用焦麻黄少许，攻补兼施以开闭。

6. 益阴生津法

气逆而喘，咳逆上气，面赤，舌红无苔，脉细数无力，治宜生津益胃，降逆下气，以麦门冬汤加减：沙参 6g，麦冬 4.5g，粳米 9g，炙甘草 3g，大枣 2 枚。痰多加贝母 3g，远志 3g，橘红 3g；阴虚甚，加石斛 9g，玉竹 6g；气虚多汗者，加西洋参 3g，五味子 1.5g，即合生脉散；神昏痰阻，加远志 2g，石菖蒲 5g；阴血虚，加清阿胶 6g；欲脱者，加龙骨 9g，牡蛎 9g。

7. 滋阴复脉法

阴液枯竭，病久而热不退，以致肌消肉削，形槁神呆，舌无苔，脉细数无力，因阴液枯竭，治宜滋阴复脉。以三甲复脉汤加减：干地黄 12g，清阿胶 9g，麦冬 9g，炙甘草 9g，白芍 6g，党参 10g，龙骨 9g，牡蛎 12g，龟板 15g，炙鳖甲 12g，童便 30mL，鸡子黄 1 枚。若肝风内动，宜育阴潜阳，镇肝熄风，以大小定风珠加减：龙骨 12g，牡蛎 12g，石决明 12g，珍珠母 12g，玳瑁 9g，沙参 6g，天竺黄 6g，石菖蒲 3g，远志 3g，龟板 15g。

8. 回阳固脱法

本法以参附汤与四逆汤为主，肺炎末期亦有个别阳虚四肢厥逆者，虽不常用，经抢救转危为安，故不可不备。

9. 病后调理法

胃不和影响于肺，用保和丸加减；脾虚气滞而腹满者，用厚朴生姜半夏甘草人参汤加味；脾弱者宜异功散；中虚气陷，用补中益气汤加减，病后余热等其他调理参前诸法。

二、病案举隅

1. 表郁邪陷，肺卫不宣证

【验案】 初某某，男，3个月。因发热4天，咳嗽、气促、抽风2次，于1961年2月24日住某医院。体查：T 39.4℃，P 106次/min，右肺叩诊稍浊，两肺呼吸音粗糙，有干啰音及小水泡音，以右肺为著。肠鸣音略亢进。血化验：WBC 12.9×10^9/L，中性：0.68，淋巴：0.32。胸透：右肺上下均可见片状阴影，肺纹理模糊。临床诊断：腺病毒肺炎。患儿于2月21日突然发热，咳嗽，有少量痰，伴有腹泻，日4～5次，为黄色溏便，精神及吃奶差，两天后咳嗽气喘加重，连续在某门诊治疗，用退热消炎止咳等西药未效，2月24日突发抽风2次，每次持续3～4秒，两次间隔时间较短，当即住院。症见高热无汗，烦躁哭闹，时有惊惕不安等，先用土霉素、红霉素等西药，并服大剂麻杏石甘汤复以银翘散加味，苦寒泄热，症状未见改善，即停用红霉素。于27日请蒲老会诊，当时高热40℃，仍无汗，面色青黄，咳而喘满，膈动足凉，口周围色青，唇淡，脉浮滑，指纹青，直透气关以上，舌质淡、苔灰白，胸腹满。此属受风寒，始宜辛温疏解，反用辛凉苦寒，以致表郁邪陷，肺卫不宣。治拟调和营卫，透邪出表，苦温合辛温法。方宗桂枝加厚朴杏子汤加味，处方：桂枝1.5g，白芍1.8g，炙甘草1.5g，生姜2片，大枣2枚，厚朴1.5g，杏仁1.5g，僵蚕3g，前胡1.5g，1剂。药后有微汗出，体温渐退，精神好转，喉间有水鸣声，腹仍满，膈动微减，吃奶已好转，仍便溏1天5次，口周围青色稍退，脉滑不数，指纹青色亦稍退，舌淡苔秽白。营卫虽和，但肺气仍闭，湿痰阻滞，宜温宣降逆化痰为治。方宗射干麻黄汤加减，处方：

射干 1.5g，麻黄 1.5g，细辛 0.9g，法半夏 3g，紫菀 1.5g，五味子 1.5g，炙甘草 1.5g，炒苏子 3g，前胡 1.5g，生姜 2 片，大枣 2 枚，1 剂。药后体温已降至 36.4℃，精神好转，全身潮润，足欠温，腹满已减，二便如前，面色青白，右肺水泡音较多，左肺较少，脉沉滑，舌淡苔退。乃表邪已解，肺胃未和。宜调和肺胃，益气化痰为治。仿厚朴生姜半夏甘草人参汤加味，处方：西洋参 1.5g，川朴 2.1g，法半夏 3g，炙甘草 1.5g，生姜 2 片，橘红 1.5g，2 剂。药后仅有微咳，呼吸正常，食欲增进，大便日 1～2 次，成形，小便多，两肺呼吸音粗糙，少许干啰音，脉沉细而滑，舌正常，无苔。用二陈汤加白前、苏子、枇杷叶、生姜，调肺胃化痰湿以善其后。连服 2 剂，停药观察，嘱以乳食调养。于 3 月 8 日胸透：右肺片状阴影已部分吸收，临床已恢复正常，病愈出院。

【按语】 患儿高热无汗、咳而喘满、面青足凉、唇淡舌淡、苔灰白、脉浮滑不数等寒象，知其为风寒犯肺，营卫不和。病因发于早春为风寒犯肺之症，反用辛凉苦寒，以致表郁邪陷，肺卫不宣。治以调和营卫，透邪出表，苦温合辛温法。宗张仲景"喘家作桂枝汤加厚朴杏子佳"，用桂枝解肌以和营卫，厚朴、杏子宽中利肺气，加僵蚕、前胡祛风，宣肺闭，1 剂而得微汗，热降喘减。

2. 浊痰上逆，肺窍阻塞证

【验案】 陈某某，男，1.5 岁。因高热 8 天，咳嗽 6 天，加重 4 天，于 1961 年 3 月 16 日住某医院。体查：T 38℃～40℃，呼吸 36 次/min，发育营养中等，鼻翼微扇，咽红，膈动腹满，两肺湿性啰音较重，叩浊。血化验：WBC 由 $11.5×10^9$/L 升至 $19.1×10^9$/L，中性 0.51，淋巴 0.42，杆状 0.07。痰培养：金黄色葡萄球菌生长，凝固酶试验结果（＋），咽拭子分离出Ⅲ型腺病毒。胸透及照片：右肺门阴影较致密，右肺野内带沿纹存在小片状阴影，下肺野明显，左下肺亦可见致密片状阴影。诊断：腺病毒肺炎。入院前 8 天高热一直不退，伴有腹泻，日十多次，水样有块，色绿，近 4 天来下利减为日 3～4 次，发黏绿色，食纳差，有时吐奶，嗜睡，咳喘，小便正常。入院后即给予青霉素小剂量穴位注射及中药麻杏石甘汤、麦门冬汤等方加味，病不解，改用金霉素、红霉素、血浆输入及其他对症支持疗法，但病情仍日趋加重，于3月20日请蒲老会诊：患儿已深度昏迷，仍高热无汗，喘急痰阻，面灰腹满，唇干，舌红少津，苔薄白而干，指纹粗大而暗，直透三关，脉左沉数、右浮大，呈呼吸衰竭的危候，延长达两天半，堵塞性喘息样呼吸，肺大片实化，出现腹胀，逐渐发展到不完全的麻痹性肠梗阻。中西医共同讨论综合治疗，中医认为病程较长，邪稽不解，肺胃大伤，浊痰上逆，肺窍阻塞，属正虚邪实之象，急宜扶正，不宜再攻。治法主以益气生津，开窍化痰，处方：沙参4.5g，五味子3g，诃子1.5g，法半夏4.5g，川贝母3g，射干2.4g，瓜蒌壳2.4g，竹茹3g，1剂，频频给服。次日加西洋参4.5g，知母1.5g续服；西医治疗措施：采用人工呼吸，随时吸痰，持续给氧气吸入，并以高渗盐水保留灌肠，补给血浆等。22日复诊：体温突然急剧下降，两足发凉，呼吸微弱，昏迷仍深，脉沉弦细无力，舌上少津。分析患儿阴津既伤，阳气又有欲脱之势，急宜回阳救脱，参附汤加石菖蒲主之。处方：西洋参6g，川附子3g，石菖蒲2.1g。当夜四肢渐回温，由昏迷嗜睡状态转为微烦，痰能咳出。23天复诊：呼吸衰竭情况已缓和，痰亦不壅塞，诸般危象渐趋稳定，舌红津回，脉沉细稍有力，乃议用生津益气之法，扶助正气。处方：沙参6g，麦冬3g，五味子3g，石菖蒲2.1g，远志2.1g，调理5天，停药观察，痊愈出院。

【按语】　患儿昏迷，高热无汗，喘急痰阻，面灰腹满，唇干，舌红痰热邪实，舌少津，苔薄白而干，脉浮大气阴两虚之正虚，急宜扶正，治以益气生津，开窍化痰。因病情危重，急宜扶正，不宜再攻。治法主以益气生津，开窍化痰出现阴虚阳脱，急以回阳救脱，方用参附汤加石菖蒲，同时进行人工呼吸，结合吸痰及强心等措施，使患儿呼吸再现，并转平稳；以高渗盐水保留灌肠治肠麻痹性梗阻，病情逐渐缓解。后以益气生津之法扶助正气调理。

3. 阴虚夹痰火证

【验案】　胡某某，女，8个月。因麻疹后16天继发高热而喘，于 1961 年 3 月 18 日住某医院。体查：T 39℃～40℃，P 174 次/min，发育营养不良，颅方形，前囟 2cm×2cm，软，面色苍白，呼吸急促，无明显发绀，皮肤有色素沉着，胸对称，肋串珠明显，两肺呼吸音粗糙，右肺中下有管状呼吸音，叩右肺较浊。血化验：WBC 22.3×10⁹/L，中性 0.67，淋巴 0.31，单核 0.02。咽拭子分离为 Ⅶ 型腺病毒，补体结合试验抗体升高。胸透及照片：左下肺野内带纹理粗厚模糊，右上肺内带片状阴影，右中下肺野可见大片致密阴影。临床诊断：①麻疹后继发腺病毒肺炎。②重度营养不良。入院前 16 天出麻疹，继发高热在 39℃～42℃，咳喘逐渐加重，曾用青霉素、链霉素、金霉素和中药生脉散加味，均未见效。3 月 20 日请蒲老会诊：高热 39.2℃，无汗，咳嗽多痰，喘促烦躁，胸腹满，大便干燥，面灰，口唇青紫，舌绛而脉细无力。属本体素禀不足，疹后肺胃阴液大伤，伏热未清，阴虚夹痰火之证。治宜养阴润肺，清热化痰，处方：玉竹 6g，麦冬 3g，知母 3g，黄连 0.9g，清阿胶 6g，大青叶 3g，蛤粉 9g，天花粉 3g，粳米 9g，连服 2 剂。3 月 22 日复诊：体温已降至 37℃以下，烦减，喘憋亦减，面转黄，舌质已不绛无苔，脉虚。痰热虽减，阴液未充，继宜益气生津为治。处方：人参 3g，麦冬 2.4g，五味子 3g，浮小麦 9g，大枣 3 枚，服 2 剂后，诸症悉平，停药观察 3 天出院。

【按语】 患儿发热，无汗，咳嗽多痰，喘促烦躁，为痰热证；胸腹满，大便干燥，面灰，舌绛而脉细无力，为阴虚证。病机为本体素禀不足，疹毒伏热未清，肺胃阴液大伤。证属阴虚夹痰火。治以养阴润肺，清热化痰。方中玉竹、麦冬、阿胶、天花粉清肺化痰养阴润燥，知母、黄连、大青叶、蛤粉清化痰热，粳米、天花粉以生津液，并用蛤粉一味咸镇化痰，两剂痰热减，阴液未充，继以益气生津调治。

4. 表邪郁闭，痰饮阻肺证

【验案】 谢某某，男，8.5 个月。因感冒咳嗽 2 周，高热 4 天，于 1961 年 4 月 17 日住某医院。体查：T 39℃，P 104 次/min，两肺呼吸音粗糙，有散在中小水泡音。血化验：WBC 11.5×10⁹/L，中性 0.58，淋巴 0.41，单核 0.01。尿蛋白（＋）。咽拭子培养：金黄色葡萄球菌，凝固酶试验（＋），少数铜绿假单胞菌，药物敏感试验：对各种抗生素均为阴性，咽拭子病毒分离为Ⅲ型腺病毒，补体结合试验效价1：32倍。胸部X线透视结果：右上肺有片状阴影，两肺气肿。临床诊断：腺病毒肺炎合并肺不张。入院前2周咳嗽痰多，至第10天突然高热持续不退，伴有呕吐夹痰奶等，食纳差，大便黄色黏稠，日1～2次，精神委靡，时而烦躁，入院后即用中药桑菊饮、葛根芩连汤加味、安宫牛黄散以及淡竹叶石膏汤等均未效，于4月21日请蒲老会诊：体温38℃～40℃，无汗，呕吐，下利，每天十多次，呼吸不畅，喉间痰阻，喘促膈动，面色苍白，胸腹微满，脉虚，舌红无苔。此属表邪郁闭，痰饮阻肺，正为邪遏之候。治宜辛温开闭，涤痰逐饮。方用射干麻黄汤加减，处方：射干2.1g，麻黄1.5g，细辛1.5g，五味子3g，干姜0.9g，紫菀2.4g，法半夏3g，大枣4枚，进2剂后，体温由40℃降至正常，烦躁渐息，微咳不喘，喉间痰减，呼吸较畅，面色渐荣，手足心润，胸腹已不满，下利亦减，脉缓，舌质红，苔少。郁闭已开，肺气未复。宜益气化痰为治，方宗生脉散加味。处方：沙参6g，麦冬3g，五味子6g，紫菀2.4g，法半夏3g，枇杷叶9g，生姜2片，大枣2枚，进两剂后咳止，一切正常，观察4天痊愈出院。

【按语】 患儿有呼吸不畅，喉间痰阻，喘促膈动，胸腹微满，呕吐，下利为痰饮内蕴；发于暮春，发热，无汗，面色苍白，喘满不渴为外寒证，辨为表邪郁闭，痰饮阻肺，正为邪遏之证。故辛凉、苦寒、甘寒相继服用，病不解。治以辛温开闭，涤痰逐饮。方用射干麻黄汤温肺开闭，涤痰化饮，2剂而闭开热退，痰减饮蠲，肺气未复治以益气化痰，方用生脉散加味调治。

5. 中阳失运，肺卫不宣证

【验案】 傅某某，男，10个月。因十多天来咳嗽痰多、发热，于1961年5月8日住某医院。体查：T 40.3℃，精神差，呼吸急促，咽红肿，扁桃体略大，肺部叩诊有浊音，两肺呼吸音粗糙，右肺有中小水泡音。血化验：WBC 4.9×10^9/L，中性0.54，淋巴0.43，嗜酸性0.02，单核0.01，大便黏液（＋）。咽拭子培养：有金黄色葡萄球菌，凝固酶试验（＋）。药物敏感试验：金霉素（＋），其他抗生素皆为（－），咽拭子病毒分离为Ⅲ型腺病毒。胸透：两侧肺纹理增多，粗厚模糊，于其间可见少量片状阴影，肺门阴影明显。诊断：腺病毒肺炎。患儿于 4 月 27 日突然高热，连续抽风 2 次，由急诊住入附近医院，一天后热退，第 3 天出院，回家后又即发热，体温在 38.5℃～40.3℃，服退热剂后，体温暂降至正常，不久又上升较高，服土霉素、磺胺等药 4 天无效，咳嗽渐增，喉间有痰声，逐渐呼吸加快，喘促，鼻扇膈动，持续 40℃～40.3℃ 高热而无汗，烦躁，唇干，食欲不振，口渴能进热饮，恶心吐涎，大便日 5～8 次，色微青，夹水而溏，小便少。入院第 2 天起即用大剂麻杏石甘汤及银翘散加减送服紫雪丹 4g，继用青蒿鳖甲汤加减送服犀角、羚羊角粉每天 4g。5 月 13 日请蒲老会诊：咳嗽气促，喉间痰声辘辘，面及四肢浮肿，胸腹濡满，面浮色黄，眼白珠色青，额热有微汗，手足冷，指纹隐伏，脉沉濡，舌淡，苔腻色灰黑。此证由本体湿甚，因感风邪，风湿搏结，加之寒凉过剂，以致中阳失运，肺卫不宣，属正虚邪实之候。治宜温通两太阴为主，兼开太阳，主以桂枝人参汤与二陈汤合剂。处方：桂枝 3g，西洋参 3g，炒白术 3g，干姜 2.4g，炙甘草 3g，法半夏 3g，茯苓 6g，橘红 2.4g，1 剂。14 日次诊：服药后周身微汗出，矢气常转，体温已降至正常，腹胀减，喘平而烦躁，下利大减（每天 3 次，色正常，微黄），喉间尚有痰声，睡眠安定，唇润，四肢少和，脉象沉微滑，舌质淡，灰黑苔见退。仍属阳虚夹痰之证，继宜温化为治。处方：西洋参 3g，炒白术 3g，干姜 1.5g，炙甘草 1.5g，法半夏 3g，橘红 1.5g，桂枝 1.5g，细辛 0.9g，五味子 3g，1 剂。15 日三诊：腹满全消，四肢温和，面部微浮肿，大便日 2～3 次，不溏，微咳有痰，饮食转佳，舌质正常，苔再减。仍以原方去桂枝加大枣 3 枚，健脾益肺，以善其后。服 2 剂症状消失，停药以饮食调养，观察 4 天，胸透复查肺炎有吸收，尚有部分间质性改变，临床一切恢复正常而出院。

【按语】患儿表现咳嗽气促，喉间痰声辘辘，为痰湿犯肺证，面及四肢浮肿，胸腹濡满，面浮色黄，额热有微汗，手足冷，脉沉濡，舌淡苔腻色灰黑为风水泛滥之证。病因病机为因湿胜之体而外受风寒，风湿相搏，早用寒凉，伤其中阳，肺卫不宣而成阳郁表闭，里虚邪陷。治以温通两太阴为主，兼开太阳，主以桂枝人参汤与二陈汤合剂。桂枝人参汤合二陈汤，以温通两太阴，兼开太阳，利痰湿，服后疗效显著。

6. 温邪内陷入营证

【验案】 唐某某，男，2岁。因发热而喘已10天，于1959年3月25日住某医院。体查：T 39.4℃，肺部叩诊浊音及听诊有水泡音。咽培养：大肠埃希菌。血化验：白细胞$7×10^9$/L，中性0.75，淋巴0.25。诊断：腺病毒肺炎。发病已10天，曾用青霉素、链霉素，会诊症见：发热无汗，时而烦躁，嗜睡，微咳，呼吸微，腹不满，下利清绿色，四肢厥冷，齿干舌绛，苔老黄，中心黑，脉沉，此温邪内陷入营，正气已虚，已现厥逆，急防发痉，治宜甘凉养阴，辛凉泄热，虚实兼顾，以冀透营转气。处方：玉竹9g，麦冬3g，金银花6g，淡竹叶6g，郁金3g，石菖蒲3g，生玳瑁（先煎）9g，天竺黄6g，豆豉9g，服2剂。微汗热退，已不烦躁，仍嗜睡，四肢厥冷，舌由绛转红，黑苔已退，舌根苔黄，脉略缓，继宜养阴清热利痰。处方：玉竹9g，麦冬3g，石斛9g，蛤壳6g，天竺黄6g，石菖蒲3g，川郁金3g，化橘红3g，谷芽、麦芽各6g，再服2剂，肺部实化阴影吸收，叩诊听诊无异常，诸症皆平，原方去天竺黄，续进1剂而愈。

【按语】 患儿舌绛，苔老黄，齿干，嗜睡，是温邪入营之候，四肢厥冷烦躁有风动作痉之征。病机为温邪内陷入营，正气已虚，已现厥逆。治以甘凉养阴、辛凉泄热，虚实兼顾，透营转气。方用玉竹、麦冬甘凉以扶正养阴，银翘淡竹叶辛凉以透邪清热，石菖蒲、郁金开窍辟恶，玳瑁、天竺黄解毒涤痰，豆豉挥发郁热，作透营转气之枢。不用清营者，以其邪初入营，犹可透之转气。

7. 气阴两虚，痰热互结证

【验案】 吴某某，男，1岁。因高热咳嗽而喘已6天，于1960年4月20日住某医院。入院治疗1周后，热退，喘不止，历3周之久肺实化不消散，细小水泡音甚多，3周后又有不规则发热。体查：右背叩诊浊音。血化验：WBC $12.6×10^9$/L，中性 0.41，淋巴 0.59。诊断：腺病毒肺炎。从入院一直用抗生素，体温退而复起，咳嗽痰多，喘憋而烦，于 5 月 20 日蒲老会诊：其脉右数急无力，左弦数有力，舌正红无苔，发热有汗，呛咳有痰，喘而气憋，心烦腹满，此热久伤阴，肺气已虚，痰热互结，治宜益气生津，清热化痰之法。处方：西洋参 3g，沙参 6g，麦冬 4.5g，五味子 3g，川贝母 3g，蛤壳 6g，枇杷叶 6g，诃子 3g，天竺黄 3g。服后热稍减，原方加知母 1.5g，白茅根 6g，再服 2剂。高热已退，心烦喘憋消失，咳嗽仍有痰，脉缓无力，舌淡无苔，遂用六君子汤加味以肺脾双调，服两剂肺叩浊及水泡音亦消失，停药观察 4 天，食欲增进，一切正常，痊愈出院。

【按语】 患儿热病已久，肺气已虚，津液被劫，故右脉数急无力，左脉反弦数有力，肝风有欲动之象。急用生脉散益气生津，肺金得养，肝木自平；蛤壳、天竺黄坠痰兼能养阴镇逆；诃子助五味以摄肺气，二十余日迁延不愈之证，应手而效。

8. 风温上受，肺气郁闭证

【验案】 张某某，男，2 岁。1959 年 3 月 10 日因发热 3 天住某医院。体查：T 39.9℃，听诊两肺水泡音。血化验：WBC 27.4×10⁹/L 中性 0.76，淋巴 0.24。诊断：腺病毒肺炎。住院后，曾用青霉素、链霉素、合霉素等抗生素药物治疗。会诊症见：高热无汗，神昏嗜睡，咳嗽微喘，口渴，舌质红，苔微黄，脉浮数，乃风温上受，肺气郁闭，宜辛凉轻剂，宣肺透卫，方用桑菊饮加味。处方：桑叶 3g，菊花 6g，连翘 3g，杏仁 3g，桔梗 1.5g，甘草 1.5g，牛蒡子 3g，薄荷 2.4g，苇根 15g，淡竹叶 6g，葱白 3 寸（1 寸约 3.3cm），共进 2 剂。药后得微汗，身热略降，咳嗽有痰，舌质正红，苔薄黄，脉滑数，表闭已开，余热未彻，宜予清疏利痰之剂。处方：苏叶 3g，前胡 3g，桔梗 2.4g，桑皮 3g，黄芩 2.4g，天花粉 6g，淡竹叶 3g，橘红 3g，枇杷叶 6g，再服 1 剂。微汗续出而身热已退，亦不神昏嗜睡，咳嗽不显，唯大便两天未行，舌红减退，苔黄微腻，脉沉数，乃表解里未和之候，宜原方去苏叶，加枳实 3g，莱菔子 3g，麦芽 6g。服后体温正常，咳嗽已止，仍未大便，舌中心有腻苔未退，脉滑数，乃肺胃未和，拟调和肺胃，利湿消滞。处方：冬瓜仁

12g，杏仁 6g，薏苡仁 12g，苇根 15g，炒枳实 3g，莱菔子 3g，麦芽 6g，焦山楂 6g，建曲 6g，服 2 剂而诸证皆平，食、眠、二便俱正常，停药食养痊愈出院。

【按语】 患儿高热无汗，神昏嗜睡，咳嗽微喘，口渴，舌质红，苔微黄，脉浮数为风热犯肺。治以辛凉轻剂，宣肺透卫，方用桑菊饮加味宣肺以散上受之风，透卫以清在表之热。2 剂即得微汗，再剂即身热已退。

9. 风痰阻塞，肺气郁痹证

【验案】 李某某，男，5 个月。因发热咳喘已 11 天转入某医院。体查：体重 6.3kg，缺氧 1 度，肺部叩诊浊音，听诊有水泡音，X 线发现肺部大片实化。血化验：WBC 24.2×10^9/L，中性 0.68，淋巴 0.32。咽培养：有大肠埃希菌，咽拭子分离为 III 型腺病毒。诊断：腺病毒肺炎并发心力衰竭。持续高热无汗，四肢不温，咳嗽喘促，音哑，痰阻不利，面青，口周微发绀，呼吸不匀，舌红无苔，脉滑微数。此证虽见舌红脉数、肺阴受伤之候，而高热无汗，面青唇绀，喘咳痰滞，仍属风痰阻塞，肺气郁痹，急宜疏风开肺宣痹。处方：僵蚕 3g，前胡 2.4g，牛蒡子 3g，桔梗 2.4g，杏仁 3g，射干 2.4g，甘草 1.5g，淡竹叶 3g，苇根 9g，葱白 2 寸。4 月 12 日复诊：连服 2 剂，未获汗，唯四肢转温，表气仍闭，余证不减，遂改用射干麻黄汤加减开肺宣痹，和胃涤痰。处方：射干 1.5g，麻黄 0.9g，细辛 1.5g，紫菀 2.4g，五味子 3g，半夏 3g，茯苓 3g，化橘红 3g，甘草（炙）1.5g，苏子（炒）2.1g，生姜 2 片，大枣 2 枚，再服 2 剂后，乃获全身汗出，肺胃和调，诸证渐除，病遂告愈。

【按语】 患儿有舌红无苔，脉数肺阴已伤之证；持续高热无汗，四肢不温表郁证，咳嗽喘促，音哑，痰阻不利，面青，口周微发绀，呼吸不匀肺气郁痹证。辨风痰阻塞，肺气郁痹证，急宜疏风开肺宣痹。以辛温开闭取汗，邪去正安，汗出，表解而阴存，乃其变也。

10. 气津两伤，痰热互结证

【验案】 杜某某，男，1 岁 2 个月。麻疹出后 7 天因高热、喘急于 1958 年冬住某医院。体查：右肺叩诊音浊，两肺水泡音，肝大 4cm，T 40℃以上。咽培养：金黄色葡萄球菌。血化验：WBC 6.4×10⁹/L。诊断：麻疹后肺炎。曾用抗生素及中药养阴清热之剂，病势不解。12 月 20 日请蒲老会诊，患儿仍高热嗜睡，气喘息促，咳嗽痰阻，舌红，苔黄燥，脉沉数，此证乃疹后气液两伤，痰热互结，肺气不降，治宜泻肺涤痰，生津润燥，补泻并施。处方：沙参 6g，麦冬 3g，白前 6g，桑皮 3g，淡竹叶 6g，法半夏 6g，莱菔子 3g，葶苈子 3g，甘草 3g。服后即大便下黏液，高热微降，喘促亦减，黄燥苔稍退，脉仍沉数，于原方中去沙参、麦冬、甘草，加冬瓜仁 9g，薏苡仁 9g，通草 3g，淡以通阳，辛以涤痰为治。三诊时，患儿已热退睡安，诸证悉平，唯咳而有痰，脉缓，苔薄微腻，继以理肺化痰，以善其后。处方：茯苓 6g，法半夏 6g，化橘红 3g，甘草 1.5g，冬瓜仁 9g，杏仁 6g，白前 3g，天冬 6g，川贝母 3g，麦芽 6g，枇杷叶 6g，服 3 剂而获痊愈。

【按语】 患儿麻疹后高热嗜睡，气喘息促，舌红，苔黄燥，脉数为里热未清；气喘息促，咳嗽痰阻脉沉数为痰热内结。病机为疹后气液两伤，痰热互结，肺气不降。治以泻肺涤痰，生津润燥，补泻并施。方用葶苈子泻肺，桑皮、莱菔子降气涤痰；沙参、麦冬益气生津；淡竹叶、白前清热宣透未尽余邪。药后大便下黏液为内湿之证，故去沙参、麦冬、甘草，加冬瓜仁、薏苡仁、通草淡以通阳渗湿，辛以涤痰为治；后以理肺化痰善后。

11. 外受风邪，肺胃合病证

【验案】 白某某，男，1 岁。因高热而喘 7 天，于 1959 年 1 月 13 日住某医院。体查：肺部听诊水泡音，左肺叩浊音，血化验：WBC 35×10⁹/L，T 40.6℃。诊断：重症肺炎。半个月以来患儿时热时退，近 1 周始高热不退，全身无汗，神昏嗜睡，有时抽风，咳逆甚重，有时一咳即吐，有时不咳亦吐，呼吸喘促，腹满自下利稀溏，面色暗淡唇青，苔秽腻，脉滑数，此病以脉色证状合参，非大热亦非大寒，由内伤饮食，外受风邪，肺胃合病，治宜疏风消食兼顾，选用香苏枳桔汤加味。处方：苏叶 3g，香附 3g，陈皮 3g，甘草 1.5g，枳壳 2.4g，桔梗 2.4g，僵蚕 3g，葛根 3g，焦山楂 3g，麦芽 6g，生姜 1 片。次诊：1 剂服后，次日体温开始微降，额上微润，身仍无汗，神仍不清，嗜睡，但未再抽风，喘而咳逆，咽间微有痰声，已不吐，下利减，大便仅 2 次，量少，舌苔稍退，脉浮数，乃里气微和而表邪未解，治宜侧重疏风解表为主。处方：白僵蚕 3g，钩藤 3g，牛蒡子 3g，桔梗 2.4g，薄荷 1.8g（后下），连翘 3g，苇根 9g，淡竹叶 3g，淡豆豉 9g，葱白 2 寸，1 剂。三诊：次日神已清，遍身有潮润汗，喘咳见轻，今日又吐 4 次，自下利 3 次，均夹有痰涎，舌苔已退，脉滑数，乃表解里和，积秽尽除，治拟理肺和胃。处方：法半夏 3g，化橘红 3g，桑皮 3g，浙贝母 3g，天花粉 6g，竹茹 3g，麦芽 6g，枇杷叶 6g，服 2 剂，周身微微润汗续出而热退尽，吐利亦止，舌正无苔，脉沉滑，再以原方去桑皮，加大枣 3 枚，续服 2 剂而即告痊愈。

【按语】 患儿高热不退，全身无汗，神昏嗜睡，有时抽风，咳逆易被认为热甚生风或邪陷包络，但不能解释呕吐，呼吸喘促，腹满自下利稀溏，面色暗淡唇青，苔秽腻内湿证，故其病机因饮食阻滞中焦，胃阳不宣，外受风邪，肺胃合病，卫气被郁，引发"食惊风"。治以疏风消食，方用香苏枳桔汤加味表里双解，继以疏风解表，终以调和肺胃而愈。

12. 食痰阻滞，郁而化热证

【验案】 刘某某，女，3 岁。1963 年 12 月 25 日门诊。1 周前突然高热，咳喘，先后服射干麻黄汤合麻杏石甘汤加减，并加服四环素，注射青霉素，历时 4 天不解。检查：两肺满布大量的干湿性啰音。血化验：WBC $11.2 \times 10^9/L$，中性 0.66，诊断为支气管肺炎。转蒲老诊治，症见 T 39℃，无汗，咳嗽气促，喉间痰鸣，咳痰不利，面浮目红，口微渴，食纳减少，大便干，每天 1 次，小便短黄，舌质不红、苔白腻，脉沉细数，属食痰阻滞，肺失肃降，郁而化热，治宜宣肺降痰。处方：炒葶苈子 3g，炒苏子 3g，炒白芥子 3g，瓜蒌仁壳 6g，桑白皮 3g，白前 3g，炒莱菔子 3g，紫菀 3g，淡竹叶 3g，苇根 6g，葱白 2 寸。12 月 28 日复诊：前方服 2 剂，热减，精神转佳，咳痰利，食纳增加，小便微黄，大便正常，脉转沉滑，舌质正常苔黄腻。体温已趋正

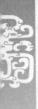

常，咳喘俱减，再以调和肺胃，清燥化痰，前方去葶苈子、淡竹叶、葱白，加象贝母 3g，枇杷叶 6g，竹茹 3g，蜂蜜为引。此方服 2 剂而痊愈。

【按语】　患儿有食纳减少，大便干，苔白腻脾虚痰浊内生之证，结合平时饮食不节，辨为食痰阻滞，肺失肃降，郁而化热，其病机为饮食不节，食积生痰化热，微感外邪，引动痰热，阻塞肺气，肺失肃降。故服解表之剂而病势不减。治以宣肺降痰，兼透表邪，以三子养亲汤加味，痰热降，表亦解，肺胃调和，诸证皆平。

13. 风寒上袭，肺卫郁闭证

【验案】　薛某某，女，2 个月。1961 年 3 月 15 日因发热、烦躁、喘促住入某医院。体查：两肺满布水泡音，T 39℃，P 180 次/min，R 80 次/min，面青，口唇青紫。诊断：重症肺炎。会诊症见：身热无汗，烦躁不安，喘促而面青暗，舌淡，苔白微腻，脉浮数，属感受风寒，肺卫郁闭，治宜辛温解表。处方：麻黄 0.9g，杏仁 2.4g，甘草 0.6g，前胡 1.5g，桔梗 1.5g，僵蚕 3g，葱白（连须）1 寸。次日复诊：患儿体温微降，手心润，面已红润，微烦躁，喘促减，舌质微红，腻苔减，脉细数，原方加生石膏 3g，再服 1 剂。三诊：热退，喘平，烦止，微咳有痰，舌淡无苔，脉滑，此表邪已解，肺胃未和，宜以调和肺胃，清气化痰善其后。处方：法半夏 3g，化橘红 2.4g，甘草 0.9g，川贝母 3g，杏仁 3g，竹茹 3g，枇杷叶 6g，服后，诸证悉愈，观察 2 天出院。

【按语】　患儿身热无汗、喘促而面青暗，舌淡，苔白微腻等证候，诊断为风寒闭肺之寒喘。治以辛温解表，方用麻黄汤去桂枝，加前胡、桔梗、僵蚕、葱白微辛微温之剂，解散风寒，适中病机。

14. 邪入包络闭证

【验案】　张某某，女，1.5 岁。因高热喘急 5 天于 1960 年 6 月 13 日住某医院。体查：肺部叩诊有浊音，听诊有大片水泡音。血化验：白细胞 6.25×10^9/L，中性 0.44，淋巴 0.56，肝大

2.5cm，体重 7.6kg。急性病容。入院后曾用清热寒凉之剂治疗。于 6 月 15 日请蒲老会诊，患儿已呈深度昏迷状态，面色暗黄，痰壅咽间，咳嗽无力，高度喘急，并见下颌颤动及抬肩呼吸，四肢发凉，体温反降为 37.8℃，而脉速达 200 次/min，呼吸 72 次/min。唇焦、舌干、齿燥，舌质绛，苔老黄无津，脉细数无力，据此乃热厥，邪入包络闭证，肺之化源欲竭之象，虚实互见，治宜祛邪扶正并用，清热开窍，益气生津，并紧密配合西医抢救措施。处方：西洋参 6g，安宫牛黄散 3g，先将西洋参煎水，分 5 次将牛黄散送下，每 2 小时 1 服。抢救措施有：①随时吸出稠痰，硬如烂肉球。②持续给氧气吸入。③静脉滴注血浆与毒毛旋花子 K，并且在墨菲滴管内加入 1mL（0.25g）洛贝林。④鼻饲，每天 3 次米汤或水，每 2～3 小时徐徐灌入中药。⑤肌内注射冬眠灵 2 号合剂。中药服半剂后，而患儿之反应性加大，渐见咳痰松活，皮肤转红润，手心潮汗，体温再度升高，达 41℃。辅以热水擦浴，使全身微汗徐出。至次日原方再服 1 剂，患儿之神志渐清，病情遂趋稳定。6 月 17 日复诊：体温已近正常，喘减，神清，仍有咳痰，舌色正苔减少，脉右滑左数，此热闭已开，正气渐复，余邪未净，治以养阴清热。处方：玉竹 6g，麦冬 3g，天冬 6g，玄参 6g，细生地黄 6g，石斛 6g，谷芽 9g，荷叶 3g，服 1 剂，次日以原方加减，续进 1 剂。6 月 20 日三诊：除尚有咳嗽及散在性肺部水泡音存在外，余证悉除，脉亦缓和，遂改用保和丸加减调和肺胃，兼化湿痰，以善其后，约 5 天痊愈出院。

【按语】 患儿昏迷状态，高度喘急，面色暗黄，痰壅咽间为热厥邪入包络闭证；咳嗽无力，四肢发凉，体温反降、唇焦、舌干、齿燥，舌质绛，苔老黄无津，脉细数无力为气阴两虚正虚之征。故采用中西医结合抢救。中药扶正祛邪均为当务之急。方用西洋参益气生津，牛黄散开其热闭。神清病情稳定，热闭已开，余邪未净，治以养阴清热，方用沙参麦冬汤加减，后以保和丸加减调和肺胃，兼化湿痰善后。

15. 肺卫不宣证

【验案】 郭某某，男，2 岁 3 个月。1959 年 4 月 10 日住某医院。体查：肺水泡音较密集，血化验：白细胞 $6.8 \times 10^9/L$，中性 0.49，淋巴 0.47，单核 0.04，体温 40℃以上。发热已 13 天，高热不退，周身无汗，咳而微烦，脉数，舌质微红、舌苔黄腻，此属表邪未解，肺卫不宣，热不得越，治宜清宣透表，邪热乃有外出之路。处方：苏叶 3g，僵蚕 3g，金银花 6g，连翘 3g，杏仁 3g，桔梗 2.4g，牛蒡子 3g，薏苡仁 6g，豆豉 12g，黄芩 3g，淡竹叶 6g，苇根 15g，1 剂。二诊：服药后微汗而热减，但仍咳嗽，白细胞 $4 \times 10^9/L$，中性 0.76，淋巴 0.20，单核 0.04。舌苔灰腻，脉沉数，原方去金银花、豆豉，加枳壳 3g，再服。三诊：热全退，咳嗽息，肺水泡音减少，舌苔减为灰薄，脉缓，此风热虽解，肺胃未和，湿热未净，以调和肺胃并通阳利湿为治。处方：连皮茯苓 6g，法半夏 3g，陈皮 3g，薏苡仁 12g，桑皮 6g，冬瓜仁 9g，通草 3g，谷芽、麦芽各 6g，服 2 剂而愈。

【按语】 患儿高热不退，周身无汗，咳而微烦，脉数，舌质微红、舌苔黄腻，风热表邪未解。病机为表邪未解，肺卫不宣，热不得越。治以清宣透表，方用银翘散加减。方中苏叶、僵蚕、牛蒡子辛以散风，金银花、连翘、黄芩苦以清热，淡竹叶、苇根凉而能透，杏仁、薏苡仁理肺去湿，桔梗为肺经引药，豆豉挥发郁热，所以得药即汗而热减。

16. 内热外寒，肺气郁闭证

【验案】 王某某，女，3 岁。因发热于 1958 年 12 月 22 日住某医院。体查：T 39.7℃，左肺后下浊音，呼吸音低，全肺很多喘鸣音，有散在中、小水泡音，心率 160～170 次/min，肝在右肋下 4cm。血化验：WBC $18.65 \times 10^9/L$，中性 0.59，淋巴 0.41。昨晚开始发热，今天喘息烦躁，呼吸困难，面部发青，谵语鼻扇，神志半不清，当即给氧气吸入，及毛花苷 C 0.04mg 肌内注射，另在十宣穴放血。并予链霉素。午后蒲老会诊：患儿高热烦躁，妄语若狂，面赤额汗，身无汗，腹满不实，气喘息促，脉浮数，舌苔白腻微黄，此属内热外寒，肺气郁闭，因昨天在旅途火车上受热兼感风寒所致。类属冬温。其治在表，宜辛凉透表之法。急开肺闭。主以麻杏石甘汤加味。处方：生麻黄（生煎去沫）3g，杏仁 6g，生石膏（先煎）12g，甘草 3g，僵蚕 6g，桔梗 3g，前胡 3g，莱菔子 3g，葱白 2 寸，煎取 120mL，分 3 次热服，每 4 小时 1 次。夜半以后，喘促渐缓，体温也降至 37.5℃，神志完全清醒。至 23 日再诊时，热已全退，腹亦不满，舌苔减少，脉静身和，唯有微咳，此寒散热越，表里俱解，继以调和肺胃以善其后。处方：鲜苇根 15g，桑皮 6g，杏仁 6g，瓜蒌仁 9g，橘红 3g，苦桔梗 3g，浙贝母 3g，苏叶 3g，莱菔子 3g，枇杷叶 6g，煎取同前。药后肝大已缩小在右肋下只剩 2cm，至 25 日痊愈出院。

【按语】 患儿因在火车上受热兼感风寒，表现为高热烦躁，妄语若狂，面赤额汗，苔黄，脉数内热证；身无汗，苔白，脉浮外寒证，病机为内热外寒，肺气郁闭，病属冬温重证。治以急开肺闭，宣透为法，方用麻杏石甘汤加减，外寒内热 1 剂而解。再服调和肺胃之剂善后。

参考文献

1. 陈大舜. 历代名医医案选讲. 上海：上海中医药大学出版社，1994
2. 薛伯寿. 蒲辅周学术医疗经验·继承心悟. 北京：人民卫生出版社，2000
3. 高辉远. 现代著名老中医名著重刊丛书·蒲辅周. 北京：人民卫生出版社，2005
4. 高辉远整理，中医研究院主编. 蒲辅周医案. 北京：人民卫生出版社，1972

蒲辅周 肺炎重在清宣

李斯炽　肺炎治疗注重和胃生津

李斯炽，男，四川成都市人。师从成都名医董稚庵，曾任中华医学会顾问、中华医学会四川分会副会长。临床以治疗内科杂病著称，对于肺炎的治疗有独到的经验。著有《中医内科杂病》《医学三字经浅释》《运气学说管窥》等。

李老认为温病之风温为风与热相合，易伤阳明胃阴，表现纳差与便结。故治疗应及时和胃生津增液，以助汗出退热，下面举例以兹说明李老的经验心得。

【验案】谢某某，女，77岁，退休教师。1972年10月初诊。患者突然高热，微觉恶寒，无汗，头目昏晕，干咳无痰，已数天不能进食，口中烦渴，频频索饮果汁和葡萄糖水，几天来未曾大便，小便色黄。诊得脉象浮大而数，重按乏力，舌干红无苔。此系风热犯肺，渐欲化热入里之征。治法当以清解气分为主，稍加辛凉透发，并佐以生津和胃。处方：金银花9g，薄荷6g，知母9g，芦根9g，天花粉12g，枇杷叶（去毛）9g，连翘9g，竹茹9g，杏仁9g，生谷芽12g，甘草3g，麦冬9g，服药2剂后，诸症得以改善，热势稍缓，精神转佳，能进少许饮食，已能勉强撑持下床。但仍干咳不止，渴而思饮。因患者急于弄清所患何种病，即雇三轮车去某医院，经医院透视检查，确诊为"急性肺炎"。因途中颠簸，复感风寒，刚返回家中，即感手足逆冷，继而昏迷不醒，小便失禁，面色苍白，指甲发青。诊其脉已不似前之浮大而数，重按乃得沉数之脉。乃守护片时，见患者眼目渐挣，并自述口中烦渴。患者已多日缺少谷气，其胃中空虚可知，乃令其家属煮米取浓汤加入葡萄糖以益胃增液助其战汗。昨天迭服浓米汤葡萄糖液后，晚上即全身抖战，继而汗出，今天精神爽快，体温正常，知饥欲食，但仍干咳思饮，小便微黄，大便未解。诊得脉又转浮大，但不似前之疾数，舌质红净无苔，已不似前之干燥，面色亦稍转红润。自述已无恶寒感觉，头目昏晕现象亦有减轻，全身乏力。知其温热之邪通过战汗已衰其大半，目前应以养肺胃之阴，兼透其余邪。处方：玄参 9g，麦冬 9g，桔梗 6g，菊花 9g，桑叶 9g，沙参 9g，枇杷叶（去毛）9g，竹茹 12g，百合 12g，甘草 3g，杏仁 9g，生谷芽 12g，再服 3 剂后，诸症继续减轻，但饮食尚未完全恢复正常。全身乏力，微咳，舌仍红净，脉仍浮大，拟参苓白术散加减善其后。处方：泡参 9g，白术 9g，茯苓 9g，百合 12g，莲子 12g，桔梗 6g，麦冬 9g，枇杷叶（去毛）9g，芡实 12g，甘草 3g，山药 12g，瓜蒌 12g，续服 4 剂后，饮食增进，诸症消失。

【按语】 患者初辨为风热犯肺，病在气分，故治清解气分为主，稍加辛凉透发，并佐以生津和胃而效。后复感风寒，风温复为寒气郁遏，邪正交争而出现症见虚脱，治以益胃增液助汗出获效。再治以养阴益肺胃，兼透余邪之法。最后以益气健脾胃之方药善后。治疗与调理过程中注意脾胃为后天之本，或养胃阴，或健脾胃，理法详明，方药平淡而效显。

参考文献

张问渠. 现代著名老中医临床诊治荟萃. 北京：科学技术文献出版社，2003

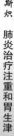

金厚如 自制散剂治疗小儿肺炎

金厚如，男，河北省河间人，著名中医儿科专家。师从清廷御医李春沂、张贵廷。曾任唐山市卫生工作者协会副主任、路南区分会主任，创办北京市儿童医院中医科病房，临床治疗儿童急危重症有丰富的经验。著有《金厚如儿科临床经验集》。

金氏针对患儿服用中药汤剂困难的实际情况，将传统的散剂加以改革，并结合自己的临证经验，创制、改良成量少效宏，味淡易服的各种散剂。散剂是生药直接研制成粉，不经蒸煮熬煎，直接服用，能很好地保持药效，又便于应用和携带，因此很受医家和病家的青睐。金老在几十年医疗实践中，潜心研制了多种散剂治疗小儿肺炎，其疗效显著而可靠。基本方组成用法：清肺散 0.22g，清解散 0.18g，牛黄清心散 0.16g，清热散 0.22g，益元散 0.16g，退热散 II 号 0.16g，上方混匀共 1.1g，为 1 岁小儿 1 日剂量，分 3 次冲服。用于证属邪热入肺，肺降失司者。加减法：①若体温在 39℃ 以上者，去"牛黄清心散"加"安宫牛黄散"0.22g。②若发热有汗者，去"清解散"加"凉膈散"0.19g。③对表邪解后，仍发热有汗不解，去"清解散"，加"退热散 I 号"0.22g。

【验案】董某，女，1 岁半。患儿因咳嗽 8 天，加重 2 天入院，入院时病情较重，体温 39℃，喘憋，口周青紫，鼻扇，精神烦躁、嗜睡交替。入院体格检查：体温 40℃，两肺内细湿啰音满布，左下肺叩浊，右下呼吸音低，苔黄厚腻，舌红，脉滑数。胸透：右肺上下可见大片阴影，左下肺见片状阴影。血常规：白细胞 8×10^9/L，中性 0.67，淋巴 0.30，特殊细胞 0.03。辨证：痰热蕴肺，深入气营，肺失肃降。方药：清肺散、三角清瘟散、清热散和退热散 I 号、II 号。服药第 2 天，体温下降至 38℃ 左右，精神见好，咳嗽，喘憋缓解，病情趋于稳定，约 1 周体温继续下降（病程 13 天）。体查：两肺散在大量中细啰音，右侧湿啰音密集。血常规：白细胞 $10 \times 10^9/L$，中性 0.57，杆状 0.02，淋巴 0.39，单核 0.02。于入院第 8 天（病至第 16 日），体温正常，精神食纳佳，轻咳不喘，两肺湿啰音明显减少，复查胸部透视正常而出院。

【按语】　患儿高热，喘憋，口周青紫，鼻扇，精神烦躁、嗜睡交替。苔黄厚腻，舌红，脉滑数为风温由卫传入气营，辨为痰热蕴肺证。其中清肺散：北沙参 6g，生石膏 6g，桑叶 6g，前胡 6g，薄荷叶 3g，黄芩 6g，桔梗 3g，连翘 6g，栀子 3g，川贝母 6g，麻黄 3g，杏仁 3g，生甘草 3g，象贝母 6g，主要由麻杏石甘汤加清肺化痰之品组成。三角清瘟散：羚羊角 0.9g，犀牛角 0.9g（用较大剂量水牛角代用），独角莲 4g，明雄 0.9g，梅片 0.9g，川贝母 10g，川连 3g，牡丹皮 3g，栀子 3g，玄参 6g，枳壳 3.5g，桔梗 3g，金银花 6g，连翘 6g，赤芍 1.5g，生地黄 10g，黄芩 6g，化橘红 3g，郁金 3g，硼砂 1g，天花粉 3g，薄荷 3g，知母 1.5g，牛蒡子 3g，麝香 0.6g，朱砂 3g，珍珠 0.3g，人工牛黄 1.8g，由清营汤合犀角地黄汤加化痰开窍之品组成。二散剂宣肺平喘，清热化痰，醒脑开窍。退热散 I 号：黄芩 4g，连翘 6g，天花粉 4g，桑皮 3g，地骨皮 3g，川贝母 6g，知母 6g，栀子 4g，常山 1.5g，由桑白皮汤组成。退热散 II 号：阿司匹林粉。清热散：生石膏细粉。三药中西医结合退热。

参考文献

北京儿童医院. 金厚如儿科临床经验集. 北京：人民卫生出版社，2008

邹 云 翔　肺炎之治重在清宣

邹云翔，男，无锡人，著名中医学家。师从刘连苏、丁仲英等中医名家。为江苏省中医院创始人，任中央保健委员会医师、国家科委中医组成员、卫生部医学科学委员会委员、全国中医学会副理事长。临床善于内科疾病的治疗，特别是肾病、肺病等。著有《中医肾病疗法》。

邹老治疗肺炎主张重在清宣，忌大寒、大苦、峻泄之品，现举例说明其治法的独到之处。

【验案】钟某某，男，50岁，教员。平素体质较差，肝阳偏旺，于1972年1月24日晚突然恶寒、发抖，继则发热不退，伴右上胸痛，干咳无痰，动则气急，口渴引饮，溲黄，纳谷不馨，大便尚调，于1972年1月31日收住本院。诊脉细数，苔白腻，质偏胖隐紫。体温38.8℃，X线胸透：右肺上叶后段肺炎性实变。白细胞16×10^9/L，中性0.72，淋巴0.22，酸性0.02，大单核0.04。辨证：痰热壅肺，肺失清肃。治宜宣肺化痰，止咳平喘通络。处方：旋覆花6g（包煎），海蛤粉12g（包煎），麻黄1.5g，南沙参12g，瓜蒌皮4.5g，吴茱萸0.9g，川楝子4.5g（杵），杏仁4.5g，竹沥、半夏各3g，广橘络3g，蒺藜4.5g，甘草2.4g。服药后汗出较多，自觉舒适，胸痛稍有好转，咳嗽伴有少量铁锈色黏痰，自觉有时惊惕。2月1日上午7时体温37.5℃，下午3时为38℃。至2月2日，证情无大变化，惊惕感消失。上午7时体温36.8℃，下午3时为37℃，治守原法。处方：原方去吴茱萸、川楝子，加太子参15g，芦根60g，麻黄改为0.9g，服药2剂后，一般情况皆好转，铁锈色痰已无，微咳，仍引胸痛，脉细，苔白质偏红，体温已降至37℃以下。痰热已去方转清养肺阴，止咳化痰，佐以补气，标本兼顾。处方：南沙参12g，北沙参12g，炙紫菀9g，太子参15g，合欢皮9g，杏仁6g，制半夏3g，炙款冬花9g，瓜蒌皮4.5g，广橘络3g，炙甘草 3g，鲜芦根（去节）60g。再服 4 剂后，病情已稳定，除觉稍有胸闷，微咳，咳时稍感胸痛外，无其他自觉症状，脉缓，苔薄。乃以补气养肺，止嗽和络之方，以善其后。处方：炙黄芪12g，党参 12g，北沙参 9g，广橘络 2.4g，炙紫菀 4.5g，炙款冬花 4.5g，法半夏 2.4g，炙甘草 3g，炒冬瓜子 15g，鲜芦根（去节）60g。续服 6 剂后，至 2 月 12 日 X 线胸透示"右上肺炎吸收期"，遂于 2 月 14 日出院。

【按语】 肺主卫，胃为卫之本。风温外搏，肺胃内应，肺胃受病。治宜辛凉清解，忌辛温消散，恐其劫烁伤津。本例患者苔色白腻，热中尚有寒郁之象，故方中佐少量麻黄、杏仁以宣肺，海蛤粉、瓜蒌、竹沥清化痰热，沙参、甘草甘寒养肺胃之阴。旋覆花配海蛤粉一清一温，化痰和络；半夏、橘络燥湿化痰，宣通络脉。患者平素肝阳偏旺，木火刑金，诚有肝火射肺之虞。用蒺藜，泻心疏肝，引热下行。

参考文献

周燕勤，王刚. 中国百年百名中医临床家丛书·邹云翔. 北京：中国中医药出版社，2001

邹云翔 肺炎之治重在清宣

胡希恕 经方辨证治肺炎

胡希恕，男，沈阳人。北京中医学院内科教授、附属医院学术委员会顾问。临床擅用经方，尤其对桂枝汤、小柴胡汤的应用有独到之处，为"经方学派的大师"。著有《伤寒论解说》《金匮要略解说》《经方理论与实践》《经方实践录》等。

胡氏认为中医古代没有肺炎这一病名，但类似病症是有的，如发热、咳嗽等。肺炎是急性病，正气与邪气相争剧烈，症状变化多端，适应治疗的方药也就多变，不是用一方一药治好。常用经方有麻黄汤、大青龙汤、小柴胡汤加生石膏汤、大承气汤等。

1. 麻黄汤证

【验案】 杨某，男，16岁。初诊日期1965年7月5日：发热寒战1天。昨日打篮球汗出身热，用冷水冲洗，半夜即感恶寒、身痛、头痛、咳嗽，经饮热水加盖棉被，症未见好转，出现寒战，身热更明显，舌苔薄白，脉浮紧数。体温39.9℃。胡老辨证为太阳表实的麻黄汤方证：麻黄9g，桂枝6g，杏仁9g，炙甘草6g。2剂后，次诊微汗出，恶寒、身痛减，体温38.5℃。但因咳嗽、胸痛明显，而去医院检查，X线检查：右肺上叶大片阴影，诊断为肺炎。治疗欲用青霉素，因药物过敏故求中医治疗。刻下症见：寒热往来，口苦咽干，右胸胁痛，咳嗽，吐黄黏痰，舌苔白微腻，脉弦细稍数。体温38.6℃。此乃表邪已传入少阳阳明，与小柴胡加生石膏汤加减：柴胡15g，黄芩9g，生姜9g，半夏12g，党参9g，大枣4枚，炙甘草6g，桔梗6g，瓜蒌15g，生石膏60g。再诊上药服2剂，寒热往来、胸胁痛皆已，咳减，吐少量白痰，体温36.6℃。上方改柴胡为12g，减生石膏为45g，加杏仁9g，连服3剂，基本痊愈。

【按语】 患者因寒邪外袭，恶寒、身痛、头痛、舌苔薄白，脉浮紧数，为太阳表实证症状，为麻黄汤适应证，故以麻黄汤辛

30

温解表，有微汗出，恶寒、身痛减，热减之效，但出现寒热往来，口苦咽干，右胸胁痛，咳嗽，为少阳阳明之症，表明表邪已传，为小柴胡汤适应证，里热明显故加生石膏清热。

2. 大青龙汤证

【验案】 张某，女，51 岁。初诊日期 1964 年 9 月 25 日：近几天因搬家劳累感疲乏无力，昨晚又感发热、恶寒，经急诊拍片诊为右上肺大叶性肺炎，因青霉素过敏而求中医治疗。今日仍身热、身痛、无汗、恶寒、口干、心烦、胸闷，时咳而胸痛，舌苔白根腻，脉浮紧。胡老辨证太阳阳明合病，予大青龙汤：麻黄 18g，桂枝 6g，杏仁 9g，生姜 9g，大枣 4 枚，炙甘草 6g，生石膏 90g。一煎，汗出热退，尚余咳嗽，吐黄白痰，据证与半夏厚朴汤加减，调理 1 周而愈。

【按语】 患者有身热、身痛、无汗、恶寒、脉浮紧之表实证，又有口干、心烦之里热证，为大青龙汤适应证，故用大青龙汤治疗疗效显著，表证已解，咳嗽，吐黄白痰，故与半夏厚朴汤调理。

3. 小柴胡加石膏汤证

【验案】 吴某，男，22 岁。初诊日期 1959 年 12 月 15 日：发热恶寒 2 天，伴头痛、咽痛、咳嗽、胸痛胸闷，经 X 线检查：为右肺下叶非典型性肺炎。既往有肝炎、肺结核、肠结核史。常有胁痛、乏力、便溏、盗汗。前医先以辛凉解表（桑叶、金银花、连翘、薄荷、羌活、豆豉等）1 剂，服后汗出热不退，仍继用辛凉解表，急煎服，高热、自汗、头痛、咳嗽、胸闷、恶风、胁痛诸症加重。血常规检查：白细胞 $8.1×10^9$/L，中性 0.7。14 日静脉输液用抗生素，当夜高热仍不退，体温 39.4℃，并见鼻扇，头汗出。又与麻杏石甘汤加栀子豉汤等，服 1/3 量至夜 11 时出现心悸、肢凉，故请胡老会诊。胡老认为：晨起体温 38.2℃，下午在 39℃ 以上，呈往来寒热，并见口苦，咽干，目眩，头晕，盗汗、汗出如洗、不恶寒，苔黄，舌红，脉弦细数，认为证属表已解，连续发汗解表，大伤津液，邪传少阳阳明。治以和解少阳兼清阳明，为小柴胡加生石膏汤方证：柴胡 15g，黄芩 9g，半夏 9g，生姜 9g，党参 9g，大枣 4 枚，炙甘草 6g，生石膏 60g。上药服 1 剂，后半夜即入睡未作寒热及盗汗。16 日仍头晕、咳嗽痰多带血。上方加生牡蛎 15g，服 1 剂。17 日诸症消，体温正常。12 月 22 日 X 线检查：肺部阴影吸收。

【按语】 患者发热、往来寒热，并见口苦，咽干，目眩、头晕为少阳证，又有汗出如洗、不恶寒，苔黄，舌红，脉数为阳明证，还有阴伤表现盗汗、脉细，故治以和解少阳兼清阳明，为小柴胡加生石膏汤治疗。

4. 大承气汤证

【验案】 岳某，男，67 岁。初诊日期 1965 年 7 月 3 日：恶寒发热 5 天，伴头痛、咳嗽、吐黄痰，体温 39.5℃。曾服桑菊饮加减（桑叶、菊花、连翘、薄荷、杏仁、桔梗、荆芥、芦根、黄芩、前胡、枇杷叶等）2 剂，热不退。经 X 线检查，诊断为左肺上叶肺炎。又用银翘散加减 2 剂，汗出而热仍不退。又与麻杏石甘汤加减 1 剂，汗大出而热更高，体温 41.1℃。请胡老会诊时症见：汗出，烦躁不宁，时有谵语，咳嗽吐黄痰，腹胀，大便 5 日未行。舌红苔黄腻，脉弦滑数。胡老认为证属阳明里实证，为大承气汤方证，药用：大黄 12g（后下），厚朴 18g，枳实 12g，芒硝 15g（分冲）。上药服 1 剂，大便通 4 次，热退身凉。余咳嗽吐黄痰，继与小柴胡加杏仁、桔梗、生石膏、陈皮，服 3 剂而愈。

【按语】 患者汗出，烦躁，谵语，腹胀，大便结，舌红苔黄腻，脉弦滑数阳明腑实证，故用大承气汤治疗。

参考文献

冯世纶. 中国百年百名中医临床家丛书·胡希恕. 北京：中国中医药出版社，2001

魏长春 六二清肺汤治疗肺炎

魏长春，男，浙江宁波人，浙江省名老中医。师从浙东名医颜芝馨，曾任浙江省中医学会副会长。早年以治疗外感时病为主，后又专攻内伤杂病调治，擅长诊治消化系统、呼吸系统疾患及急重症而享有盛誉。著有《魏长春医案》《魏长春临床经验选辑》《中医实践经验录》等。

魏氏认为大叶性肺炎，一般按风温论治，以麻杏石甘汤加减多能收效，但对阴虚体弱患者则不甚适宜。根据温病学派轻清宣透、甘寒润燥之法，以千金苇茎汤、钱乙泻白散、喻昌清燥救肺汤、吴塘桑菊饮化裁变通，自订六二清肺汤（桑叶、枇杷叶、桑白皮、地骨皮、苦杏仁、冬瓜仁、浙贝母、知母、南沙参、北沙参、鲜芦根、白茅根）随证加减。加减法：如苔黄腻者可去二参，加黄芩、焦山栀清降肺火。痰血多者可去二叶，加二草（仙鹤草、旱莲草）。若津亏舌绛者可用玄参易南沙参，去二叶，加二冬（天冬、麦冬）、生地黄、石斛。若大便干结者可去杏仁加瓜蒌仁或生大黄。屡获良效。

【验案1】 许某，男，23 岁。5 天前起居不慎，卫外失司，风温上受，邪热壅肺，炼液酿痰。患者入院时，肺部听诊呼吸音减低；血常规检查：白细胞计数 22.4×10^9/L，中性 0.81，淋巴 0.17；胸透报告：左下大叶性肺炎。初诊：恶寒发热（39.2℃），咳嗽，咯痰黄脓或带铁锈色，左胸隐痛，口渴，舌红燥、苔黄，脉浮数。法宜宣肺达邪化痰，方自拟六二清肺汤加减：鲜芦根 60g，白茅根 30g，桑白皮 9g，桑叶 9g，枇杷叶（刷去毛）9g，杏仁 6g，冬瓜仁 6g，浙贝母 9g，知母 6g，南沙参 6g，北沙参 6g，1 剂。次诊：药后恶寒已除，体温下降（37.3℃），食欲佳，咳嗽仍剧，进原方 3 剂。再诊：今日午后体温复升（38.8℃），头痛，咳剧，汗多，脉滑数。上方去杏仁、冬瓜仁、北沙参，加玄参 15g，炒栀子 9g，黄芩 9g，2 剂。四诊：头痛已愈，身热未退，体温 38.2℃。表邪未尽，里热尚炽。用新加麻杏石甘汤加减。药用麻黄 1.5g，杏仁 9g，生石膏 30g，炙甘草 3g，焦栀子 9g，黄芩 9g，天花粉 12g，瓜蒌皮 9g，1 剂。五诊：身热仍未见退，虑其热灼津伤。前方加鲜生地黄 24g，鲜铁皮石斛 9g，再服 2 剂。六诊：热势已减（37.8℃），稍有咳嗽，痰白量少，食欲转佳。仍须清解，药用鲜芦根 60g，白茅根 30g，黄芩 9g，栀子 9g，桑叶 9g，枇杷叶（刷去毛）9g，瓜蒌仁 9g，苦杏仁 9g，桑白皮 9g，地骨皮 9g，鲜生地黄 24g，鲜铁皮石斛 9g，2 剂。七诊：微热（37.7℃），咳嗽。上方去瓜蒌仁、鲜生地黄、鲜铁皮石斛，加冬瓜仁 9g，浙贝母 9g，知母 9g，3 剂。八诊：热退、体温正常，咳稀痰少，脉缓，舌红润。上方去黄芩、栀子，加鲜竹茹 9g，2 剂。九诊：咳嗽瘥，精神振，脉缓，舌色淡红。治以养阴清肺善后。药用橘红 3g，孩儿参 9g，茯苓 9g，炙甘草 3g，白芍 9g，杜百合 9g，甜杏仁 9g，桑白皮 9g，地骨皮 9g，3 剂。出院时体温正常，症状、体征消失，血常规检查：白细胞计数 9.1×10^9/L，中性 0.80，淋巴 0.18；胸透：左下肺炎症已基本吸收。

【按语】 患者有恶寒发热，咳嗽，咯痰黄脓或带铁锈色，左胸隐痛，口渴，舌红燥、苔黄，脉浮数由卫入气以气分证为主要表现，法以宣肺达邪化痰，方用六二清肺汤加减。桑白皮、地骨皮清泄肺热；桑叶辛凉解表；枇杷叶下气止咳；浙贝母清化痰热；知母泻火润燥；芦根、白茅根甘寒多汁，能清热润肺，生津止渴，白茅根兼能凉血止血；苦杏仁宣肺平喘；冬瓜仁涤痰排脓；北沙参、南沙参清润养肺，止咳祛痰。后表热未解，新加麻杏石甘汤加减；热灼津伤加养阴之品；最后以养阴清肺善后。

【验案 2】 曹某，女，62 岁。形寒潮热，体温 38.5℃，咳嗽，气急，大便闭，面色萎黄，舌红苔黄，脉数。此仍温邪上受，首先犯肺。治宜麻杏石甘汤加味清肺透热达邪。药用生麻黄 1.5g，苦杏仁 9g，生石膏 12g，生甘草 3g，大豆卷 9g，南沙参 9g，前胡 3g，金银花 9g，竹茹 9g，次诊：咳嗽气促，舌红苔黄，脉滑数。胸透：右肺有炎性病灶。治宗前法，清肺达邪。药用生麻黄 1.5g，生石膏 24g，苦杏仁 9g，冬瓜仁 9g，桑白皮 9g，知母 9g，地骨皮 9g，玄参 9g，生甘草 3g，鲜芦根 30g，白茅根 30g，服 1 剂。再诊：精神好转，气促稍瘥，大便已解，舌色红润，苔薄黄，脉滑。改用养阴清肺。上方去麻黄、石膏、甘草，加桑叶、枇杷叶、浙贝母各 9g，四诊：汗出热退，体温 36.9℃，咳嗽痰多色白不豁，脉数，舌红根苔腻。病象大势已平，清肃肺胃余邪。药用白茅根 30g，苦杏仁 9g，冬瓜仁 9g，桑白皮 9g，浙贝母 9g，南沙参 9g，西党参 9g，桑叶 9g，枇杷叶 9g，服 3 剂。

【按语】　患者为形寒卫表证，发热，咳嗽，气急，大便闭，面色萎黄，舌红苔黄，脉数，为风温由卫入气，夹里结阳明。故先以清肺透热达邪。次诊考虑患者高年气弱阴亏，复感温邪，治宜扶正养阴与清热达邪并用，故自拟六二清肺汤治疗。

参考文献

1. 朱世增. 近代名老中医经验集：魏长春论内科. 上海：上海中医药大学出版社，2009

2. 王真. 魏长春用《伤寒论》方治疗肺系疾病经验. 中医药学刊，2006，24（6）：994

祁振华 小儿肺炎注重益气育阴潜阳

祁振华，男，北京人，中医儿科专家。通晓中医内科，擅长治疗儿科疾病，对泄泻、疳积、哮喘、肺炎等疾病的治疗有独到之处。20世纪60年代提出剂型改革，创制风热平浓缩剂、健脾粉、鹅口散、清肺饮丸、清肺化痰丸、益肾丸等小儿中成药。

祁老治疗小儿肺炎经验丰富，认为小儿为稚阴稚阳之体，脏腑娇嫩，阴阳易伤，因此在处方用药中注重益气育阴潜阳的法则，从下面祁老的医案中可以窥见独特治法。

1. 气阴两虚，中气下陷型

【验案】 金某，女，7个月。1964年1月14日初诊。患儿因咳嗽20天，气喘7天，发热6天，诊断肺炎入院。入院1周来，曾用多种抗生素治疗，病情未见好转。2日来病情转危重，大便稀泻日6～7次，多奶瓣。刻下症见：体温波动在39℃以下，危重病容，嗜睡，面色灰白，用氧气吸入，喘憋呼吸浅短，轻度鼻扇，口鼻周发绀，唇色淡。舌无苔，舌质淡红，脉细数无力。体格检查：心率168次/min，双肺中小水泡音密集，左侧最多，肝在肋下4cm，脾在肋下2cm，质中等硬。胸透：左肺片状阴影，肺部炎症有融合。血液化验：血红蛋白89g/L，白细胞计数9.3×10^9/L，中性0.46，淋巴0.54。辨证为外邪闭肺，气阴两伤。久病肺气不固，中气下陷，脱败之势已现。治宜补中益气以固肺元，育阴潜阳以固脱败。药用：党参10g，生黄芪4.5g，五味子3g，龟板12g，诃子肉1.5g，茯苓10g。服药2剂后，病情明显好转，体温下降至37.5℃，时睁眼，但仍多眠，面色转黄，喘极轻，已停氧气吸入，二便正常，腹胀减，脉细数而略有力。再予上方2剂后，精神饮食均佳，呼吸均匀不喘，停中药后观察5天，31日胸部透视：阴影已全部吸收，痊愈出院。门诊追访，未再复发。

【按语】 小儿为稚阴稚阳之体，脏腑娇嫩，不耐病邪，阴阳易伤，久病不愈，最易变生他证。本案患儿久患咳喘，肺气不固，中气下陷，而现脱败之势，辨为外邪闭肺，气阴两伤。治以补中益气，育阴潜阳固脱以救急。方中党参、黄芪、茯苓补中益气，固肺元；五味子、诃子肉、龟板滋补真阴，敛肺气。本案抓住久患咳喘而气虚失摄欲脱重点，急以补气敛肺，但外邪闭肺未见使用祛邪药物，亦未说明西药使用情况为本案不足之处。

2. 温邪内闭，耗伤气阴证

【验案】颜某，男，9个月。1964年1月16日会诊。患者因发热咳嗽，于1月9日诊为肺炎、佝偻病入院。经用青霉素、链霉素、土霉素、氯霉素、红霉素、卡那霉素等治疗及输血等支持疗法，自1月11日起曾服用中药宣肺清热、疏解益阴之剂，一周来体温仍持续在39℃以上，病势危笃。现症：体温40.9℃，神志不清，喘促，点头抬肩，呼吸浅表，鼻翼扇动，三凹征明显，用氧气吸入2天，大便稀泻不止，面色灰白不泽，全身皮肤干燥无汗，眼睑浮肿，口周发绀，口舌少津，听诊：心音钝，心率172次/min，律齐，两肺可闻较密集中小水泡音，伴有喘鸣音，呼吸68次/min，腹胀高于胸部，叩之如鼓，肝肋下2cm，前囟2cm×2cm，两肋下缘外翻、有串珠。舌苔白、质略红，脉象数疾无力。血液化验：血红蛋白98g/L，白细胞计数11.3×10^9/L，中性0.62，淋巴0.38。咽培养：大肠埃希菌及奈瑟菌。辨证为温邪入肺，邪热内闭，伤阴耗气，势将脱败。治宜：大补肺中元气以固脱，清热育阴潜阳，收敛固纳。方以生脉散加减，药用：党参12g，麦冬4.5g，黄连2.2g，鳖甲12g，五味子3g，茯苓12g，牡丹皮12g，另用西洋参4.5g，煎水代饮。服药1剂后，病情好转，体温下降至38.6℃以下，仍昏睡，喘减轻，停氧气吸入，气道痰鸣，余无变化。按原方再服2剂，患儿呼吸平稳，体温在38℃以下，时有潮汗，腹泻已止，腹胀减轻，面色黄白，唇色淡，舌质淡而无苔，脉细数，略转有力，心率108次/min，呼吸32次/min，肝在肋下2cm。续予原方2剂后，患儿精神好转，神志清醒，但仍软弱，体温正常，哭时有涕泪，饮食二便均好。听诊：两肺有少许干啰音及中小水泡音，心率104次/min，呼吸32次/min，肝在肋下1.5cm，质软，脾

（一）。予上方去西洋参，加白芍 6g。又服药 2 剂后，一般情况好，咳喘止，两肺呼吸音粗，停止服药。26 日痊愈出院。

【按语】 患儿虽经用抗生素抗感染，输血等支持疗法及中药宣肺清热，疏解益阴，但因温邪已入肺与心包，邪热内闭，气阴耗伤，阴阳不相顺接，病情危重见脱败之势。症见高热神昏，喘促，皮肤干燥无汗，口舌少津；腹胀高于胸部，呼吸表浅，稀泻不止。以益气固脱，育阴潜阳救急，方用生脉散加味。方中党参大补肺中元气，益气固脱；西洋参、麦冬、五味子益气养阴；黄连清热解毒；牡丹皮清热凉血；茯苓健脾止泻；鳖甲育阴潜阳，五味子以敛阴复脉，敛肺平喘。诸药相合，正合本例病机，故如此危重证候得以痊愈。

参考文献

田元祥，赵建新，杨倩，等. 内科疾病名家验案评析. 北京：中国中医药出版社，2000

张伯臾 治肺炎熔伤寒、温病于一炉

张伯臾，男，上海市川沙县人，全国著名中医临床家、教育家。师从王文阶、丁甘仁。原上海中医学院院长，擅长治疗肺、肠炎、肝、胆、胰等疾病和寒热杂症。著有《张伯臾医案》，主编第五版《中医内科学》教材等。

张氏治肺炎重症，如高热、痉病、厥逆等，病情复杂多变，认为非温病时方如桑叶、菊花、金银花、连翘等轻清之剂所能奏效。而投以治疗秽浊戾气的方药，使疗效有了提高。温病诸书，虽对保津开窍之法颇多发挥，但对厥逆之变的辨治，尚嫌有不足之处。在张氏长期医疗经验中，探索融汇六经及卫气营血辨证以救治肺炎重证的方法，逐步形成了融伤寒、温病于一炉的风格。

1. 风温夹湿，肺热传肠证

【验案】　柴某某，男，42岁。1972年5月14日初诊。T 39.5℃，身热，咳嗽咯痰10天，有汗不解，时恶寒，胸闷痛，口干不欲饮水，曾用青霉素、链霉素治疗无效，刻下，白细胞总数：14.2×10^9/L，中性粒细胞：0.31。胸透示：右下肺炎。苔薄黄腻，脉浮弦数，大便艰少。风温夹湿，交阻肺卫，清肃失司，肺热传肠，传导失常，今拟宣肺豁痰，清热化湿通腑法。药用：淡豆豉9g，黑栀子9g，金银花15g，连翘15g，蒲公英30g，杏仁9g，鲜芦根2支，冬瓜子30g，薏苡仁30g，全瓜蒌12g，枳实12g，元明粉（冲服）4.5g。一日夜服药2剂后，T 37.7℃，表证已罢，身热见减，咳嗽亦瘥，无痰，腑气亦通，昨夜汗出较多，口干不欲饮水，舌苔白腻，头晕胸闷，纳不馨。温邪夹湿，恋于肺胃，气机失畅，再拟清化宣肺和中法。用药：杏仁9g，炒薏苡仁30g，白蔻仁3g（研细，后入），金银花15g，连翘15g，川厚朴花4.5g，鲜芦根1支，冬瓜子18g，桃仁12g，蒲公英30g。再服3剂后，身热净退，纳食渐增，咳嗽，胸闷，口干不欲饮水等症减而未除，苔薄腻，脉滑。邪湿渐化未清，胃腑已有醒豁之机，肺金未得清肃之权，仍守前法出入，祛邪务尽之意。用药：前方去蔻仁、金银花、连翘，加紫菀 9g，枇杷叶（包煎）12g，生甘草 3g，续服 3 剂后，胸透示右下肺炎已大部分吸收，白细胞总数：7.9×10^9/L，中性：0.71，再予清养肺胃止咳之剂 3 剂而出院。

【按语】　患者虽注射青霉素旬日未愈，仍有恶寒之症，知邪在肺卫，辨为风温夹湿，肺热传肠，治以宣肺豁痰，清热化湿通腑，故予银翘散辛凉透表，苇茎汤清热化痰，薏苡仁利湿，枳实、瓜蒌、元明粉化痰通腑，一日夜 2 剂而热减。但继见舌苔白腻，汗多而热不退尽，胸闷，口干而不欲饮水等症，此是温邪虽减而湿蕴未化之征兆，乃用三仁汤合苇茎汤宣化湿热，2 剂而热退清，是湿化而热始退也。凡温病但见便艰，不论病期早迟，皆可通下，乃釜底抽薪之法，使邪热随腑气而得泄，为治温病之一法，故文献中有"温病下不嫌早"之论。

2. 风温外受，邪热恋肺证

【验案】　叶某某，女，21 岁。1974 年 4 月 5 日初诊，T 38.5℃。患者发热、咳嗽 9 天，服四环素等未见好转，刻下但热不寒，咳嗽痰液黄稠，左胁肋刺痛，精神萎顿，血液化验：白细胞总数 13.8×10^9/L，中性：0.81。胸透示左下肺呈不规则模糊阴影，舌苔薄黄腻，脉滑数弦。风温外受，由卫入气，邪热恋肺，失于清肃，灼液为痰，治拟清热宣肺而化痰湿。处方：净麻黄 6g，石膏（先煎）30g，杏仁 9g，甘草 3g，桔梗 9g，薏苡仁（研细，后入）15g，泽漆 30g，鱼腥草 30g，制半夏 9g，淡黄芩 9g，蒲公英 30g。服药 3 剂后，T 36.7℃，寒热已退，夜间多汗，咳嗽痰稠，咳甚中腹作痛，舌苔白腻，脉浮小滑。时邪尚未清彻，宣肃之权未复，痰热脾湿偏盛，再拟宣肺化痰，和中化湿。处方：清炙麻黄 6g，杏仁 9g，生石膏 30g（先煎），甘草 3g，生薏苡仁、熟薏苡仁各 15g，白蔻仁（研细，后入）3g，茯苓 12g，橘红 4.5g，鱼腥草 30g，冬瓜子 15g，全瓜蒌 12g，再服 2 剂后，寒热未见复燃，干咳少痰，痰稠色偏黄，上半夜咳嗽较甚，复查白细胞总数：6.9×10^9/L，中性 0.69，胸透示左下肺炎已完全吸收，脉细滑，苔薄黄腻。燥痰湿热内恋，治拟麦门冬汤加减，润肺化痰。处方：南沙参 15g，制半夏 9g，麦冬 9g，甘草 3g，桑叶皮 9g，杏仁 9g，金银花 12g，冬瓜子 12g，炒薏苡仁 30g，枇杷叶（包煎）12g。续服 3 剂痊愈而出院。

【按语】 患者的肺炎但热不寒，为其外感之邪已由卫入气，致邪热恋于太阴，故方中少用辛散解表之品，而以麻杏石甘汤为主方辨证用药，清宣肺热，同时方中注意痰由湿液化生，方中配伍化痰湿之品 5 天而效。

参考文献

严世芸，郑平东，何立人．张伯臾医案．上海：上海科学技术出版社，2008

孙允中　卫气营血辨证与六经辨证治肺炎

　　孙允中，男，辽宁省沈阳市人。曾任中华全国中医学会理事、辽宁省中医学会副会长等，善于治疗肺炎、胸痹、贫血、肝病、肾病等。著有《儿科病中药疗法》《孙允中临证实践录》，曾编写《伤寒》《金匮》等讲义多种。

　　孙氏在临床实践中灵活运用温病的卫气营血辨证，伤寒的六经辨证治疗肺炎，做到效如桴鼓，药到病除，下面几则医案兹以说明。

1. 风温犯肺，耗津伤液证

　　【验案】　周某某，女，32 岁。1971 年 5 月 17 日初诊。主诉：感受风温，半月有余。初起恶寒发热，鼻塞流涕，咳嗽气急，右胸疼痛，咯铁锈色痰。西医诊断为右下大叶性肺炎。曾用青霉素、链霉素、金霉素、红霉素、异烟肼等，并服中药加味桑菊饮，高热不退（39℃），午后尤甚。面色晦暗，精神委靡，虚汗乏力，胸痛气短，舌红苔黄，脉细数。辨证：素体阴亏，感受温邪，留连日久，耗津动液，颇有入营之虞。治宜清气透营，滋阴退热。方用清骨散加减，处方：银柴胡 15g，胡黄连 10g，麦冬 25g，白薇 15g，生鳖甲 25g，地骨皮 25g，牡丹皮 19g，知母 15g，浙贝母 15g，生桑皮 25g，服药 3 剂后，热减（37℃），症状亦轻。再服 3 剂后，诸症消失，脉静身凉。

　　【按语】　本案采用卫气营血辨证，辨为素体阴亏，感受温邪，留连日久，耗津动液，颇有入营之虞，非桑菊饮辛凉轻剂所能奏效。治以清气透营，滋阴退热。方用清骨散加减。案中所用清骨散体现了吴鞠通"邪气深伏血分，混处血络之中，不能纯用养阴，又非壮火，更不得任用苦燥"之意。

2. 少阳证

　　【验案】　许某，女，81 岁。患者为华侨（居菲律宾），在归国参观途中，至香港偶感风寒，头痛，咳嗽，身冷，乏力，抵沈阳后洗澡 1 次，病情加重。某医院诊为支气管肺炎（由葡萄球菌所引起），用红霉素、氨苄青霉素配合中医治疗。认为邪入阳明，投以生石膏、知母、淡竹叶等，病势不减。会诊时见其人体质较弱，恶寒发热（38℃），咳喘，咯稠黏痰，胸闷气短，胃脘饱胀，呕逆不欲饮食，大便溏，面色苍白晦暗，精神委靡不振。左脉弦细略数，右脉弦数，舌质粗糙，苔白腻。按伤寒六经辨证，此太阳表邪未解，传入少阳。发热恶寒，胸闷呕逆不欲饮食，脉弦，皆少阳证也。古云"有一分恶寒，便有一分表证"，且"伤寒中风，发热无汗，其表不解，不可与白虎汤"。邪在半表半里之间，唯和解经枢，疏表达里，若用大剂寒凉之品，冰伏其邪，易成坏证，宜慎之又慎。治少阳证则小柴胡汤为宜，故取小柴胡汤加味：柴胡、黄芩、半夏、甘草、生姜、桔梗、枳壳、白干参、瓜蒌、杏仁、桑叶、桑皮、紫菀、金银花，水煎服，日服 3 次。服药 3 剂后精神转佳，面有笑容，胸闷气短减轻，咳喘亦减，舌质暗红，苔黄白，胃脘稍有不适，二便如常。风寒之邪已从表解。痰热交滞，气机不畅，仍以和解为主，去桑叶之轻宣，加槟榔舒通气滞。另用羚羊角 1g，煎水，随时饮之，以清热化痰。6 剂后复诊，上方续服，诸症悉失，已下床活动。

【按语】 本案采用伤寒六经辨证，患者为年逾八旬之老人，体虚不能祛邪外出，又因见其发热、咳喘，便误以为阳明里热，而用白虎汤，以致邪气留连，转入半表半里，而见苦满、喜呕、不欲食等少阳病主要症候，《伤寒论》指出："伤寒五六日，中风往来寒热，胸胁苦满，默默不欲食，心烦喜呕……或咳痰，小柴胡汤主之。"用经方小柴胡汤取效。"有一分恶寒，便有一分表证"，表邪不解不可用清法，此为经验之谈。

参考文献

张英远，孙继先. 孙允中临证实践录. 沈阳：辽宁人民出版社，1984

赵锡武 肺炎应清解肺热，阻遏病情

赵锡武，男，河南省夏邑县人，著名的医学家。师从陶卿、施今墨、肖龙友，曾任中华医学会中西医学术交流委员会委员、中华全国中医学会副会长、《中国医学百科全书》编委会副主任委员。擅长治疗肺炎、冠心病、糖尿病、肾病、小儿中风等病。著有《赵锡武医疗经验》等。

赵氏根据多年的临床观察，他提出对于肺炎的治疗，不能囿于温病的卫气营血学说。否则，在气就不能治营，或已到胃了也不能治气，实际上违背了上工治未病的原则。所谓上工治未病乃见肝之病，知肝传脾，当先实脾。能够切断病程进展就是治未病，如果治法晚于自然病程就要出现坏证。所以，他特别推崇叶天士的名言"温邪上受，首先犯肺，逆传心包"之医理，认为肺炎的病位在肺，病邪在脏，而不是风邪侵袭肺卫皮毛，并指出风温病机的传变首先是犯肺。即名肺炎，说明邪已犯脏。即便是轻型肺炎初期，也属肺热里实之证，又多伤阴，故不能依靠轻取获效，非一般辛凉之剂所能胜任。治疗上应予直接清解肺热，以期急速阻遏病情发展为宜。

【验案】 李某某，1岁半。患儿咳嗽，痰盛，发热1周，因气喘鼻扇1天入院。检查：体温39℃，呼吸60次/min，精神差，无汗，舌薄白苔，脉浮数，两肺听诊广泛中细水泡音，心率160次/min。胸透：右肺下野炎变。诊断：肺炎。辨证：风温犯肺。治则：清热解毒，辛凉透表。方用麻杏石甘汤加味。用药：麻黄3g，杏仁9g，甘草6g，生石膏12g，金银花6g，连翘9g，桔梗6g，荆芥穗12g，鲜芦根30g，服药1剂后，身热退（体温36.7℃），精神好转，咳喘减轻，痰减少，食饮不振，舌苔黄白垢腻，表邪已解，余热未尽。前方去荆芥穗，加枳壳12g，再服2剂后，体温正常，咳喘继减，食饮渐增，舌净，脉缓，宜辛凉轻剂，以善其后，用桑菊饮加减。续服2剂后，痊愈出院。

【按语】 患儿属风温犯肺之证，治疗直接清解肺热，以期急速阻遏病情发展，佐以辛凉宣透达邪，方以麻杏石甘汤与银翘散化裁获效，可谓平淡神奇。

参考文献

中国中医研究院西苑医院. 赵锡武医疗经验. 北京：人民卫生出版社，1980

赵心波　肺炎重在清热毒

赵心波，男，北京人。中医世家，我国著名中医儿科专家，师从王旭初、刘睿瞻，曾任中华医学会儿科分会理事、北京中医学会理事。擅长治疗小儿麻疹合并肺炎、病毒性脑炎、痢疾、猩红热、白喉等传染病及合并肺炎、病毒性脑炎、痢疾等。著有《中医儿科概论》《赵心波儿科临床经验选编》《赵心波医案》《常见神经系统疾病验案选》等。

赵氏认为小儿肺炎以发热、咳、痰、喘憋为临床主要特点，病机是外感风温或风寒，闭塞毛窍，入里化热与痰浊相搏，壅塞气道，灼伤肺络，肺气不能宣通，肃降失职。对于温（瘟）毒，他按"卫气营血"和"三焦"辨证论治。但他不同意卫、气、营、血或上、中、下三焦僵化式的传变规律，认为儿科温病重在热毒，往往是表里俱热，上下同病，或神昏或惊厥或出血皆因热盛而致。治疗小儿温病重清气分之热，首选白虎汤合清瘟败毒饮，即使症见神昏、抽搐，也不离清气法。"热毒"和"气阴"是肺炎正邪交争的两个方面。在热盛气阴不衰的情况下，可以重用清热解毒；在热盛气阴已伤的情况下，应清热解毒、益气养阴并用；在热盛气阴将竭的情况下，应首先补气回阳，用参附救逆回阳，待病情稳定后再清热解毒。有一分热邪就清解一分，使之不留后患；如果热退正虚，则主要以扶正养阴为主。这是肺炎辨治的基本原则。对小儿麻疹合并肺炎，认为麻疹疹毒属阳邪，易伤阴耗液，治疗用解毒清热、抑阳扶阴兼活血之法。

1. 辛凉解表，宣肺开闭法

此法适用于风温闭肺证，症见发热，有汗，咳嗽连声，痰白黏稠，口鼻气粗，甚者喘满鼻扇。舌质尖边红，苔白或黄。治以辛凉解表，宣肺开闭。方选银翘散合麻杏石甘汤加减。药用：麻黄 3g，杏仁 6g，生石膏 15g，生甘草 3g，金银花 10g，连翘

10g，薄荷 2.4g，桔梗 6g，淡豆豉 6g，牛蒡子 6g。

【验案 1】 张某，女，2 岁。高热 4 天，西医诊断：腺病毒肺炎。近 4 天以来高热 40℃ 以上，弛张不解，身热无汗，咳嗽多涕，痰稠黄，咳声不畅，曾用青霉素、金霉素、合霉素、红霉素、链霉素等多种抗生素治疗无效。一天来病情加剧，昏沉嗜睡，喘急面青，两目红肿，厌食呕吐，体温持续在 40℃ 以上，3 天来大便未解，小便短赤。体温 39.6℃，昏睡状，呼吸困难，面色㿠白无泽，鼻翼扇动，咳声不畅，舌苔薄白，指纹隐伏，两脉沉数。证属风热袭表，有入里化热之势。治以解表宣肺，佐以导滞。药用：苏叶 6g，荆芥穗 5g，淡豆豉 10g，葱白 6g，栀子 6g，金银花 12g，连翘 10g，焦军 6g，生甘草 3g，杏仁 5g，紫雪丹 1.2g，口服 3 次。并配以四环素治疗。第 2 天体温降至 38℃，大便 3 次多黏滞，舌苔中心黄薄，指纹紫长过气关，脉数有力，为表邪未罢，里热灼肺之象，予以表里双解。金银花 10g，连翘 10g，大青叶 6g，荆芥穗 5g，薄荷 2.4g，天花粉 10g，生石膏 18g，鲜生地黄 12g，黄芩 6g，知母 5g，鲜芦根 10g，生甘草 3g，紫雪丹 1g，壬金散 0.4g。日服 3 次。服药 1 剂，体温降至正常，精神食欲好，轻咳有泪，肺内啰音减少，舌无苔垢，脉缓，指纹淡紫，余热未净，继以清余邪，肃肺止嗽之剂：金银花 10g，连翘 10g，鲜生地黄 12g，麦冬 10g，川贝母 5g，焦麦芽 6g，枇杷叶 6g，炒杏仁 5g，黄芩 5g，生甘草 3g，壬金散 0.3g，日服 3 次。

【按语】 患儿舌苔薄白仍有表证，有身热无汗、小便短赤、脉数，为气分证，夹痰见痰稠黄，咳声不畅，兼 3 天来大便未解，阳明里结。治以解表宣肺，佐以导滞。方用栀子豉汤轻清气热；银翘散辛凉透表；焦军、紫雪丹导滞泻下，热随便去，苏叶、荆芥穗助透表。药后表邪未罢，里热灼肺加重，次诊加用白虎汤清肺胃之热，大青叶、鲜生地黄、黄芩、鲜芦根甘寒润肺之品清热生津，继以清余邪，肃肺止嗽调理。

【验案 2】 陈某，男，7 岁。西医诊断：大叶性肺炎。7 天来高热不退，咳嗽胸疼，头痛不食，腹部不适，一天来恶寒高热，日晡尤甚，口干思饮，大便干，小溲赤，体温 39.6℃，舌质赤，苔薄黄，脉洪数，为表邪入里，热灼太阴。法以辛凉解表，清肺化痰。药用：金银花 10g，连翘 10g，桑叶 6g，菊花 6g，炒杏仁 5g，薄荷 2.4g，生石膏 24g，桔梗 6g，黄芩 6g，浙贝母 6g，鲜生地黄 12g，加壬金散及羚羊粉各 0.3g，日服 3 次。服药 1 剂，体温下降，2 剂后体温正常，两颧尚赤，咳嗽痰浊，黏稠难出，精神食欲均好，舌苔黄厚，脉数有力，表证已罢，里热未清，继予原方加减：金银花 10g，连翘 10g，菊花 6g，炒杏仁 5g，生石膏 24g，桔梗 5g，鲜生地黄 12g，山栀衣 5g，大麦冬 10g，浙贝母 10g，焦军 5g，紫雪丹 1.2g。日服 3 次。又服 2 剂，热净身凉，午后咳嗽尚重，余症悉无，尚有厚苔，脉缓，肺热未净，继予清热肃肺之剂，又 3 日后肺内炎症大部分已吸收，仅轻咳有痰，乃出院疗养。

【按语】　患儿有恶寒高热卫表证，口干思饮，大便干，小溲赤，舌质赤，苔薄黄，脉洪数气分证，病机为风温由卫入气，邪热闭肺。法以辛凉解表，清肺化痰。药用银翘、桑菊化裁辛凉解表，生石膏清气分热，桔梗、黄芩、浙贝母、鲜生地黄清肺化痰。加用羚羊粉、壬金散等，直折内外之热势，使疾病迅速获愈。

2. 清热化痰，降气平喘

此法适用于痰热壅肺证，症见发热不退，咳嗽声浊，喉间痰鸣，痰色黄，黏稠，早晚咳剧，动则甚，胸腹满闷，纳谷不香，口中乏味。脉滑数，舌质红，苔白或黄腻。治以清热化痰，降气平喘。方选麻杏石甘汤合清气化痰丸加减。药用：麻黄 3g，杏仁 6g，生石膏 24g，生甘草 3g，清半夏 3g，全瓜蒌 10g，川贝母 6g，胆南星 3g，黄芩 6g，橘红 6g，知母 6g。

【验案 1】　丁某，女，3 个月。西医诊断：支气管肺炎。3 天来高热不退，壮热无汗，喘促鼻扇，阵咳不止，痰多，夜卧不宁，时有惊惕，小溲短，体温 40.1℃，两颊微赤，舌苔薄白，脉浮数，指纹赤紫，证属风寒束表，里热闭肺。治以解表清里，化痰定喘。药用：炙麻黄 3g，杏仁 3g，生石膏 24g，甘草 5g，金银花 18g，桑白皮 10g，牛蒡子 10g，川贝母 6g，藿香 10g，苏叶 6g，青蒿 10g，枇杷叶 10g。服药 16 小时后体温降至 36.3℃，夜眠安宁，呼吸平稳，咳轻痰少，次晨舌苔薄黄，脉略数。表证已罢，里热未净。原方去苏叶，继服 1 剂后，改服解表清里，止咳化痰之麻杏合剂病愈。麻杏合剂：麻黄 30g，炒杏仁 60g，生石膏 210g，甘草 45g，浙贝母 9g，苏叶 90g，陈皮 90g，麦冬 90g，炒神曲 90g，白茅根 90g。

【按语】 患儿舌苔薄白，脉浮卫分证，有壮热无汗，脉数，小溲短，两赤，指纹紫，喘促痰壅，痰热壅肺气分证。辨为里热闭肺。治以解表清里，化痰定喘。方用麻杏石甘汤加味，方中麻黄开肺窍，杏仁宣肺宁喘，生石膏清气热，甘草和中；同时加用川贝母、桑白皮、金银花、枇杷叶以宁嗽平喘，牛蒡子、藿香、苏叶、青蒿以解表祛寒。

【验案 2】 李某，男，6 岁。高热 10 余日，西医诊断：大叶性肺炎，胸腔积液及胸膜炎。无汗，频咳无痰，左侧胸痛，一天来加重，大便溏，曾经西药（青霉素、金毒素等）治疗，无好转。体温 38℃，面色萎黄，气息急促，咳痰不畅，舌根部薄黄苔，两脉数急，为表邪初起，失于宣散，入里化热，邪毒稽留不解，郁阻胸中所致。治以表里两解，宽胸舒络。药用：瓜蒌 12g，麻黄 2.4g，生石膏 24g，浙贝母 10g，桃仁、杏仁各 5g，炙桑皮 10g，南沙参 10g，金银花 10g，焦三仙（焦麦芽、焦山楂、焦神曲）各 10g，焦军 5g，甘草 3g，紫雪丹 2.4g。日服 3 次。配以金霉素治疗。服药 2 剂，呼吸困难消失，喘急已止，尚有低热，咳嗽尤重，舌尖赤，根部薄黄苔，脉滑，诸症稍减，继进清燥救肺，宽胸化郁之剂。南沙参 6g，甘草 5g，火麻仁 10g，生石膏 24g，阿胶珠 6g，枇杷叶 10g，麦冬 10g，麻黄 1.5g，瓜蒌 10g，炒栀衣 5g，焦军 5g，紫雪丹 1.2g。日服 3 次。次日体温正常，精神饮食好转，轻咳不喘，胸痛大减，叩诊浊音范围减少，呼吸音增强，原方再进 3 剂后，仅轻咳有痰，余症悉无，为余热未尽、阴津受损，继投清肺养阴之剂。南沙参 10g，鲜生地黄 12g，川贝母 5g，桃仁、杏仁各 5g，炙桑皮 6g，木通 6g，焦山楂、焦槟榔各 10g，玄参 6g，连翘 10g，金银花 10g，诸症皆无。

【按语】 患儿发热，无汗，频咳无痰，胸痛，大便溏，体温 38℃，面色萎黄，气息急促，咳痰不畅，舌根部薄黄苔，两脉数急，痰热郁阻胸中表现，病机为表邪初起，失于宣散，表邪未从肌表透达，反陷胸中，邪毒稽留不解，以致气机不畅，气血郁阻，郁阻胸中所致。治以表里两解，宽胸舒络。方以麻杏石甘汤宣肺平喘，瓜蒌、浙贝母、炙桑皮、南沙参、金银花清热化痰，理气宽胸，桃仁活血止痛，焦三仙健脾和胃，焦军、紫雪丹泻腑退热以达扶正祛邪之目的。

3. 清热解毒，泻火肃肺法

此法适用于肺胃热盛证，症见高热不退，日晡益甚，汗出不解，口渴欲饮，呼吸气促，喘憋鼻扇，咳声不断，烦躁不安，夜寐不宁，便干尿黄或口舌生疮，舌质赤，苔黄，脉数。治以清热解毒，泻火肃肺。方选银翘白虎汤合麻杏石甘汤加减。药用：麻黄 3g，杏仁 6g，生石膏 24g，甘草 3g，金银花 10g，连翘 10g，知母 10g，黄芩 10g，板蓝根 10g，麦冬 10g，鱼腥草 10g。大便秘结，腑实不通者可加芒硝、大黄通腑泄热；热毒弥漫三焦，躁扰不安，喘满不得卧，用上方效不显，可加用黄连解毒汤（黄连、黄柏、黄芩、栀子、大黄），并可配合服用紫雪散、壬金散。

【验案】刘某，男，1 岁。西医诊断：支气管肺炎。一个月前曾患水痘，支气管炎，近 4 天以来突然高热达 40.3℃，咳喘发憋，惊惕不安，神昏嗜睡，口干思饮，乳食难进，咳甚则呕，大便两日未行，小溲短黄，舌绛有刺，口干唇裂，两脉数急。病症为风寒外感，化热中潜，火极劫阴，逆犯神明之险证。治以清肺止咳，佐以生津。药用：麻黄 2.1g，炒杏仁 5g，生石膏 15g，甘草 3g，金银花 10g，连翘 10g，苏子 5g，橘红 3g，川贝母 3g，款冬花 5g，麦冬 6g，石斛 3g，加壬金散 0.4g。日服 2 次。配合金霉素、土霉素、青霉素、洋地黄毒苷。原方加减服 3 剂，并配合局方至宝丹，但无效，仍高热 40℃，弛张不解，喘憋亦甚，面发绀，涕泪俱无，舌绛有芒刺，中心苔垢，老黄，两脉沉实而数。急请赵老会诊，认为风温入里化热，郁阻肺窍，热在阳明，急投辛凉解毒，清肃肺胃之剂。药用：金银花 10g，连翘 10g，生石膏 18g，麦冬 10g，鲜生地黄 12g，炒杏仁 5g，大青叶 6g，蔓荆子 6g，薄荷 1.5g，焦军 3g，知母 3g，生麦芽 6g，壬金散及羚羊角粉各 0.3g。日服 3 次。1 剂而效，次日体温降至 38℃，再一日降至正常，涕泪初现，诸症大减，但尚有精神烦急，舌质尚赤，根部黄苔已去，脉象沉细而数，毒热去其大半，病势好转，余焰未尽，并有伤阴之象，再予清余邪，滋阴解毒之剂：金银花10g，连翘10g，天花粉10g，麦冬10g，桃仁、杏仁各3g，鲜生地黄12g，焦麦芽6g，炒栀衣3g，黄芩6g，炒枳壳5g，焦军3g，又进2剂，精神食欲正常，体温无波动，轻咳有痰，肺内啰音减少，继予淡竹叶石膏汤类善后调治，逐渐康复出院。

【按语】 患儿有口干思饮，小溲短黄，舌绛有刺，口干唇裂，两脉数急，惊惕不安，神昏嗜睡由气入营之势，兼大便两日未行腑实证，咳喘发憋，乳食难进，咳甚则呕肺胃热盛。证为风温入里化热，郁阻肺窍，热在阳明，急投辛凉解毒，清肃肺胃法。方中金银花、连翘、大青叶清热解毒，透热转气；知母、生石膏以清阳明结热；焦军泄阳明腑实；杏仁宣肺化痰止咳；生地黄、麦冬、天花粉清热生津养阴，麦芽健脾消食，达到阳明经热解，腑实泄，肺闭开，津液复，阴阳气血得调之目的。

4. 清营转气，解毒泻火法

此法适用于气营两燔证，症见高热不退，汗出不解，口鼻气热，喘憋鼻扇，烦躁不安，神昏谵语，病夜重，甚至昏迷抽风。脉滑疾，舌质绛，老黄或灰黄苔，偏干。治以清营转气，解毒泻火。方选清瘟败毒散加减。药用：生石膏45g，生地黄10g，知母10g，玄参10g，栀子10g，黄芩10g，淡淡竹叶6g，牡丹皮6g，连翘10g，赤芍10g，黄连3g，甘草3g，或加服羚羊角粉0.3g，每日3次，冲服；或加壬金散0.6g，每日3次，冲服。抽风者可加用全蝎、蜈蚣、钩藤、天麻等品。有斑疹、鼻衄、便血者，重用清热凉血法，可加犀角粉0.6g，日3次，冲服。

【验案】 张某，女，7岁。初患发热体温37.5℃，面部潮红，恶寒肢冷，轻度阵咳。经某医院检查，发现腰部有破皮伤2处，认为败血症，用青霉素、链霉素等。患儿逐渐出现高热，体温达40℃。阵咳转为剧咳，喘促不安，鼻扇痰鸣，肩耸胸高，唇舌紫暗，口燥咽干。时有谵语，目不识人，周身瘀疹成斑，口渴饮冷，大便燥结（已下病危通知）。邀赵老先生会诊。证同上，并有肢厥舌强，舌苔黄燥，脉象极数，已属凶象。他认为缘于长期失于清解，麻毒不能外达而使内攻。热邪壅肺，痰阻肺络，喘促痰鸣，热入营血则血瘀而成斑，阴津伤甚则咽干口渴，大便秘结，目不识人。以清解汤加重大黄、生地黄泄热增液，连服 2 剂转危为安。

【按语】 患儿有高热，唇舌紫暗，口燥咽干，口渴饮冷，舌苔黄燥，脉象极数，谵语，周身瘀疹成斑，热入营血证，温热伤阴，肠道失润，故便燥结，热极伤阴动风则肢厥舌强，病机为麻毒长期失于清解不能外达而内攻，温毒之邪久羁伤津耗液。治疗以清热解毒为主，凉血滋阴；加重大黄、生地黄泄热增液而取效。

5. 清解余热，润肺生津法

此法适用于后期余热未尽者，症见壮热已解，午后低热，咳唾黄痰，五心发热，两颊发赤，睡眠欠安。舌质红，苔微黄，脉略数。治以清解余热，润肺生津。方选加味千金苇茎汤。药用：芦根 10g，桃仁、杏仁各 5g，冬瓜仁 6g，生薏苡仁 10g，知母 6g，天花粉 6g，麦冬 6g，川贝母 6g。痰多者可以合用导痰汤，微喘者可佐降气平喘之品，如旋覆花、苏子、法半夏、厚朴等。肺燥津伤者，治以养阴润肺，生津止咳法，方选沙参麦冬汤加减。热耗气阴者，治以清热养阴、益气生脉。方选生脉散合淡竹叶石膏汤加减。

【验案】 胡某，男，6 个月。西医诊断：①迁延性肺炎。②营养不良Ⅱ度。③佝偻病。3 个月前因肺炎住院 50 余日，经西药输血等积极治疗，好转出院，其后仍频咳不止，痰壅喉鸣，时有呕逆，日达 10 余次。近日更有喘憋，烦急不安，乳食难进，大便燥，小便赤。重度营养不良，面色苍白，唇紫，舌质淡，苔白薄，指纹紫沉。证属脾虚乳滞，久而生热，蕴郁肺胃。治以清热肃肺，消导和胃。药用：陈皮 5g，法半夏 3g，黄芩 5g，焦麦芽 6g，川贝母 6g，麦冬 10g，炒鸡内金 10g，桃仁、杏仁各 3g，焦军 2.4g，甘草 3g。并配以金霉素等治疗。上方连服 6 剂，诸症大减，咳轻痰少，体温正常，体力尚弱，自汗出，饮食尚差，至第 9 天诸症进一步好转，继予养阴清热之剂。南沙参 6g，生甘草 3g，陈皮 3g，麦冬 6g，青蒿 6g，炙鳖甲 6g，川贝母 5g，焦麦芽 6g，炒鸡内金 10g，苍耳子 6g。连服 4 剂后痊愈。

【按语】 小儿患病，有易虚易实的特点，本患儿患肺炎 3 个月，缠绵难愈，脾肺俱虚，又夹乳滞与热郁肺胃邪实，以导滞和胃以达补脾土之目的，清虚热、生津液而肃降肺气，使缠绵难愈之疾获效。

参考文献

中国中医研究院西苑医院. 赵心波儿科临床经验选编·现代著名老中医名著重刊丛书. 北京：人民卫生出版社，2005

周慕新 治疗肺炎宜清热与养阴并举

周慕新，男，北京市人，中医名家。师从李秀生、赵友琴、翟文楼等，行医 50 余载，以擅长儿科著称于世，人称"小儿王"。对麻、痘、惊、疳儿科四大病症有丰富的经验，辛温之法医痘，辛凉甘寒治疹，熄风清心肝之热定惊，健脾和血驱虫疗疳。

周氏深入研习《温病条辨》，在热必伤阴的理论指导下，治疗热证时首重护阴。对治疗疫疹兼马脾风（麻疹并发肺炎）、咳喘病（支气管炎、肺炎、哮喘等）及婴儿泻痢、发热不退等证，颇有独到之处。在诊病中，对小儿之形态、面色、舌象审视尤为细腻。针对小儿易虚易实，脾胃薄弱的特点，除辨证确切外，在选药及用药剂量上斟酌再三。尤对大辛大热、大苦大寒之药及雄烈苦涩腻胃或有毒之药，慎之又慎。周氏认为小儿肺炎的治疗，由于肺炎往往兼有高热伤津的证候，因此临床在清热的同时，还应当注重养阴。

【验案】马某，女，6 岁。因发热 4 天，咳嗽伴喘，于 1978 年 1 月 9 日来我院门诊。患儿发热已 4 天，近一天半热高，夜间热高达 39℃以上。咳嗽痰鸣伴喘憋，食欲消失，精神不振，曾经西药治疗未见效果。体查：腋下体温 39℃，精神委靡，面色发灰，鼻翼扇动，口周发青，唇干苔黄厚、舌绛，脉数。心音有力，右侧后背下部叩诊浊音，呼吸传导性增强，肺两侧可闻多量细水泡音，白细胞总数 5.1×10^9/L，中性粒细胞 0.70，淋巴细胞 0.28，嗜酸性粒细胞 0.02，胸部 X 线检查右肺下部可见小片状阴影，诊断病毒性肺炎。中医辨证为肺气郁闭，热入阴分，宜养阴清热，泻肺平喘法，按高热阴虚型肺炎方加紫菀、羚羊角治疗。桑叶 9g，青蒿 9g，鳖甲 9g，牡丹皮 6g，生地黄 6g，知母 3g，赤芍 6g，桑皮 6g，地骨皮 9g，苏子 4.6g，葶苈子 6g，瓜蒌仁 1.5g，生石膏 18g，炒莱菔子 3g，紫雪散 0.6g（分 2 次冲服）。服药 4 剂后，热退，喘憋止，精神和食欲均见好转。再服 2 剂后，仍咳嗽痰多，精神及食欲续见好转，体查见苔薄黄、舌质绛，肺两侧散在中水泡音，考虑里热仍盛，改用里热型肺炎方。杏仁 6g，桑皮 9g，地骨皮 9g，苏子 6g，葶苈子 6g，炒莱菔子 3g，黄芩 3g，知母 3g，茅根 9g，瓜蒌 3g，前胡 9g，生甘草 1.5g，人工牛黄 0.6g（分 2 次冲服）。续服 2 剂后，咳嗽逐渐好转，仍轻咳，进食佳，苔薄白，舌质略红，心肺未闻异常，里热虽减但仍未清。又服 2 剂后，咳止，胸部 X 线检查，心脏正常，两肺未见实质性病变，右侧下部纹理稍重，其他未见明显病变，病愈停药。

【按语】 此案例辨为肺气郁闭，热入阴分证，治以养阴清热，泻肺平喘，方用青蒿鳖甲汤合泻白散、苏葶丸加减。方中溶清热与养阴于一炉，青蒿鳖甲汤养阴清热透邪；泻白散清泻肺热、止咳平喘；白虎汤清热生津；苏葶丸泻肺平喘；炒莱菔子降气和胃，化痰平喘；紫雪散清热解毒，镇惊开窍。药后针对里热盛之咳嗽痰多，苔薄黄，舌质绛，肺内散在水泡音，治以清热泻肺，止咳平喘，方用泻白散合茅根汤、苏葶丸加减。泻白散清肺泻火；苏葶丸泻肺平喘；茅根汤中黄芩、白茅根、瓜蒌、前胡、知母、杏仁以清热泻肺，止咳化痰；人工牛黄清心解毒，开窍化痰而取效。

参考文献

田元祥，赵建新，杨倩，等. 内科疾病名家验案评析. 北京：中国中医药出版社，2000

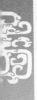

董廷瑶 治肺炎强调辨证论治

董廷瑶，男，浙江鄞县人，上海市名中医。中医世家，曾任中华全国医学会上海分会中医儿科学会顾问、中国中医儿科学会顾问，从事中医工作 70 余年，救治危重病儿无数，当代中医儿科泰斗。著《幼科刍言》《幼科撷要》。

一、小儿肺炎

小儿肺炎是儿科较为常见的疾病之一。本病以寒温失常，外感风邪为主要发病因素，而以风温之邪为多见；在传变上则有表里顺传和卫营逆传的不同途径。董老临床上常采用辨证施治。

1. 辛温解表法

此法适用于风邪外袭而寒化者。症见发热恶寒，无汗或少汗，咳嗽气急，舌苔薄白，脉浮紧或浮数。治宜辛温解表，以麻黄汤主之，咳嗽痰多加半夏、象贝母；纳呆作呕加陈皮、生姜。如夹有寒饮，咳喘气促，胸闷喉鸣，痰如白沫者，以小青龙汤主之。

2. 辛凉解表法

此法适用于风邪外袭而热化者。症见发热微恶风，有汗口渴，咳嗽不爽，舌苔薄黄，脉浮数。宜辛凉解表，方用加减桑菊饮、银翘散。

【验案 1】 翁某，女，2 岁。咳嗽旬日，发热 6 天，诊断为支气管肺炎。用抗生素后发生口腔溃烂及厌食，已停用西药。首诊：高热不退（近日体温持续在 39℃～41℃），已近旬日，汗出不彻，咳嗽气急，口舌糜烂，不思纳食，便闭 2 天，小溲短赤，脉数，舌红苔黄。系风热犯肺，法当清凉轻解。用药：淡豆豉 9g，黑栀子 9g，桑叶 9g，连翘 9g，牛蒡子 9g，生黄芩 4.5g，枇杷叶9g，瓜蒌仁9g，杏仁9g，鲜芦根30g，2剂。次诊：服上药后，得汗热和，咳嗽亦爽，舌红苔薄，便通溲长，肺热初解，再以清疏。用药：桑叶9g，枇杷叶9g，牛蒡子9g，连翘9g，杏仁6g，前胡4.5g，竹茹6g，鲜芦根30g，橘红3g，桔梗3g。2剂后热平咳减，口糜亦瘥，再进止嗽和胃之剂而愈。

【按语】 患儿高热汗出不退，咳嗽气急，口舌糜烂，便闭2天，小溲短赤，脉数，舌红苔黄，为气分证夹痰与阳明腑实，辨为风热犯肺。风热尚在气分，犹未入里，故清热透表。故投以清凉轻剂栀豉汤与银翘散加味。药后得汗热解，再予清肺化痰之剂调治之。

【验案2】 邵某，男，9岁。因腹痛、腹胀伴发热3天，曾用青霉素、红霉素及四环素未见好转，而于1972年3月22日入院。检查：重病容，气急鼻扇，两肺呼吸音粗，腹胀，全腹压痛。拟诊：①败血症。②腹膜炎（阑尾穿孔？）。③肺炎？入院后曾请外科会诊，拟剖腹探查，后因注阿托品后腹软而未成。回病房后予大剂量青霉素、红霉素、庆大霉素，热度不退（39℃～40℃）。血检：红细胞2.32×10^{12}/L，血红蛋白7.4g/L，白细胞16.5×10^{9}/L，中性分叶核粒细胞0.75，单核细胞0.01，中性杆状核粒细胞0.06，嗜酸性粒细胞0.01，淋巴细胞0.17。胸片：两中下肺有散在片状阴影，内有数个圆形透光阴影，两中下肺肺炎，有肺气肿形成，右侧胸膜积液。诊断：中毒性肺炎。请中医会诊。7月25日一诊：患儿由于邪积内滞，始发腹痛高热，迄今7天，积滞已下，痛和腹软，但高热起伏不退，气促鼻扇，咳逆痰阻，脉数，舌苔薄黄。为风温犯肺，尚未化燥，拟清气分之热。处方：桑叶9g，枇杷叶（包）9g，薄荷（后下）2.4g，黑栀子9g，清水豆卷12g，桔梗3g，鲜芦根30g，条芩6g，连翘9g，炒莱菔子（研）9g，3剂。7月28日次诊：高热持续不退，咳少不爽，气促尚和，腹软，便下溏黏量少，脉数，舌苔薄润。热邪仍在气分，仍拟清透气分之热。处方：桑叶9g，青蒿9g，天花粉9g，川贝母4.5g，杏仁6g，鲜芦根30g，清水豆卷12g，淡淡竹叶6g，竹茹6g，条芩4.5g，鸡苏散（包）12g，2剂。7月30日三诊：迭进辛凉清气，热仍鸱张，持续不退，舌红苔薄黄，脉数气促，咳嗽不爽，便下溏黏，小溲通赤。肺热不清，势防化燥。药以羚羊白虎汤为主，清肺气而逐邪热。处方：羚羊角粉1.5g，生石膏（先煎）30g，条芩6g，生甘草2.4g，葛根6g，桑叶9g，枇杷叶（包）9g，青蒿9g，天花粉9g，连翘9g，2剂。8月1日四诊：服羚羊白虎汤后，肺气清而热下降，神情即安，咳爽痰滑，气平便调，脉象缓和，舌红润，中有薄黄苔。病情已见好转，再拟清肺化痰。处方：羚羊角粉0.9g，川贝母4.5g，桑叶9g，枇杷叶（包）9g，竹茹6g，青蒿9g，橘红3g，生甘草2.4g，生扁豆9g，杏仁6g，3剂（第3剂时去羚羊角粉）。8月4日五诊：高热已退，余热未清，舌心光剥，两脉软弱，形体疲倦，咳松有痰，胃纳已和，便下亦调。病后阴津亏耗，再以清养肺胃。处方：南沙参、北沙参各9g，桑叶9g，枇杷叶（包）9g，地骨皮9g，青蒿9g，竹茹6g，白薇9g，川贝母4.5g，生甘草2.4g，陈粳米（包）30g，3剂。8月7日六诊：病后气阴两虚，舌净而润，纳和便调，时有低热。兹须调扶，兼清余邪。处方：太子参9g，桑白皮9g，地骨皮9g，生甘草3g，炒白芍9g，枇杷叶（包）9g，白薇9g，百合9g，陈粳米（包）30g，3剂。药后病愈出院。

【按语】 患儿积滞已下，痛和腹软，但高热，气促鼻扇，咳逆痰阻，脉数，舌苔薄黄，为痰热壅肺之气分证，治以清气分之热。初复二诊予辛凉清气、透邪泄热，病热不衰为病重药轻；后察其邪热，仍在气分，遂改用羚羊白虎汤清泄肺热，肺气清而热下降，神情安而痰咳爽，大热退。后进清养肺胃调扶而愈。

3. 开肺豁痰法

此法适用于肺气闭阻不宣，实痰壅塞胸中者。症见痰壅喉间，喘咳身热，气促鼻扇。面色发青，舌苔薄腻或厚腻，脉滑数。治宜开肺豁痰，引痰下行。方用麻杏石甘合三子养亲汤，如大便不通者加保赤散0.3g，分2次化服。

【验案】 万某，男，9个月。发热咳嗽3天，气急一夜，西医诊断：支气管肺炎。体温38.5℃。首诊：气急喘咳，痰声漉漉，发热汗少，便闭不通，舌苔薄腻，二脉滑数。症属肺风痰喘，亟须宣肺豁痰。用药：麻黄2.4g，杏仁6g，炙苏子6g，白芥子4.5g，生莱菔子9g，制胆星2.4g，天竺黄6g，瓜蒌仁9g，橘红、橘络各 3g，保赤散 0.3g，分 2 次化服，1 剂。次诊：服上药后，上涌下利，痰去大半，气较缓而咳亦爽，虽身热如昨，但病势已挫。前方甚合，仍步原法。上方去保赤散，1 剂。三诊：热势退净，胃气亦动，哭声响亮，二便均通，咳嗽不止，痰声尚多。治以化痰为主。处方：橘红 3g，竹沥、半夏各 9g，川贝母 3g，百部 6g，紫菀 4.5g，款冬花 6g，竹茹 6g，杏仁 6g，清气化痰丸 9g，2 剂。服后咳痰均瘥，再经调理肺脾而愈。

【按语】　患儿表现气急喘咳，痰声漉漉，发热汗少，便闭不通，舌苔薄腻，二脉滑数，为痰、热、腑实闭肺，风痰壅盛之证。辨为肺风痰喘，治以宣肺豁痰。方以麻杏宣肺平喘、三子化痰湿，橘红络、胆星、天竺黄通结而祛风痰，瓜蒌仁化痰通便，保赤散引痰下行，升降互施，使痰去气顺。药后痰去大半，故除保赤散，继用原法，其症旋平。

4. 宣肺泄热，导积通下法

此法适用于肺胃合病，上下俱实者。症见壮热苔黄，腹满便秘，甚则神昏。亟宜宣肺泄热，导积通下，方以麻杏石甘合凉膈散，痰稠而便干者，可加竹沥 30g，冲服。

【验案】　石某，男，2 岁。发热起伏半个月。诊断：中毒型肺炎并发心力衰竭。初诊：高热半个月，近日更剧（40℃），神志昏糊，四肢不温，咳逆气急，全身无汗，腹部胀满，便闭 3 天，小溲短赤，舌红苔黄腻。其为邪积内滞，热壅肺胃，闭脱之势，症情危急。亟须宣肺泄热，下积泻火。用药：麻黄 2.4g，石膏 30g，杏仁 9g，清水豆卷 12g，瓜蒌仁 12g，枳实 6g，炒莱菔子 9g，黑栀子 9g，连翘 9g，鲜石菖蒲 4.5g，凉膈散（包）12g，2 剂。次诊：服上药后，腑气已行，下秽浊粪便甚多，而胃气即苏，热势略和（39.5℃），神志已清，咳减气缓，舌红苔薄黄，唯腹部尚满，乃宿滞未清，热聚阳明也。兹拟辛凉清气，佐以下热。用药：知母 6g，石膏 30g，生甘草 2.4g，粳米（包）15g，条芩 4.5g，鲜淡竹叶 50 片，天花粉 9g，炒莱菔子 9g，瓜蒌仁 9g，凉膈散（包）12g，2 剂。三诊：药后便通一次，小溲亦长，津津得汗，今已热平（37℃），舌苔薄黄，脉尚滑数，腹部虽软，邪滞未尽。法宜消化疏解。用药：清水豆卷 12g，连翘

9g，川厚朴 2.4g，黑栀子 9g，佩兰叶 9g，陈皮 3g，大腹皮 9g，枳壳 4.5g，炒莱菔子 9g，竹茹 6g，陈青蒿 9g，3 剂。服后热净胃开，舌淡脉静，形神活泼，二便通调；再进六君加竹茹、谷芽、石斛等调扶而愈。

【按语】 患儿高热，无汗，小溲短赤，舌红苔黄腻邪热内壅；腹部胀满，便闭为阳明腑实；神志昏糊，四肢不温，咳逆气急为闭脱之势。病机为邪积化热、阳明里实、肺气郁闭，秽浊熏心。治亟宣肺泄热，下积泻火。方用宜麻杏石甘汤加减。方中麻杏石甘汤清肺热而发郁阳；瓜蒌仁、枳实、莱菔子、凉膈散通其腑气，更以豆卷、连翘、栀子清化湿热，石菖蒲辟浊开窍。2 剂后腑气得通，神清胃苏。以其尚有宿滞，热仍未清，改用白虎合凉膈散清热导滞，终于热平而安。

5. 清热解毒法

此法适用于温热犯肺，火盛化毒，热毒闭肺者。症见高热持续不退，气急鼻扇，痰阻不畅，面青而暗，烦躁不安，神昏，龂齿，舌绛苔黄，脉细数。治以清热解毒为主。常用清肺解毒饮合牛黄抱龙丸或三黄石膏汤、白虎加黄连解毒汤、犀角地黄汤等。若高热而惊惕者，加紫雪丹 1.5g，分 2 次化服；痰多者，加天竺黄、制胆星；大便热利者，加葛根芩连同用；热毒盛者，加熊胆 1.5g，麝香 0.06g，分 2 次另行化服。

【验案 1】 沈某，男，13 个月。发热 4 天，出疹 2 天，气急 1 天。诊断：麻疹肺炎，并发尿路感染。入院后予多种抗生素、激素及输血等治疗，中药曾服麻杏石甘、犀羚及牛黄、至宝之类，未见好转，热度持续不退 20 天。初诊：痧后 3 周，疹发不透，头面两颧未明，痧回热毒内攻，高热持续 39℃ 以上，痰声漉漉，呼吸急促，烦躁龂齿，大便泄利，小溲尚通，两脉滑数，舌绛苔黄，指纹青紫，直通三关，形气渐耗，邪毒深陷，症热危重，当防痉厥。故拟凉血解毒，清热安神。处方：葛根 6g，柴胡 3g，生黄芩 9g，川黄连 2.4g，青蒿 9g，煅龙齿 18g，牡丹皮 9g，红花 4.5g，鲜生地黄 24g，淡淡竹叶 6g，川贝母 4.5g，另熊胆 1.5g，麝香 0.06g（研细），分 2 次化服，1 剂。6 月 8 日次诊：热度初和（37.5℃），涕泪已有，似得生机，尚未稳定，大便溏薄，舌绛脉细。续原方及熊麝散1剂。三诊：昨夜热度陡高（39℃），复呈烦躁，咳嗽有痰，便溏溲少。是毒陷甚深，仍虑有变，再拟解毒泻热，清肺安神。处方：桑叶9g，枇杷叶9g，青蒿9g，川黄连2.4g，葛根5g，生黄芩6g，天花粉9g，煅龙齿30g，竹茹6g，茯神9g，另熊麝散化服，2剂。四诊：昨晚下宿矢甚多，是邪毒已得出路，热势遂缓，神宁形安，胃动思食，小溲转长。但腹虽软而微满，痰咳未罢，舌苔带腻。是余毒里热未清，饮食宜少量多餐。治拟清肺胃而熄余烬。处方：鲜沙参12g，青蒿9g，川贝母4.5g，竹茹6g，橘红3g，桑叶9g，枇杷叶9g，天花粉9g，生谷芽、炒谷芽各9g，紫菀6g，淡竹叶4.5g，2剂后以清肺和胃，诸症皆愈出院。

【验案2】 周某，女，25个月。患儿因咳嗽气喘2周、发热1天就诊。西医诊断为腺病毒肺炎，予多种抗生素未见明显疗效，继之出疹及高热。初诊：高热2周不退（40℃以上），咳逆喘促，鼻翼扇动，泪汗全无，睡中惊惕，口唇焦裂，便秘尿赤，皮疹旬日，舌边红绛，苔心黄腻，脉数肢凉。是热郁肺胃，恐其逆转。亟须清肺泄热以解温毒。处方：麻黄2.4g，杏仁6g，生石膏30g，生甘草2.4g，生黄芩9g，川黄连2.4g，生栀子9g，连翘9g，金银花9g，白茅根30g，鲜石菖蒲4.5g，钩藤6g，紫雪丹1.8g，熊胆1.5g，化服，1剂。二诊：今热较和（38.6℃），气缓肢温，然泪汗仍无，便秘尿赤，舌绛苔黄。温毒未解，续以原法。上方去紫雪丹、菖蒲、钩藤，加瓜蒌仁12g，炒莱菔子9g，仍用熊胆1.5g，加麝香0.06g，1剂。三诊：热度初净，神色亦振，腑行2次，咳爽气缓，疹点渐隐，胃气已和，苔化舌红而润，症势由险入夷，续以清肺养胃。

【验案3】 韦某，女，10个月。发热咳嗽气急5天。体温39℃～40℃，面色苍白，呼吸气促，白细胞$8.15×10^9$/L，中性0.40，淋巴0.50，胸片示支气管肺炎，心电图呈心肌损伤、缺氧。经用多种抗生素、激素、毛地黄、输血等治疗，病情不解，请求会诊。11月18日初诊：患儿高热不退，已有旬余，咳逆气急，痰稠不活，便下秘黏，小溲尚通，腹软肢温，舌绛无苔，唇裂干燥，脉象急数。幸神气尚清，但涕泪均无。是温毒恋肺，热盛耗津。亟须救阴增液，兼解温毒。处方：鲜生地黄30g，玄参

12g，麦冬 9g，知母 6g，生石膏（先煎）30g，生甘草 3g，陈粳米（包）15g，葛根 6g，生黄芩 4.5g，川贝母 2.4g，天花粉 9g，另熊胆 1.5g，麝香 0.06g（研细），分 2 次化服，1 剂，次日又连一服。11 月 20 日次诊：热势稍缓，咳减微汗，腹胀便多，小溲似少，面白神萎，唇燥痰稠，舌绛光红，脉象数软。温毒内恋，气阴耗伤；微见转机，殊未脱险。原法增损，救阴解毒。处方：西洋参（另炖）6g，鲜石斛 12g，天花粉 9g，川贝母 4.5g，玄参 9g，鲜生地黄 30g，香连丸（包）2.4g，白茅根 30g，鲜芦根 30g，甘草 3g，天竺黄 6g，另熊胆 0.9g，麝香 0.03g，化服，1 剂。11 月 21 日三诊：热度已和，腹部亦软，温毒已得出路，气阴则见大耗。面色㿠白，睡时露睛，呼吸急促，唯有痰声，大便黏溏，矢气较多，小溲尚可，涕泪仍无，舌光干燥，脉象虚软。正弱不支，亟须扶元。兹拟生脉散加味。处方：西洋参（另炖）3g，山参 9g，五味子 3g，麦冬 6g，甘草 3g，生地黄 18g，芦根 30g，川贝母 4.5g，竹节白附子 4.5g，天竺黄 6g，1 剂。服后迅得恢复，热净咳止，诸恙渐安，旋即痊愈出院。

【验案 4】 曹某，女，3 岁半。1976 年 8 月 15 日初诊。患儿高热不退已有 2 周，体温持续 39℃以上，烦躁不安，精神委靡，咳嗽少痰，胸片见大小不等的片状阴影，肺部听诊有湿啰音。已经外院住院治疗，曾用青霉素、红霉素等抗生素治疗无效。诊为腺病毒肺炎，慕名求诊。刻诊：体温 39.6℃，面青气逆，鼻翼扇动，口渴纳呆，便实溲数，舌红，苔黄腻，两脉滑数。此乃风温犯肺，肺气闭塞，痰火内郁，清肃失司。患儿病程已长，持续高热，疑有内陷之虑，亟须清肺解毒，处方：杏仁 9g，桔梗 3g，生甘草 2.4g，生石膏（先煎）30g，连翘 30g，条芩 6g，牛蒡子 9g，桑叶 9g，金银花 9g，竹茹 6g，2 剂。另熊胆 1.5g，麝香 0.03g，共研末，分 2 次化服。二诊：热势渐下（T 38.9℃），咳嗽减轻，鼻扇微少，便下干结，舌红，苔薄黄。再拟清肺。处方：桑叶 9g，生石膏（先煎）24g，枇杷叶（包）9g，川贝母 4.5g，杏仁 9g，沙参 12g，火麻仁 12g，竹茹叶 6g，鲜芦根 30g，生甘草 3g，2 剂。鼻扇、烦躁已减，舌红，苔薄黄，纳谷稍动，风温之邪得以外泄，痰火欲解，再以原法巩固。上方去甘草、生石膏、竹茹，3 剂。另熊胆 1.5g，麝香 0.03g，共研口服。三诊：热势下降（T 38.3℃），咳嗽已减，啰音亦药后热净咳止，数剂后病愈安康。

【按语】　以上 4 例患儿均为腺病毒肺炎，属中医外感热病的范畴。小儿腺病毒肺炎，症候所见，多为邪留肺胃，或传心营，其势急重，类似温毒之证。小儿脏腑娇嫩，感后毒势邸张，邪不易化，急需抓住有效时机。治宜大解热毒为主。主以三黄石膏汤、白虎加黄连解毒汤、犀角地黄汤等。熊麝散以熊胆 0.9～1.5g，麝香 0.03～0.06g，为末化服。其主要功效为清热泄毒，通壅开窍。熊胆苦寒无毒，功能凉血、退热、清心、平肝、开郁结，泻风热；故专治小儿热盛神昏，急惊痰热之重证。麝香苦辛香温，善能通经、开窍、透骨、解毒、定痰惊、辟秽浊，临床以之主清窍蒙蔽，有振神回苏之力。故两品合用，于温毒深伏，邪壅心膈，有直入开壅、解热泄毒之能。熊麝散集中于清火解毒，开郁除壅，苦寒香窜。故为本病"急则治标"的专药，以作急救之用。

6. 凉血清热，活血解毒法

此法适用于热毒入营者。症见舌绛，口唇殷红，面白，咳逆，气急鼻扇，壮热烦躁，脉细数，甚则神志昏迷。治宜凉血清热，活血解毒。方用犀角地黄汤合活血解毒汤。若麻疹并发肺炎，疹毒内陷而致热高神昏者，加神犀丹 1 粒化服。若口舌干燥无津者，去葛根、柴胡、枳壳，加玄参、麦冬、天花粉。

【验案】　毛某，女，3 岁。1961 年 1 月 19 日初诊：疹发 7天，壮热不退（39.4℃），疹色紫暗，神昏摇头，咬牙啮衣，烦躁不安，便通 1 次，小溲尚多，口唇干燥，咳嗽气促，舌红，苔薄润而腻。西医诊断：麻疹并发肺炎、脑炎。中医认为此乃疹毒内攻，但尚未化燥，拟活血解毒，清心开窍：葛根 6g，赤芍、当归、红花、枳壳各 4.5g，连翘、大生地黄、桃仁、黄芩各 9g，生甘草 2.4g，另苏合香丸 1 粒化服。1 剂药后疹色转润，神志清醒，摇头停，龂齿除，热退神安（37.4℃），舌红苔薄，大便不多，小便乃通，再拟活血解毒为主。上方去葛根、红花、枳壳，加金银花 9g，白茅根 30g，药后疹透热净，咳平病安，再拟清肺调理。

【按语】 患儿表现发热，疹色紫暗，神昏摇头，咬牙啮衣，烦躁不安，口唇干燥，咳嗽气促，舌红，苔薄润而腻之热毒入营证。病机为脏腑失和，气滞血涩，毒不得透而内陷，由血分而入心包，险象丛生。董氏云："疹宜发表透为先，形出毒解即无忧。"治以活血解毒，清心开窍，方用王氏解毒活血汤（当归、生地黄、柴胡、葛根、赤芍、桃仁、连翘、枳壳、甘草），方中赤芍、当归、红花、大生地黄、桃仁清热凉血，活血化瘀；葛根透表；枳壳理气；连翘、生甘草清心热；黄芩清肺热。2剂即面红疹透，毒解热和，转危为安。

7. 滋阴清肺，润燥化痰

此法适用于邪热烁灼，津液干涸，肺阴耗损者。症见舌红少津，口燥唇裂，咽干而渴，咳嗽气急，痰稠难咯，脉见细软。治宜滋阴清肺，润燥化痰，主用加减清燥救肺汤。

【验案】 袁某，男，2岁。患儿咳嗽5天，高热4天（40.5℃），气逆喘急，于1962年2月29日入院。听诊：两肺呼吸音粗糙；胸透提示：双侧支气管肺炎。3月1日首诊：病孩常有发热咳喘，因而反复住院，前后8次，其肺气素虚可知。近因风温侵袭而高热不退，四肢厥不安，烦躁不安，干咳气促，口燥少津，脉象细数，舌绛无苔，便溏腹软，小溲尚通，面部有细小紫斑。其症温邪鸱张，阴分大耗。亟须清肺救阴。处方：鲜沙参12g，麦冬9g，玄参9g，鲜生地黄15g，生甘草3g，天花粉9g，生石膏30g，鲜淡竹叶50片，桑叶9g，枇杷叶9g，2剂。次诊：服上药后，四肢已温，舌绛较润，咳嗽稍松；唯热度仍高达40.3℃～40.7℃，时有呕恶，神志尚清，但昏沉喜睡，溲通，便黏而次少量多，泪汗均无，脉细急数。暑热内炽，肺阴不复。再以清燥救肺汤加减。处方：桑叶9g，枇杷叶9g，鲜沙参12g，生石膏30g，鲜生地黄30g，天花粉9g，川黄连2.4g，鲜石菖蒲4.5g，生黄芩4.5g，川贝母4.5g，1剂，另紫雪丹3g，分2次分服。三诊：温邪鸱张，热势炽盛，迭进救阴解毒、清热生津之品，病情初平。但正气耗伤，故神倦露睛，舌绛津干，涕泪均无。再以扶正救阴，兼清余热，处方：西洋参4.5g，山参9g，鲜生地黄30g，鲜石斛12g，麦冬9g，鲜芦根30g，生甘草

2.4g，桑叶 9g，枇杷叶 9g，白茅根 30g，羚羊角 1.8g，1 剂。四诊：昨服扶正救阴之剂，颈部见汗，四肢潮润，形神较振，目中隐隐有泪，胃能受食，舌绛滋润，咳嗽有痰，面部斑点已淡，便下一次，小溲通调。正气渐复，阴津初回。原方合辙，续进前法。处方：玄参 24g，鲜生地黄 15g，麦冬 9g，山参 9g，生甘草 2.4g，桑叶 9g，枇杷叶 9g，鲜石斛 12g，天花粉 9g，羚羊角 1.2g，1 剂。药后神振津回，气和思食，哭声洪亮，脉证均平；唯气阴尚虚，继以养阴扶正调治而愈。

【按语】 患儿有高热，四肢厥，烦躁，干咳气促，口燥少津，脉象细数，舌绛无苔，紫斑为温邪入营血，阴分大耗，阴虚风动。病机为肺气素虚，感温以后，热势鸱张，燔灼伤液，肺阴大耗。治亟须清肺救阴。方用清燥救肺汤加减。方中鲜沙参、麦冬、玄参、鲜生地黄、天花粉滋阴润燥；生甘草、生石膏、鲜淡竹叶清肺胃心经之热；桑叶、枇杷叶宣利肺气。药后颈部见汗，是卫气渐苏，阴津初回，已得生机。

8. 回阳救逆法

此法适用于因真元大虚，肾气上越，阴盛于内，阳亡于外之亡阳虚脱者。症见咳逆痰鸣，气喘大汗，面色㿠白，便利溲清，舌淡，脉沉细或细数。甚则四肢厥逆，眶陷睛露，神萎欲脱。方宜人参四逆汤和黑锡丹急救之。

【验案】 王某，女，2 岁。患儿因咳嗽 3 天，气急发热 1 天，于 1962 年 1 月 20 日入院。听诊：双肺有湿啰音，以左侧为多。胸透显示：支气管肺炎。1 月 20 日一诊：素体羸弱，近日发热（现 38℃），咳逆喘促，鼻扇面青，痰声漉漉，自汗淋漓，眼眶凹陷，大便泄利，四肢厥冷，舌苔白腻，脉沉细数。显系阴盛于内，阳亡于外，正虚欲脱。亟拟麻附辛合真武以救其逆。处方：麻黄（带根节）4.5g，淡附片 4.5g，细辛 2.4g，茯苓 9g，淡干姜 3g，五味子 2.4g，焦白术 9g，1 剂。二诊：药后阳气渐回，面色稍润，双目见泪，自汗亦减，舌苔转腻，里寒有温化之机也。然发热未除（38.3℃），咳逆尚有，便泄 5～6 次，小溲短少，四肢不温，脉象细数。病情虽有转机，仍未出于险境。再宗原法出入。处方：淡附片 3g，桂枝 2.4g，淡干姜 2.4g，细辛

2.4g，五味子 2.4g，陈皮 3g，姜半夏 9g，茯苓 9g，焦白术 9g，川贝母粉 3g，1 剂。三诊：里寒已化，阳回肢温，面色滋润，泄利亦瘥，唯虚汗尚多，痰咳气逆，舌苔薄腻，脉象滑数。乃肾不纳气，水饮不化也。兹拟蠲痰化饮。处方：竹节白附子 4.5g，川贝母粉 4.5g，苏子 6g，炒莱菔子 9g，白芥子 4.5g，橘红 3g，姜半夏 9g，紫菀 6g，远志 6g，黑锡丹（包）9g，2 剂。药后苔化舌净，发热亦退，胃动思食，气平痰少，脉软汗多，便下转厚。续以六君子汤调治而愈。

【按语】　患儿症情比较复杂，既见少阴之里（脉沉细），又见太阳之表（身热而脉数、舌苔白腻）。以其咳逆气急鼻扇面青，自汗淋漓，热微肢厥，故用麻黄宣肺，附子回阳，细辛温经。但汗多瞑陷，四肢厥冷，虚痰上壅，津液越出，微阳外亡，已呈虚脱之势，故合真武同救其中外虚寒，以制水气上逆。又以汗多，故麻黄带根节，使发中有收；因其下利，故去芍药易五味子以酸收，生姜易干姜以守中阳。服药 1 剂即见好转；故去麻黄易桂枝以安表，续服 1 剂阳回肢温，进步较大。尚有痰多气逆，乃水饮不化、肾不纳气，故除用温化痰浊之剂外，加黑锡丹以镇纳之，其症遂平。

【验案】　周某，女，4 个月。患儿咳已 2 个月，伴有便泻，近 3 天发热，且曾痰厥 1 次，于 1961 年 1 月 9 日入院。精神略萎，面色苍白，口唇青紫。听诊：双肺干、湿性啰音；胸透示右上肺片状模糊阴影。诊断：支气管肺炎，心力衰竭。首诊：先天不足之体，久咳已有 2 个月，肺气素弱，睡时露睛。感邪发热（38℃），咳逆气急，痰稠不爽，鼻扇面青，大便泻利，小溲通长，舌红而淡，二脉细弱。乃阴阳两虚，元气亏弱。症势已急，亟拟救阴扶阳。处方：山参 6g，黄厚附片 9g，炒阿胶 9g，炒牛蒡子 9g，川贝母 3g，杏仁 4.5g，炙甘草 2.4g，百部 6g，陈糯米（包）15g，1 剂。次诊：服上药后，症情略缓，然面色㿠白，咳嗽气促，虽舌红有津，有出险入夷趋势，终因病久正虚，尚虑有变，上方续服 2 剂。三诊：阳气已回，面色红润，但形体软弱，痰稠而咳不爽，便泄日十余次，小溲仍多，舌红唇裂。久病未复，宜肺肾同治，兼顾脾胃。处方：山参 6g，五味子 2.4g，煨诃子 9g，海蛤粉 9g，炒罂粟壳 3.6g，炒阿胶 6g，马兜铃 9g，川贝母 9g，炒白术 4.5g，生扁豆 9g，糯米（包）15g，2 剂。四诊：形神已振，咳嗽痰爽，舌色红润，双目泪多，小溲清长，唯大便仍见泄利。原方已合，不宜更张。上方去阿胶、蛤粉，加炮姜 2.4g，5 剂。药后诸症悉平，痊愈出院。

【按语】 患儿初见大便泻利，小溲通长，舌红而淡，二脉细弱阴阳两虚，元气亏弱本虚。有咳逆气急，痰稠不爽，鼻扇面青标实。乃症势已急，亟拟救阴扶阳。方用人参补肺阴，附子救心阳，合钱氏阿胶散以治肺虚而定喘逆，加川贝母、百部化痰止咳以去邪实。药后阳气得回，肺阴未复，肾气仍虚，乃拟肺肾同治，兼调脾胃，终于痊愈。

9. 清养肺阴法

此法适用于肺阴不足患儿。症见咳嗽未断，痰阻不畅，微热烦躁，口干唇赤，舌红少苔，形神萎顿，二便短少。当以清养肺阴为主，佐以化痰。治疗主方为补肺阿胶散、生脉散。常用药有南沙参、北沙参、西洋参、麦冬、川石斛、百合、甘草、五味子、紫菀、款冬花、桑白皮、枇杷叶、竹茹、川贝母、杏仁等养阴生津、润肺化痰之品。

【验案】 林某，男，2 岁。一诊：患儿因咳嗽月余，发热迁延，西医诊断为支气管肺炎，经治后高热虽退，肺炎尚未吸收。现咳嗽不断，痰多不畅，食便尚可，稍感口渴，舌洁光润，脉象滑数。是属肺热津虚，治以养肺化痰。处方：南沙参 9g，川贝母 4.5g，麦冬 6g，杏仁 9g，紫菀 6g，桑白皮 9g，马兜铃 9g，生甘草 2.4g，橘红 3g，竹茹 6g，2 剂。次诊：服润肺药后，痰消咳瘥（听诊啰音消失），纳和便调，舌淡红润。前法有效，宜予续进。处方：北沙参 9g，川贝母 4.5g，麦冬 6g，生甘草 2.4g，杏仁 6g，紫菀 6g，桑皮 9g，竹茹 6g，川石斛 9g，橘红 3g。3 剂，嗣后仍连服上药，去紫菀，加五味子，6 剂后痊愈出院。

【按语】 患儿表现咳嗽不断，痰多不畅，稍感口渴，舌洁光润，脉象滑数为痰热壅肺伤津之证。辨为肺热津虚证，治以养肺化痰。方中马兜铃、桑皮清热降火；南沙参、麦冬清肺养阴生津；川贝母、杏仁、紫菀、橘红、竹茹化痰止咳。本案以养阴生津、润肺化痰收效。

10. 培土生金法

此法适用于平时饮食不调，消化不良或已成疳积感邪发为肺炎致肺脾两虚者。症见咳嗽不断，面色萎黄，形神憔悴，毛发枯稀，肌肉消瘦，食欲不振，大便溏泄等症，历久难瘥。故治宜培土生金法。治疗主方取星附六君汤、参苓白术散。药物有党参、白术、茯苓、甘草、陈皮、半夏、扁豆、山药、胆星、白附子、五谷虫、神曲等健脾益气、消疳化痰之品；如疳已成者，当须同时针刺四缝穴，以作辅助之治疗。

【验案1】 张某，女，2岁半。一诊：患儿咳嗽低热已有2个月，西医诊断为不吸收肺炎、佝偻病。症见咳嗽不爽，痰多黏浊，胃纳不佳，发热未清，形神萎倦，体质薄弱，舌苔白腻，脉象濡滑，先拟化痰止咳，再议调扶。处方：橘红3g，姜半夏9g，赤苓9g，甘草2.4g，枳壳4.5g，竹茹6g，杏仁6g，桔梗3g，牛蒡子9g，白前4.5g，2剂。次诊：咳嗽较爽，痰浊尚多，舌苔化薄，热度未净。方已应手，原法追踪。处方：陈皮3g，紫菀6g，款冬花9g，炙甘草2.4g，竹茹6g，杏仁6g，茯苓9g，姜半夏9g，炒谷芽9g，2剂。三诊：舌苔淡白，脉象虚软，咳嗽尚有，胃口不开，形色不华，毛发焦枯，针四缝穴黏液多。脾虚肺弱之象，法须健脾以养肺。处方：党参4.5g，土炒白术9g，茯苓9g，甘草2.4g，姜半夏9g，陈皮3g，小青皮4.5g，淮山9g，煨木香1.8g，醋炒五谷虫6g。3剂后即以上方去五谷虫，加胆星、竹节白附子等，服9剂，复查肺炎痊愈出院。

【按语】 患儿表现胃纳不佳，形神萎倦，体质薄弱脾胃虚弱之证，又有发热，咳嗽，痰多黏浊，舌苔白腻，脉象濡滑痰湿内蕴证，病机为脾胃虚弱，致肺气不复，肺炎迁延不愈。治以化痰止咳，方用二陈汤加减。方中二陈汤理气化痰，枳壳、竹茹、杏仁、桔梗、牛蒡子、白前化痰止咳。脾运一健，痰源自绝也。后终以理气渗湿、培土生金法收功。

【验案2】 陈某，男，15月龄。住院病史摘录：患儿发热咳嗽气急2天，腹泻1天（共4次，为不消化物）。体检：身热38.5℃，毛发稀疏，营养较差，有明显方头，形体消瘦，肝触及，咽充血。X线示右下支气管肺炎。白细胞 15.1×10^9/L，中性 0.40，红细胞 3.75×10^{12}/L，血红蛋白 105g/L。诊断为支气管肺炎、佝偻病。经用多种抗生素后热退，但肺中湿啰音仍不消散，X线示右下肺炎尚存。乃停用抗生素，改服中药。症见疳久脾虚，消化不良，形色枯萎，毛发稀疏，经治身热虽和，咳嗽痰多，啰音未消，舌苔厚腻，针四缝穴有多量黏液，此乃肺脾两虚，标本俱病，病已后期。治疗应重治本，消疳健脾。处方：党参 4.5g，炒青皮 4.5g，佛手 4.5g，炒白术 6g，甘草 2.4g，陈皮 3g，姜半夏 9g，醋炒五谷虫 9g，神曲 9g，服药 6 剂，中土渐复，大便已调，面色丰润，唯舌心腻，脾运未健，再以培补脾胃。处方：党参 6g，炒白术 6g，炒青皮 6g，炮姜 1.5g，陈皮 3g，煨木香 3g，焦甘草 3g，煨肉果 9g，神曲 9g，再服 4 剂。药后疳清脾健，土能生金，肺气一足，其痰自消。形丰色润，毛发亦泽，胸透肺炎已消失，于 1 月 22 日痊愈出院。

【按语】　患儿表现消化不良，形色枯萎，毛发稀疏脾虚不运，生化之源不足；咳嗽痰多，啰音未消，舌苔厚腻痰湿内蕴之证。治以消疳健脾。方中党参、炒白术、清甘草健脾益气；陈皮、姜半夏理气化痰；炒青皮、佛手疏肝理气和胃；醋炒五谷虫、神曲健胃消食。本案体现"见痰休治痰"之补脾即所以杜其生痰之源。

11. 清肺气、化痰浊法

此法适用于痰浊内恋者。症见咳嗽痰多，时有低热，胃纳呆钝，舌苔厚腻，形神萎软，病程迁延。唯宜清肺气、化痰浊。治疗主方有清气化痰丸、温胆汤、三子养亲汤。常用药物为陈皮、半夏、茯苓、甘草、瓜蒌皮、川贝母、象贝母、竹茹、杏仁、枳壳、马兜铃、紫菀、款冬花、冬瓜子、苏子等清降润肺、化痰止咳诸品。

【验案】　陈某，女，3 岁。初诊：疹后 3 周，新感发热，咳嗽气急，发为肺炎。今热虽退，仍咳嗽痰多，胃纳不佳，二便尚通，舌苔厚腻，脉象弦滑。是痰浊内阻，治以清肃化痰。处方：陈皮 3g，姜半夏 9g，茯苓 9g，甘草 2.4g，枳壳 4.5g，竹茹 6g，象贝母 9g，杏仁 6g，厚朴 2.4g，2 剂。次诊：舌苔已薄，咳嗽亦瘥，痰声尚有，胃纳初动。前法奏效，再以止嗽。处方：橘红3g，竹沥半夏9g，茯苓9g，甘草2.4g，竹茹6g，杏仁6g，象贝母9g，紫菀4.5g，竹节白附子4.5g，3剂。三诊：舌苔薄腻，胃纳尚佳，咳瘥痰少，大便欠畅，唯听诊啰音尚有，兹拟调扶。处方：太子参4.5g，焦白术9g，茯苓9g，炙甘草2.4g，竹茹6g，橘红3g，瓜蒌仁9g，仙半夏6g，杏仁6g，3剂。嗣后症状消失，咳痰均愈，胃和便调，肺炎基本吸收，遂出院调理。

【按语】 患儿表现咳嗽痰多，胃纳不佳，舌苔厚腻，脉象弦滑痰浊内阻证，治以清肃化痰。病机为瘥后肺弱，感邪较深，又未尽外泄，致痰浊内恋不清。治以清肃肺气、祛化痰浊。后只留咳痰、啰音尚未消失，乃参入扶脾之品以杜生痰之源，药后肺炎基本吸收。

二、成人肺炎

关于成人肺炎，董老亦有自己独特的治疗方法，笔者总结如下：

1. 清凉宣肺法

此法适用于风温犯肺，症见恶寒发热，呛咳不爽，小溲黄赤，脉数，舌红苔黄。治以清凉宣肺，方用桑菊饮加减，药用连翘9g，桔梗4.5g，桑叶9g，条芩6g，杏仁6g，薄荷3g，牛蒡子9g，象贝母6g，豆豉9g，鲜芦根30g。

【验案】 严某，男，51岁。1976年4月6日首诊：风温犯肺，恶寒发热，呛咳不爽，小溲黄赤，大便尚通，脉数，舌红苔黄，治以清凉宣肺，予药2剂。次诊：咳嗽较爽，寒热尚重，脉数苔薄，风温未化，续以原法扩充。上方去象贝母，加金银花9g，栀子9g，蝉蜕3g，5剂。三诊：热退已3天，咳松痰少，便畅尿黄，胃纳已动，口干唇燥，脉细，舌红。风温初去，阴津耗伤。兹拟清养。处方：鲜沙参12g，桑叶9g，枇杷叶9g，生甘草3g，杏仁6g，竹茹6g，川贝母4.5g，天花粉9g，川石斛9g。4剂，后又连服7剂。4月24日四诊：咳嗽已和，燥渴亦解，胃纳尚可，脉细苔润。病已初痊，可予调养。处方：党参

6g，焦白术 9g，茯苓 9g，炙甘草 3g，川石斛 9g，白芍 6g，陈皮 3g，竹茹 9g，薏苡仁 12g，陈粳米（包）30g。7 剂后病愈出院。

【按语】 患者恶寒发热属卫分证，又有由卫入气，呛咳不爽，小溲黄赤，脉数，舌红苔黄气分证。病机为风温犯肺，病因初起，邪在卫分。故予辛凉轻清；次诊时因寒热未罢，知其温邪较盛，防其入营，故侧重解毒清热。药后热退，然气阴受伤，三、四诊时主以清养调理而安。

2. 宣肺化痰法

此法适用于痰浊壅肺者，咳嗽痰多，咯吐不爽，二便如常，舌苔厚腻，脉细数。治以宣肺化痰，方用金沸草散合三子加减，药用：旋覆花 9g，陈皮 4.5g，杏仁 9g，川厚朴 3g，赤苓 9g，象贝母 9g，百部 9g，白芥子 6g，莱菔子 9g。

【验案】 周某，男，49 岁。1977 年 4 月 23 日初诊：原有宿饮，一个月前因新感发热至今未退（西医诊断为肺炎）。现症发热不清，有时恶寒，咽痛喉痒，咳嗽痰多，咯吐不爽，胃纳尚可，二便如常，舌苔厚腻，脉细数。症属肺气不宣，痰浊壅阻。法须宣肺化痰。处方：旋覆花 9g，陈皮 4.5g，杏仁 9g，川厚朴 3g，赤苓 9g，象贝母 9g，百部 9g，白芥子 6g，莱菔子 9g，3 剂。次诊：热度初退，余症依然。上方去厚朴、芥子、莱菔子，加紫菀 9g，桑皮 9g，生甘草 3g，4 剂。三诊：热度虽退，咳呛不爽，喉痒痰稠，黏浊难咯，胃纳一般，大便干结，舌苔薄润，脉滑带数。痰浊恋肺，仍须祛痰疏解。处方：桔梗 4.5g，生甘草 3g，百部 9g，麻黄 3g，杏仁 6g，紫菀 6g，象贝母 9g，瓜蒌仁 12g，莱菔子 9g，牛蒡子 9g，3 剂。四诊：咳松便下，痰仍较稠，脉舌同前。上方去瓜蒌仁，加白前 4.5g，3 剂。五诊：咳呛已瘥，咯痰尚黏，胃纳较好，二便通调，舌苔白腻，脉滑带数。痰浊未清，续予化痰理肺。处方：陈皮 3g，半夏 9g，茯苓 9g，甘草 3g，枳壳 4.5g，竹茹 6g，百部 6g，冬瓜子 9g，象贝母 9g，7 剂。服后痰清舌净，诸症告痊。

【按语】 本例患者的肺炎，有发热不清，有时恶寒，咽痛喉痒之外感表证，有咳嗽痰多，咯吐不爽，舌苔厚腻，脉细数痰浊证。病机为引动外感宿痰，痰浊邪热阻于肺络。治以宣肺化痰，方用金沸草散合三子加减，药后热退，仍痰浊恋肺，治以祛痰疏解，方用三拗合甘桔加味；后唯痰浊未清，治以温胆汤加味蠲痰和胃，服后诸症乃愈。

3. 清宣法

此法适用于肺热者，症见日晡潮热，咳嗽气急，吐痰脓稠，胸胁牵痛，便秘，脉弦数，舌红苔薄黄。治当清宣，方用四逆散加泻白散。药用：柴胡4.5g，白芍9g，枳实9g，炙甘草3g，地骨皮9g，桑皮9g，青蒿9g，白薇9g，全瓜蒌12g，条芩6g。

【验案】祁某，男，46岁。1977年4月5日一诊：发热已50余天，迄今未退。西医诊断肺炎，并有肺结核及风湿性关节炎史。现日晡潮热，咳嗽气急，吐痰浓稠，胸胁牵痛，便秘2天，食纳少，脉弦数，舌红苔薄黄。症有郁热，治当清宣。处方：柴胡4.5g，白芍9g，枳实9g，炙甘草3g，地骨皮9g，桑皮9g，青蒿9g，白薇9g，全瓜蒌12g，条芩6g，4剂。次诊：咳嗽已减，咯痰尚多，发热恶寒，二便通下，夜寐有汗，关节疼痛，脉细数，舌色转淡。卫阳素虚，而邪恋太少二阳。治须两顾。处方：柴胡4.5g，生条芩4.5g，生甘草3g，淡附片4.5g，青蒿9g，白薇9g，桂枝3g，生姜3片，茯苓9g，白芍6g，3剂。三诊：热度初退，恶寒已除，汗出亦和，但咳痰未罢，胸闷气急，关节仍疼，脉弦细，舌苔薄润。痰浊盘踞，兹拟顺气化痰治之。处方：陈皮4.5g，半夏9g，茯苓9g，炙甘草3g，白芥子6g，杏仁9g，象贝母9g，炒莱菔子9g，苏子9g，紫菀6g，4剂。嗣后即以上方加减为主，1周后复查肺炎消退，诸症皆瘳，出院。

【按语】患者日晡潮热，便秘，脉弦数，舌红苔薄黄为热证；咳嗽气急，吐痰浓稠，胸胁牵痛，部位在肺，辨为热郁于肺，治以清宣，故以四逆散加泻白散为主。方中四逆散透邪解郁，泻白散方中桑白皮清泻肺热，平喘止咳，清泻肺中伏火以消郁热；青蒿、白薇、全瓜蒌、条芩清热化痰止咳。服后咳松便下，郁热初解；但因体质素弱，卫虚邪恋见发热恶寒、夜汗及骨节疼痛邪恋太少二阳，续以小柴胡和解少阳，桂枝调和营卫，附片、生姜祛寒除痛，寒热即平。唯痰浊不清，乃以二陈三子加味主治，其病旋安矣。

4. 救阴扶正法

此法适用于肺阴亏虚者，症见口渴唇燥，咳嗽不爽，痰少而稠，便下干结，形体羸瘦，语气低微，舌红而干，脉细数少力。治以增液生津润肺，方用沙参麦冬汤加减。药用：鲜沙参30g，鲜生地黄30g，知母6g，麦冬9g，鲜芦根30g，桑叶9g，枇杷叶9g，天花粉9g，玉竹9g，百合9g，生甘草3g。

【验案】 戚某，男，67岁。1976年11月6日初诊：素有肺结核病史，1个月前外感后合并肺炎，血检白细胞$20×10^9$/L以上，已用大量抗生素无效。现高热不退，口渴唇燥，咳嗽不爽，痰少而稠，胃纳不佳，便下干结，形体羸瘦，语气低微，舌红而干，前部糜苔（真菌感染），脉细数少力。高年阴津亏损，痰热阻肺。病情危急，殊难速效。治以增液生津，润肺清热。处方：鲜沙参30g，鲜生地黄30g，知母6g，麦冬9g，鲜芦根30g，桑叶9g，枇杷叶9g，天花粉9g，玉竹9g，百合9g，生甘草3g，3剂。次诊：热势稍和，余症依然。方去桑叶、芦根、百合，加鲜石斛12g，玄参9g，川贝母4.5g，4剂。三诊：热度已低，胃气渐动，舌糜初愈，口干不喜饮，大便二日未下，舌光而润，脉数稍有力。阴津稍复，再以清肺养液。处方：鲜沙参18g，麦冬9g，玄参9g，鲜钗斛15g，川贝母6g，桑叶9g，枇杷叶9g，竹茹9g，麻仁12g，生甘草3g，3剂。四诊：低热尚有，续用原法。方去沙参、桑叶、麻仁，加桑麻丸（包）12g，鲜生地黄12g，杏仁9g，7剂。11月23日五诊：低热未清，咳少痰松，大便间隔，小溲尚通，胃纳稍动，皮肤脱屑，舌红而润，脉细带数。肺阴尚亏，还须清养。处方：鲜生地黄30g，玄参12g，麦冬9g，川贝母4.5g，桑麻丸（包）12g，百合9g，玉竹9g，鲜钗斛15g，天花粉9g，地骨皮9g，生甘草3g，7剂。11月30日六诊：热和纳佳，病情稳定，再以滋养。上方去地骨皮、玄参、鲜毛地，加珠儿参9g，生地黄减量为15g，7剂。以后诸症皆安而愈。

【按语】 患者表现高热不退，口渴唇燥，舌红，脉数热证；

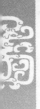

咳嗽不爽，痰少而稠痰证；便下干结，形体羸瘦，语气低微，舌干，脉细数少力气阴两虚以阴虚为主正气虚。病机为高年阴津亏损，痰热阻肺，阴液耗竭，症情危重。治以增液生津，清化痰热。6 剂后热降胃苏，阴津渐复，后以增液养阴贯之，连予清养之剂，终于见功告痊。整个用药体现了"救得一分阴液，即留得一分正气"原则。

参考文献

1. 董廷瑶. 江南名医医案精选·董廷瑶医案. 上海：上海科学技术出版社，2003

2. 邓嘉成，王霞芳. 江南名医医案精选·董廷瑶医案. 第 2 版. 上海：上海科学技术出版社，2003

3. 王霞芳，邓嘉成. 中国百年百名中医临床家·董廷瑶. 北京：中国中医药出版社，2001

4. 虞盟鹦. 董廷瑶论治小儿病毒性疾病验案二则. 江苏中医药，2002，23（1）：28-29

邢锡波　肺炎之治重在清、宣、化、降

邢锡波，男，河北青县人，天津名医。师从刘润卿，曾任天津市中医学会理事，天津医药杂志社编委。从事中医医疗、教学五十多年，精通脉学，长于中医内科病。著有《脉学阐微》《邢锡波医案选》《伤寒论临床实验录》等。

邢老治疗肺炎在治法上着重清、宣、化、降四法，可从下面治疗验案中窥见。

1. 肺热痰阻，热毒郁闭证

【验案】　许某某，男，18岁，学生。发热恶寒2天，头痛、咽痛，体温39℃，咽部充血，扁桃体肿大，诊为扁桃体炎。胸部透视心肺无异常。西医治疗体温不降、发热、头痛，日轻夜重，口渴、腹痛、便溏。3天后体温高达41℃。化验：红细胞沉降率72～120 mm/h，伤寒血清凝集试验阴性。因身热不退，腹痛不止而来就诊。检查：体温39.4℃，急性病容，两肺呼吸音粗糙。胸片：左下大叶肺炎，腹部无固定压痛。脉弦滑而数。舌质红、苔黄腻。辨证：暑热袭肺，郁闭不解，化热酿毒，损伤肺脏。治法：清热解毒，宣肺开郁。处方：生石膏30g，重楼、金银花、滑石、黄芩各24g，连翘15g，鲜佩兰、石菖蒲、瓜蒌仁各12g，麻黄、郁金、清半夏、乳香各9g，甘草3g，羚羊角粉1.2g，琥珀0.9g（后2味冲服）。次诊，连服3剂，身热减轻，体温37.5℃。腹部不痛，仅能安睡，知饥思食。脉弦数，舌质红燥少津。是热毒外宣，津液亏耗。仍宜清宣肺热，养阴生津。处方：金银花24g，生石膏10g，重楼、鲜石斛、玄参、滑石各15g，石菖蒲、黄芩、佩兰、连翘各12g，浙贝母、牡丹皮、枳壳各9g，甘草3g，连服3剂，症状消失，食欲恢复，身觉有力。脉弦虚，舌红润有津。又服此方数剂而愈。

【按语】　患者未说明发病时间，可能为暑天发病。有发热、头痛，口渴、舌质红、苔黄，脉数等热证。腹痛、便溏，苔腻暑湿之证。病机为暑热袭肺，肺气郁闭，化热酿毒，热毒内蕴，炼液为痰。治以清热解毒，宣肺开郁。方中金银花、连翘清热解毒；麻黄宣肺透邪；生石膏、黄芩、重楼、羚羊角清热解毒，防止暑热之邪逆传心包而变生他证：滑石清热利湿，使暑热之邪从小便而解；佩兰清暑化湿；石菖蒲、瓜蒌仁、半夏化痰开郁；琥珀可宁心安神；郁金、乳香行气化瘀止痛。药后热减，腹痛缓解，夜安，津液耗伤之舌红燥少津仍存，续以清宣肺热，养阴生津为治，方中用玄参、鲜石斛以清热生津，连服数剂而愈。

2. 痰热上壅证

【验案】 邢某某，女，2 岁。患儿高热 4 天，咳喘，在某院诊为肺炎，用抗生素治疗 3 天后，体温正常，症状消失，准备出院，突又发高热，咳嗽气促，咳痰黄色，小便短赤，大便 2 天未行，又用抗生素治疗，5 天来发热不退，转中医科治疗。体查：体温 39.5℃，气急喘促，鼻翼扇动，口唇微绀，面色苍白，手足微冷，嗜睡状。X 线检查：右侧肺门及下肺均有阴影。脉沉数，指纹达风关，呈发绀色，舌质红，苔薄黄。证属：痰热上壅，肺失宣降。治法：清热宣肺，化痰降逆。处方：鲜白茅根 15g，生石膏 12g，金银花、连翘、黄芩、白前、浙贝母、地龙、杏仁各 9g，桔梗、清半夏、前胡各 6g，麻黄 4.5g，羚羊角粉 0.9g（冲服）。二诊：前方服 2 剂后，体温降至 38℃，咳喘减轻，面色转红，鼻翼已不扇动，四肢转温，唇色仍绀，指纹尚偏紫色，是温热已外宣，血行尚未通畅。故原方加减以清余邪，畅血脉，诸症乃消。

【按语】 患儿高热，咳嗽气促，咳痰黄色，小便短赤，便结，脉数，指纹紫，舌质红，苔薄黄痰热壅肺之证。面色苍白，手足微冷，嗜睡状痰热上壅，阳热郁闭于内不能外达之症。病机为风温之邪犯肺，痰热内盛，肺失宣肃。治以清热宣肺，化痰降逆。方中羚羊角、鲜白茅根、生石膏、黄芩清热解毒，金银花、连翘、桔梗、麻黄清热宣肺；白前、浙贝母、地龙、杏仁、半夏、前胡降气清热化痰，方中羚羊角又可凉肝熄风，防止出现急惊风，药后热退，咳喘渐平，面色转红，四肢转温为温热外宣。

3. 风温犯肺，外感寒邪

【验案】 于某某，女，14 个月。患儿高热咳喘 5 天，入院后诊断为肺炎，用抗生素治疗 3 天后体温正常，又于 1 周后发高热，咳嗽稍促。X 线检查：右肺门及右肺下野均有阴影，诊为支气管肺炎复发，继用广谱抗生素治疗，高热仍持续未退，邀请中医会诊。检查：体温 39℃，呼吸急促，精神不振，唇红微紫，指纹达风关，色紫，证属风温犯肺，外感寒邪，郁久化热。治宜：清热宣肺，止嗽平喘。处方：鲜芦根、鲜白茅根、生石膏各 15g，金银花、连翘、重楼、地龙各 12g，黄芩 9g，薄荷、桔梗、麻黄、甘草各 6g，羚羊角粉（冲服）12g。1 剂分 3 次服。次诊：体温 38℃，精神好转，咳稍减轻，原方加知母 9g，服 3 剂。三诊：体温正常，咳嗽减轻，不喘，痰少，指纹色红。处方：鲜芦根、黄芩、浙贝母、杏仁各 9g，白前、桔梗、甘草各 6g。又服 1 周，症状消失，恢复健康。

【按语】 患儿辨为外感寒邪未诉诱因与症状，难以辨证。高热，呼吸急促，唇红微紫，指纹色紫均为肺热内蕴证，治以清热宣肺，止嗽平喘。方中辛凉重剂麻杏石甘汤以清热宣肺平喘；羚羊角清热凉肝平肝：鲜芦根、鲜白茅根清热凉血兼生津液；金银花、连翘、重楼、黄芩助上药以清热解毒；薄荷、桔梗疏风清热，宣肺止咳，防止热邪郁闭而变生他证。达到了热退咳减喘平目的，痰少，指纹红，为余邪未尽，故用鲜芦根清热生津，黄芩清热；浙贝母、杏仁、白前、桔梗宣肃肺气，化痰止咳。

参考文献

滕久祥，贺泽龙. 中医临床案例教学系列丛书·名家医案·妙方解析·呼吸病. 北京：人民军医出版社，2007

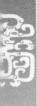
杨志一　经方辨证治肺炎

　　杨志一，男，江西省吉安县人。师从曹颖甫、秦伯未。擅长运用六经辨治肺炎、传染性肝炎、湿温等。著有《胃病研究》《吐血与肺痨》《大众验方集》《食物疗病常识》《杨志一医论医案集》《中国百年百名中医临床家丛书·杨志一》等。

　　杨氏致力于《伤寒论》和《金匮要略》的研究，是经方临床的身体力行者。对仲景学术造诣尤精，临证恒以六经辨证的眼光审察证情，极力推崇柯韵伯"只在六经上求根本，不在诸病目上寻枝叶"的见解。临床治疗肺炎亦以六经辨证为基础应用经方治疗，收效显著，下面举例说明。

1. 风寒闭肺证

　　【验案】　张某，男，3岁。于春寒之际突发寒热，咳呛呕吐。前医诊为风温外感，投以银翘散之类未能见效。杨老见其身热无汗，咳喘鼻扇，喉中痰鸣有声而啼声不扬，泪涕全无，口渴而不多饮，舌苔白润，脉象濡数。辨证为风寒闭肺，肺气不宣，治宜辛温开肺。处方：麻黄2.4g，桂枝3g，杏仁9g，僵蚕9g，白芥子2.4g，薤白6g，郁金9g，法半夏6g，橘红3g，紫菀3g，天浆壳（萝藦壳）4只，生姜3g，服药1剂后，得微汗但热势未减。再于原方加细辛0.9g，再服1剂后，汗出热减，咳喘亦缓，病势已见转机，乃去麻黄、杏仁、薤白、生姜，加白附子3g，百部6g，续服3剂后，肺气宣畅，呼吸平顺，渐有涕泪，身热全退，病遂告愈。

　　【按语】　患者受春寒诱因，症见其身热无汗，咳喘鼻扇，喉中痰鸣，泪涕全无，口渴而不多饮，舌苔白润，脉象濡数。为风寒闭肺、肺气不宣方证，治宜辛温开肺。故以麻黄汤辛温解表达到汗出热减，咳喘亦缓。

2. 风寒闭肺，阳虚入里证

【验案】 漆某，女，6个月。初起感冒，失于解表，继则高热不退，医者误诊为温病，投以淡竹叶石膏汤、安宫牛黄丸等，病历1周，热不为解，病势增剧，渐至神志昏迷、胸高痰鸣、气促鼻扇，病势极度危急。邀杨老诊治时，见患儿虽高热神昏，但面白筋青，四肢厥冷，苔白浮黄（因染牛黄丸药色，故浮黄）。乃断其病为风寒闭肺，阳虚入里所致，急宜扶阳温开。处方：麻黄2.4g，桂枝3g，附片4.5g，杏仁7.5g，法半夏4.5g，陈皮3g，干姜4.5g，细辛0.9g，黑锡丹（包煎）3g。服药2剂后，热退神清，舌苔纯白，咳呛松畅，肺气已宣，但不得安眠。继守原方去麻黄、桂枝、杏仁，加五味子1.5g，朱茯神4.5g，远志肉3g，以祛痰安神。服后睡眠略好，但肺部风痰仍甚，一度体发风疱，再以白附子2.4g，制南星3g，法半夏1.5g，橘红3g，炙远志3g，百部4.5g，甘草2.4g，调治数剂而愈。

【按语】 患儿系由感冒误治，转成支气管肺炎。若至后期，见脉微肢冷、痰喘咳逆，乃少阴、真阳衰微之象，即西医所谓之心力衰竭是也，宜加附片、干姜、五味子、磁石、黑锡丹以温阳固脱；若见小便频数不禁，宜加附片、磁石、五味子、干姜、巴戟天、益智仁、补骨脂等味以温摄肾气；若见神昏惊惕、脉象弦滑，则为动风之候，宜加磁石、僵蚕、制南星、石菖蒲等味，以祛痰熄风。此系上海儿科名医徐小圃之加减法，用于临床，确有实效。天浆壳为萝藤科植物萝摩的果壳，其性味咸平，《中药大辞典》载其功用主治为"清肺化痰，治咳嗽痰多，肺风痰喘，百日咳，惊痫，麻疹不透"，为徐氏喜用药物之一。

3. 肺热咳呛，损阴及阳证

【验案】 沈某，男，8岁。患大叶性肺炎，发热不退，呕吐频频，饮食极少，咳嗽痰呈铁锈色，并兼有鼻衄。延医投以清凉泻下剂，热势虽有所轻缓，而痰红未减。病经3周后，邀杨老会诊，见患儿神疲昏睡、头汗如雨、舌尖绛而口不渴、脉已散。此热病后期，阴液亏损而阳气将脱之危证。拟方：北沙参4.5g，熟地黄4.5g，麦冬4.5g，鲜石斛9g，山茱萸9g，熟附片9g，炮姜 1.5g，黑锡丹 3g（布包），炙甘草 2.4g，服药 2 剂后，头汗止而脉回，神色好转。再守原方去黑锡丹，调治而愈。

【按语】 患儿为风温咳呛之变证，历经 3 周之久。营血受伤、阴液亏损，故见神疲昏睡、咳吐红痰、舌绛不渴等症。然阴阳互根、阴损之极、阳无所依、浮散欲脱，故见头汗如雨、脉散不收等症。治宜补阴以敛阳，当回阳以救脱。此为温热末期损阴及阳的良法，故患儿幸能得救。

4. 阳明腑证转为肺热咳喘证

【验案】 张某，男，8 岁。初起 3 天，日晡潮热谵语，虽大便注泄，而腹胀满拒按，舌苔黄厚，脉滑数有力。显系阳明腑证中热结旁流之流，用小承气汤加黄芩、黄连等清理肠胃。服药 3 剂后，大便数行，而热却未减，张某遂改用西药，亦归无效。持续发热 7~8 天，渐呈烦闷咳呛，气急鼻扇，并自觉胸胁痛，转侧不利。此肺经邪热壅盛之候，乃以清利肺胃为治。处以麻杏石甘汤（以薄荷易麻黄）加味：薄荷 4.5g，生石膏 5g，杏仁 9g，甘草 3g，牛蒡子 9g，川贝母 7.5.g，知母 7.5g，瓜蒌 9g，葶苈子 2.4g，1 剂汗出热解，大便畅下。复诊改用薄荷、牛蒡子、杏仁、川贝母、瓜蒌、橘络等，嘱 1 剂。张某恐其热势复燃，1 日尽 1 剂有半，至傍晚，体肤清凉、冷汗淋漓，张某恐其虚，欲用黑锡丹以救其急。杨老诊之脉静身凉、睡眠甚酣，此乃战汗病解之候，黑锡丹非其治也，遂令其静卧，以养阳气来复。次晨精神渐充、肢体回温，唯咳嗽未减，再用炙紫菀 4.5g，白前 4.5g，天花粉 9g，川贝母 7.5g，枇杷叶 7.5g，冬瓜仁 12g 等调理收功。

【按语】 患儿为大叶性肺炎。缘初起见潮热、谵语、腹满、苔黄厚，脉象滑数。明系阳明腑证，大便却注泄不止，乃阳明热结旁流所致，亦即《内经》"暴注下迫，皆属于热"之证，故以小承气汤加味施治。继因转治延误，热壅于肺，症见咳喘鼻扇，治以清热透邪，肃降肺胃之法，不仅汗出热解，且大便亦畅下。至于最后见汗出身凉，乃战汗后邪气去而阳气未复之症。所以然者，因其脉静身凉，安卧不躁故也。若是躁扰不安、脉象疾数，便为气脱之证，又当用参附及黑锡丹辈回阳固脱。

参考文献

杨扶国. 中国百年百名中医临床家丛书·杨志一. 北京：中国中医药出版社，2001

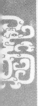

张羹梅　辨证用方治肺炎

张羹梅，男，上海市川沙县人。师从名医凌秀千、陈雪生，曾任上海中医学院附属曙光医院内科主任医师、上海中医学院专家委员会委员。擅长治疗肺病、胃肠病证和内科杂病。

张氏精于医理，勤于临床，经验丰富，擅长治疗内科杂病，在辨证论治和理法方药方面有其独到之处，从下面张氏治疗肺炎的案例可以窥见。

【验案】　孙某某，女，46 岁。1964 年 7 月 1 日初诊。主诉：发热 3 天，伴咳嗽气急。患者素有慢性咳嗽史，近 3 天来发热，咳嗽加剧，咳痰不出，呼吸困难，不能平卧。体温 39℃。右下肺可闻及湿性啰音，语颤增强。X 线检查：右肺中叶炎症，伴不张，左下横膈面不整，肋膈窦闭塞，可能为胸膜增厚。诊断为右下肺大叶性肺炎伴肺不张。中医辨证：身热不退，口渴引饮，咳嗽气急，不能平卧，平卧则咳呛更甚。咳嗽之作，迁延日久，近又复感时邪，病情乃剧。脉数，苔腻。方以清热、宣肺、平喘。处方：生石膏（先煎）30g，净麻黄 4.5g，光杏仁 9g，仙半夏 9g，广陈皮 4.5g，焦枳实 9g，莱菔子 9g，谷芽 12g，麦芽 12g，服药 2 剂后，上药服后，寒热即减，咳嗽则未已，咯痰不畅。系痰热恋肺，气机受阻。方以清化痰热，贝母瓜蒌散加减。川贝母 4.5g，瓜蒌仁 12g，广陈皮 4.5g，炙桑白皮 12g，光杏仁 9g，款冬花 9g，炙紫菀 9g，焦枳实 9g，莱菔子（包煎）9g，仙半夏 9g，焦麦芽 12g，再服 7 剂后，X 线复查：右下肺纹增深，肺不张已消失，右中肺阴影已吸收。后应用川石斛 9g，仙半夏 4.5g，广陈皮 4.5g，光杏仁 9g，川贝母 6g，以清养调治。

82

【按语】　患者初诊重点在于"邪热"，辨为邪热壅肺，治以清热、宣肺、平喘，方用麻杏石甘汤清宣肺气，使邪从外达，佐以和胃化痰之品。再诊重点在于"痰热"，辨为痰热壅肺，应用贝母瓜蒌散加桑白皮、莱菔子，清化痰热，使热从下达。

参考文献

张天，唐荣华. 临证偶拾·张羹梅医案. 上海：上海科学技术出版社，1979

林沛湘　清泄邪热法治疗肺炎

　　林沛湘，男，广西贵港市人，名老中医。曾任中华全国中医学会理事、广西中医学会副会长、广西医古文研究会主任委员。擅长治内科杂病、眼科疾病，尤以治疗肺炎、慢性肝炎、肾炎等病有独到之处。著有《内经讲义》《中医学基础教学参考资料》《林沛湘医案医话选》《绛雪园伤寒方条目评注》《西溪书屋夜话录评释》等。

　　林氏根据肺主气，主宣发肃降，外合皮毛，肺炎多为外邪所致。并借鉴叶天士温病学说中有关病邪卫气营血传变理论，制定了"给出路，阻去路"的基本治疗原则。肺炎邪热壅肺证由风热之邪入里，热壅肺经气分所致。治疗以清泄邪热为主，方用麻杏石甘汤加金银花、连翘、桑白皮、地骨皮、牡丹皮、芦根等。

　　【验案】　邓某，女，56岁。发热、咳嗽1周。西医诊断为肺炎。1周前因受凉后出现发热，咳嗽，曾用青霉素治疗，症状好转不明显。症见发热，午后为甚，无恶寒，咳嗽，有痰，痰黏稠而黄，口干，纳减，大便结，小便黄而短。体温39.3℃，舌质红，舌苔黄，脉数。中医诊为外感发热，证属邪热壅肺。治法：清热解毒，化痰宣肺。方药：麻杏石甘汤合五味消毒饮加减。处方：麻黄7g，石膏30g（先煎），杏仁10g，蒲公英25g，金银花15g，紫花地丁20g（先煎），青天葵15g，野菊花15g，芦根20g，桔梗10g，甘草5g，3剂。二诊：服上药后发热已退，仍咳嗽，有痰。热邪渐退，改用麻杏石甘汤合外感止咳方化裁为治。处方：麻黄7g，杏仁10g，石膏20g，青天葵10g，桑叶10g，苏叶8g，前胡10g，枇杷叶10g，桔梗10g，浙贝母12g，枳壳7g，甘草5g，7剂痊愈。

84

　　【按语】　患者乃午后壮热而无恶寒，为热邪已入里。咳嗽，大便结，小便黄而短，舌质红，舌苔黄，脉数，为热邪闭郁于肺，病在气分之候。病机为外邪侵袭，入里化热，邪热炽盛，灼液为痰，壅塞肺气，肺失宣降。辨为邪热壅肺证，治以清热解毒，化痰宣肺。方药：麻杏石甘汤合五味消毒饮加减。方中麻黄具发汗、平喘、利尿，配石膏，则温热之性减，利小便之力显，又有发汗之功，可使汗孔开而热随汗去；五味消毒饮清热解毒。

参考文献

林寿宁. 中国百年百名中医临床家丛书·林沛湘. 北京：中国中医药出版社，2001

刘绍武 协调疗法治肺炎

刘绍武，男，山西省襄垣县人，全国名老中医。曾任山西省中医学理事，三部六病学说创始人，其所拟协调疗法10余方，对肺炎、慢性气管炎、慢性肾炎、溃疡病、慢性结肠炎、红斑狼疮等均有卓著疗效。著有《三部六病》《刘绍武医案选》等。

刘氏认为内伤杂病的病机绝大部分是机体的阴阳、气血、功能的失调。在功能上或整体与局部关系上的失调也是一种"差异"，这种差异，经过普遍的、肯定的协调，也可以在中间阶段融合，在相互过渡中达到新的、相对的平衡。没有整体的根本调节，就不会有局部症状的改善。因此内伤杂病的治疗主要方法，是协调疗法，主要方剂是小柴胡汤。小柴胡汤功效为宣通表里，疏调三焦，充津液而使之五脏戴泽，和气血而使行机衡常。运用小柴胡汤时，苏子代半夏，苏子降而下气，利膈宽肠，无半夏的燥弊；在非呕非恶疾病中，以川椒代生姜，川椒除湿散寒，解郁温中，热而不伤津液，且有解痉缓急止痛之功。

【验案1】 夏某，女，37岁，职员。1999年8月，因为咳嗽拍胸片提示左下肺间质性肺炎，住院治疗20余天，仍咳嗽，伴全身不适，遂来就诊。诊时：形体偏瘦，身困疲乏；情绪不稳定，疑心重；咽痒、干咳，少量白痰；胸有紧缩感、双肋部牵涉性痛；心悸、易受惊吓；大便不规律，时干时稀，入睡难，易醒，梦多，腹胀，头昏沉，有时恶心。脉浮大，舌体稍大，质紫暗，苔黄厚。胸部CT示：左下肺外侧基底段近胸膜区见不规则小结节灶，灶边清晰大小约1.5cm，灶周及余肺野清晰，双肺门及纵隔未见异常病变，未见胸水征及淋巴结肿大。诊断：左下肺外侧基底段轻度慢性炎症，伴胸膜粘连。西医诊断：间质性肺炎。处以调胃汤合调肺汤，每天1剂，分3次温服。药用：麻黄10g，杏仁10g，石膏30g，瓜蒌30g，沙参30g，麦冬15g，五味子15g，罂粟壳5g，陈皮30g，白芍30g，川军5g，柴胡15g，黄芩 15g，党参 30g，苏子 30g，川椒 10g，甘草 10g，大枣 10枚。服药 10 剂后，病情明显缓解，精神好转，偶有咳嗽，胸片提示心肺无异常表现。再服 20 剂后，自觉舒服，无明显不适，停药。

【按语】 间质性肺炎是以肺间质的炎症为主，支气管壁和支气管周围组织常常受累，有肺泡壁增生和间质水肿等病理改变，局部听诊有捻发音，高分辨 CT 可确诊。本病有不明原因与继发性两种类型。不明病因者占 10% 左右，治疗比较困难，预后较差。激素是治疗间质性肺炎的常用药物。本案属于间质性肺炎，病位虽在肺，但伴有明显的全身不适。采用协调疗法，小柴胡汤宣通表里，疏调三焦，充津液而使之五脏戴泽，和气血而使行机衡常，配合调胃、调肺，注重整体的调治，因此效果比较好。

【验案 2】 曾某，男，57 岁，教师。1999 年诊断为右肺癌，行切除术。放疗后发现右肺出现放射性肺炎，经抗生素、激素治疗后有所好转，但咳嗽、咳痰，痰少白，白天轻，晚上重，面色泛红，汗出多，大便每天 1 次，睡眠可，脉弦数，舌体大、有齿痕，舌质淡红、苔黄白腻。2000 年 3 月 27 日 CT 提示：右下肺腺癌术后放疗复查，右胸腔见多处水样密度影，左下肺纵隔旁见实变影，其中见充气支气管征。心缘旁见条索状影，纵隔未见明确肿大的淋巴结，左肺未见异常。右侧胸腔包裹性积液较前明显增多。右下肺实变影及条索状影考虑放射性肺炎，未见肿块影。诊断：右下肺腺癌术后放射性肺炎。处以调肺汤合调肠汤，每天 1 剂，分 3 次温服，空腹服。药用：麻黄 10g，杏仁 10g，石膏 30g，瓜蒌 30g，沙参 30g，麦冬 15g，五味子 15g，罂粟壳 5g，川楝子 30g，小茴香 15g，川军（大黄）10g，陈皮 30g，白芍 30g，柴胡 15g，黄芩 15g，党参 30g，苏子 30g，川椒（花椒）10g，甘草 10g，大枣 10 枚。服药 30 剂后，症状明显减轻，咳嗽、咳痰减少。3 个月后症状消失，脉弦，心率正常，精神较好。

【按语】 胸部放疗后引起放射性肺炎，属于难治性肺炎，在临床上并不少见。西医治疗效果不佳，中医通过整体调节和扶正祛邪疗法往往会取得良好的效果。临床经验证明，调肺汤对于放射性肺炎有良好的治疗效果，但短期用药只可缓解症状，长期用

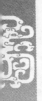

药才有可能从根本上治愈。

参考文献

佘靖. 中国现代百年百名中医临床家丛书·刘绍武. 北京：中国中医药出版社，2008

刘星元　麻杏石甘汤治肺炎

刘星元，男，河北迁安人。师承北京名医范更生，新中国成立后，在甘肃省中医院、兰州医学院任职，曾任兰州医学院祖国医学教研组主任，甘肃省中医学会副会长、甘肃省政协委员，在甘肃省中医高等教育工作中起到了开创作用。擅长治疗内科、妇科、儿科、脾胃病和疑难杂证。

麻杏石甘汤药仅四味，配伍严谨，拥清宣降三法，具辛凉宣泄，清肺平喘之功，刘氏常用之治疗支气管肺炎、大叶性肺炎、麻疹合并肺炎等属表邪未尽，热邪壅肺者。

1. 非典型肺炎

【验案】　李某某，女性，40 岁。1975 年 3 月 25 日初诊：近 1 周来，咳嗽吐黏痰，胸闷疼痛憋气，呼吸不畅，食欲不振，胃脘不舒，脉数，苔腻。西医诊断非典型肺炎。治宜清肺润肺，止咳化痰。拟用麻杏石甘汤及冬花二母汤加味治之。麻黄 3g，杏仁 6g，生石膏 6g，甘草 6g，生地黄 9g，麦冬 9g，沙参 9g，百部 6g，瓜蒌仁 9g，贝母 6g，知母 6g，款冬花 9g，经服药 4 剂后，咳嗽吐痰减轻，胸闷憋气大减，拍片肺炎基本消失。食欲仍不振，脉缓弱，苔腻退。次诊：加姜半夏 9g，陈皮 6g，砂仁 1.5g，木香 1.5g，3 剂。三诊：咳嗽胸闷，完全消退，食欲好转，脉缓稍有力，次诊方加味，3 剂，隔日 1 剂。

【按语】　本案辨为痰热壅肺，治以清肺润肺，止咳化痰。用麻杏石甘汤清热平喘，用款冬花、贝母、知母、瓜蒌仁、沙参、麦冬、百部润肺止咳化痰，生地黄清热滋阴。次诊加和胃化痰之品以治润肺阴药碍胃。

2. 火毒扰肺证

【验案】　毛某某，男，23 岁。1975 年 3 月 11 日初诊。其父代诉病情。日前头痛、头晕、呕吐、咯血；血压下降为 50/30mmHg，脉弱而乱，经抢救稳定。刻下患者精神状况不佳，体温 38℃，食欲不振，曾下黑色大便，小便红细胞数（＋）；右侧腰痛，右胸胀痛，咳嗽不利，吐痰带血，气短气急，呼吸迫促，鼻干口干，小便少。舌苔垢腻，布满舌面，脉虚大无根。辨证为火毒扰肺，西医诊断为中毒性肺炎。治宜肃肺平喘，清热解毒。处方：板蓝根 15g，条沙参 9g，麦冬 9g，葛根 5g，白茅根 15g，芦根 15g，苦桔梗 9g，全瓜蒌 9g，川贝母 6g，知母 6g，麻黄 3g，杏仁 6g，生石膏 15g，生甘草 6g，炒枳壳 9g，糖参 6g，茯苓 9g，远志 9g，侧柏叶 9g，服药 2 剂后，胸部胀痛减轻，右侧腰痛基本消失；体温从昨日中午逐渐下降，今早 37℃，发热时汗出较前日见好；能入睡，食欲略有好转。仍气喘，小便混浊。上方加桑皮 9g，浮小麦 15g，再服 2 剂后，脉气缓和，左手较弱；苔垢由舌尖部开始减退，二便正常，食睡均佳。续服原方 3 剂，隔日 1 剂而愈。

【按语】 患者属中毒性肺炎重症，其病机为邪毒侵扰，宣降失宜，兼火热熏蒸，津液燥结，辨为火毒扰肺。病纯系燥烈火毒侵扰所致，所以肺经实难耐受，急迫万分。治以肃肺平喘，清热解毒。麻杏石甘汤肃肺平喘兼疏散郁遏肺经邪毒，枳壳、川贝母、知母、瓜蒌、沙参、麦冬等药清热养阴；板蓝根、白茅根、芦根等解毒热，消炎肿；患者正气虚，加糖参以固肺气，茯苓、远志、侧柏叶强心气，祛邪扶正；葛根散郁火，鼓胃气，开腠理，起阴气，生津止渴。全方共奏肃肺平喘，清热解毒之作用，达到热退痛减的目的。

参考文献

甘肃天水地区第一人民医院. 刘星元临证集. 兰州：甘肃人民出版社，1980

马莲湘　肺炎治疗三法

　　马莲湘，男，浙江奉化县人，浙江中医学院教授。师从马莲仙、陆渊雷、陈无咎等，曾任浙江省中医学会常务理事、儿科分会主任。擅长内科，尤精于儿科和肾病。撰有《中医儿科手册》《医宗金鉴杂病心法要诀·白话解》《温病条辨解儿难·白话解》《夏季热的证治》等。

　　马氏认为肺炎涉及中医风温、喘证、惊风、厥脱等病证。古籍中所述的"喘嗽"、"肺风痰喘"、"火热喘急"、"马脾风"、"肺胀"等均属肺炎中的一种症状。临床上对早期风寒闭肺者，采用宣肺清热化痰法，药用：豆豉、金银花、连翘、大青叶、前胡、浙贝母、桔梗、瓜蒌皮、冬瓜仁、鲜芦根等。风温闭肺者，治以清热解毒、宣肺化痰为主。药用：麻黄、石膏、甘草、杏仁、鱼腥草、黄芩、金银花、连翘、天竺黄、葶苈子、大青叶，另加万氏牛黄清心丸1粒（研吞）。痰热闭肺者，治以清热解毒，泻痰平喘为主，方以麻杏石甘汤加葶苈子、天竺黄、大青叶、大黄、黄芩、莱菔子、金银花、连翘等，合牛黄清心丸、紫雪丹同用。

　　【验案】　赵某，男，1岁半。1986年11月18日初诊。发热3天，体温39.7℃，第4天伴咳嗽气急，今日咳嗽加重，口干咽燥，不思饮食，曾服西药治疗未效。查：形体消瘦，面色少华，头发稀黄，口唇红赤，鼻扇气促，囟门未闭，咽红，心率142次/min，律齐。两肺可闻及干湿性啰音，大便3天未行，腹部稍膨，舌红，苔黄腻，指纹青紫达气关。西医诊断：病毒性肺炎。中医诊断为咳喘，痰热闭肺型。治疗用肺炎痰喘汤：生麻黄1.5g，生石膏15g，金银花、连翘、杏仁各9g，炒葶苈子、天竺黄、瓜蒌皮、玄参各6g，生甘草3g，大黄（后下）3g。另服牛黄清心丸，每天2次，每次1粒研吞。服药1剂后，大便通，体温降，咳喘明显减轻。3剂后，体温正常，咳嗽转轻，胃纳渐增，舌苔转白腻，指纹淡紫，后改用清肺健脾化痰法治疗，

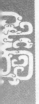

半个月痊愈。

  【按语】 患儿发热，口干咽燥，舌红，口唇红赤，指纹青紫达气关气分证，又夹咳嗽气急，不思饮食，苔黄腻痰证与阳明里实大便 3 天未行，辨为痰热闭肺证。治以清热解毒，泻痰平喘，方用肺炎痰喘汤清宣开闭，豁痰平喘。方中麻黄开肺平喘，配大量生石膏，辛凉宣肺；葶苈子、天竺黄清肺豁痰，与麻黄、生石膏相伍，一宣一降，促使肺气通畅；金银花、连翘宣解肺卫之热邪；瓜蒌皮、玄参清润化痰，利咽开肺；杏仁宣肺止咳，万氏牛黄清心丸、生大黄通腑泄热；甘草调和诸药。药后便通，热退，咳喘明显减轻。

参考文献

吴大真，乔模. 现代名中医儿科绝技. 北京：科学技术文献出版社，1993

张　刚　治小儿肺炎五法

张刚，男，山西太原人。曾任山西省太原市中医研究所儿科主任、主任中医师。临证40余年，早年曾涉足药业，精炮炙，平生治学谨慎，对小儿常见病诊断、治疗确具丰富经验，并不乏独到之处。

张氏指出小儿肺炎特点为一是发病率高，年龄越小发病率越高；二是发病急，传变快。其基本病机是感受风邪，侵入肺经，肺被邪束，闭而不宣，郁而化热，热灼津液，炼液成痰，肺为痰阻，宣降无权，发为咳喘。治疗关键在初、中期，应宣肺涤痰，后期气阴耗伤，应益气生津滋养肺阴，其辨证治疗有五法。

1. 宣肺清热，止咳定喘法

本法适用于内有郁热，外感风邪型。症见发热喘嗽，喉间痰鸣，食滞纳呆，大便干燥，小便短赤，舌红苔白，纹紫浮露，脉浮数者。药用麻黄、杏仁、生石膏、桑皮、前胡、黄芩、连翘、芦根、陈皮、苏子、枳壳、槟榔、大黄、淡竹叶。若痰多加瓜蒌、川贝母；伴高热加羚羊角粉。

【验案】　岳某，女，6岁。患儿3天前开始咳嗽，咯痰，未予治疗。昨日突然发热，体温38.9℃，伴频咳，呼吸气粗，痰鸣声重，精神欠佳，纳呆，大便干燥2天未行。舌红苔白，脉浮数。西医诊断：支气管肺炎。中医辨证：内有郁热，外感风邪。治宜宣肺清热，止咳平喘。炙麻黄、甘草、大黄各3g，生石膏15g，杏仁、枳壳、苏子、槟榔各8g，桑皮、前胡、黄芩、连翘、芦根各10g，陈皮6g，川贝母5g，另羚羊角粉0.6g，每次冲服0.3g，服药2剂，热退咳减，精神好转，大便日行2次，稀便，舌红苔白，脉数。上方减麻黄、石膏、大黄，加茯苓、天竺黄各8g，3剂药尽咳止，肺炎痊愈。

【按语】　本证型以"肺热壅盛"四字为病机概括。临床表现以发热、汗出、咳喘为主证。以麻杏石甘汤主之。本患儿内有郁热，属实，复感风邪，使肺气郁闭不宣，喘热邪郁遏于肺引起咳喘，故以清热宣肺为法。本方中麻黄宣肺平喘又可解表；石膏清肺热而平喘；桑皮、杏仁、前胡清肺止咳化痰；黄芩、连翘、芦根清热解毒以泻肺；陈皮、枳壳、苏子理气化痰；川贝母化痰止咳；槟榔、大黄泻下通便，清除胃肠积滞，以达泻肺的目的。全方共奏清热解表、宣肺止咳、表里双解之功。

2. 清泻肺胃，止咳化痰法

本法适用于肺胃郁热型小儿肺炎。症见发热，咳嗽痰喘，不思饮食，大便秘结，小便短赤，舌红苔白或黄，指纹紫滞，脉滑有力者。药用桑皮、杏仁、前胡、黄芩、连翘、芦根、陈皮、枳壳、苏子、槟榔、大黄、淡竹叶。若发热重，加羚羊角粉冲服；舌红苔少，减槟榔、陈皮，加玄参、地骨皮。

【验案】 师某，女，2 岁。患儿咳嗽、发热 4 天。诊断为"支气管肺炎"，经用西药热退，但咳嗽不见缓解，夜间咳甚，伴吐白黏痰，喉间痰鸣喘促，不思饮食，大便干，2 天一次，小便正常。舌红苔白，纹紫滞。中医辨证：肺胃郁热。治宜清泻肺胃，止咳化痰。用药：桑皮、前胡、黄芩、槟榔、苏子各 6g，连翘、芦根各 10g，杏仁、陈皮、香橼各 5g，天竺黄 4g，川贝母 3g，大黄、淡竹叶各 2g，服上药 2 剂，夜间咳嗽明显减轻，喘促亦减，大便稀，日 2 次，舌红苔白，纹淡。上方减槟榔、大黄，加橘络、茯苓、焦山楂各 6g，2 剂。药后偶咳，精神好，纳可，大便日一次。舌淡红，苔白，纹淡。三诊加辽沙参 6g，山药 8g，减去连翘、天竺黄、前胡。服 2 剂以善后。

【按语】 本证型与宣肺清热，止咳定喘法相比，一为脉浮数，一为脉滑有力；前者提示复感风邪，病在太阳，后者病在阳明，用药在前法方基础上减麻黄、石膏、甘草而成。本患儿已用西药热退，无麻杏石甘汤发热、汗出主证。故以清泻肺胃，止咳化痰为法，以达泻肺的目的。本证型临床常见，尤其是春夏两季，本方为临床应用最多的方剂。

3. 养阴润燥，清肺止咳法

本法适用于肺热肺燥型小儿肺炎。症见咳嗽，干咳无痰或少痰，咽干音哑，口渴喜饮，大便干，小便短赤，舌红苔少或黄而燥，指纹深红，脉数有力者。药用桑皮、地骨皮、藏青果、黄芩、连翘、芦根、玄参、麦冬、胆南星、辽沙参、橘络、天竺黄、梨。

【验案】 杨某，女，4岁。患儿反复咳嗽2周。诊断为支气管肺炎，经抗生素治疗效不佳，仍咳喘，夜间较甚，痰多不易咳出，口干唇红，大便干燥，2天1次。舌红苔少剥脱，脉细数。中医辨证：阴虚肺燥。治宜养阴润燥，清肺止咳。处方：桑皮、玄参、麦冬、黄芩各8g，地骨皮、连翘、芦根、橘络、瓜蒌各10g，天竺黄6g，川贝母4g，胆南星3g，服上方2剂后，偶咳，痰喘消失，大便日2次，舌红苔薄白，继上方减胆南星、瓜蒌、连翘，加山药、辽沙参各8g，予2剂善后。

【按语】 由于小儿"稚阴未长，稚阳未充"，在发病过程中易伤阴伤阳。外感燥邪与火热之邪及久郁之邪化热伤阴，易致阴伤，出现咳嗽，干咳无痰或少痰，咽干音哑，口渴喜饮，大便干，小便短赤，舌红苔少。本患儿久病后，出现痰多不易咳出，口干唇红，大便干燥，苔少剥脱，脉细数为阴伤肺燥，肺失清润症状，治以养阴润燥、清肺止咳为法，方用泻白散泻肺中伏火；黄芩、连翘、芦根清肺热以止咳；辽沙参、麦冬、玄参养阴清热，润肺止咳；瓜蒌、胆南星、天竺黄、川贝母化痰止咳。

4. 健脾燥湿，祛痰平喘法

本法适用于脾虚痰湿阻滞肺经引起的肺炎喘嗽。症见咳嗽痰多，痰鸣漉漉，食少纳呆，面色萎黄，大便不干，苔白而腻，脉缓，纹滞者。药用陈皮、半夏、茯苓、焦山楂、槟榔、苍术、莱菔子、生姜。咳甚者加杏仁；大便稀加山药。

【验案】 张某，男，6个月。患肺炎10余天，经抗生素治疗效不佳。现咳嗽痰鸣，喘促较重，纳差，精神尚可，面部有湿疹，盗汗，大便稀，每天2～3次。舌淡红苔白，纹淡。中医辨证：脾虚痰湿阻滞。治宜健脾燥湿，祛痰平喘。用药：陈皮、苍术各4g，桑皮、茯苓、焦山楂各5g，薏苡仁、山药各6g，半夏3g，甘草、淡竹叶各2g，生姜2片。3剂。二诊：痰鸣喘促明显好转，偶咳，大便糊状，日2次，舌淡苔白。继上方加川贝母

3g，橘络 4g，减去薏苡仁、山药，2 剂。药后肺炎痊愈。

【按语】 小儿时期脾胃薄弱，易为乳食、生冷、积热所伤，脾失健运，水谷不能化生精微，酿成痰浊，上贮于肺，肺络失宣，清肃之令不行。本证型可通过健脾燥湿以祛痰平喘，使肺气得宣，肺炎自愈。本方是由二陈汤合平胃散加减而成。

5. 培土生金，健脾清肺法

本法适用于脾虚肺热型小儿肺炎，症见咳嗽，气喘痰鸣，甚则胸憋咳喘，低热汗出，面色无华，纳呆食少，大便稀溏，舌淡红苔白，脉细无力，纹淡者。药用桑皮、杏仁、前胡、黄芩、芦根、陈皮、焦山楂、山药、甘草、薏苡仁、茯苓、槟榔、生姜。痰多者加川贝母、橘络；伴发热加柴胡、连翘；苔厚腻加白蔻仁。

【验案】 周某，男，10 个月，1986 年 11 月 24 日初诊。咳嗽伴气喘 4 天。痰鸣较重，食乳差，大便稀溏，每天 3～4 次。舌红苔白，纹淡。中医辨证：脾虚肺热。治宜培土生金，健脾清肺。处方：桑皮、前胡、黄芩、橘络各 5g，芦根、山药各 8g，焦山楂、茯苓各 6g，陈皮、天竺黄各 4g，杏仁 3g，甘草 2g，生姜 2 片。2 剂，每天 1 剂，水煎分 4 次服。二诊：咳减，痰少，仍泻下，日 5～6 次。舌淡红苔白。上方减杏仁、芦根，加葛根、藿香各 5g，服 2 剂咳止，大便糊状，日 1～2 次。

【按语】 小儿脏腑娇嫩，形气未充，脾、肺、肾三脏多虚。脾主运化，肺主气，脾主运化赖肺之宣发敷布；肺主气赖于脾之运化精微不断充养。母病及子，脾气虚，肺气亦虚，外邪乘虚而入。临床上表现咳喘与腹泻同时出现的病理现象。采用培土生金法治疗，在清肺止咳药中加入焦山楂、山药、薏苡仁、茯苓等健脾之品。

参考文献

董晓丽. 张刚治疗小儿肺炎的经验. 光明中医，2006，21（5）：31-32

张耀卿 从痰热辨治肺炎

张耀卿，男，上海市人。毕业于丁甘仁之中医专门学校，内科、妇科、儿科均擅长，曾任上海中医学校、华东医院、上海市血吸虫病防治所顾问等。将《药鉴》《柳宝贻医案》《王旭高医案》《未刻本叶氏医案》等珍本予以刊行。

张氏精通内、妇、儿科，尤擅长内科杂病，临证辨阴阳，理虚劳，重脾肾，屡起沉疴。治肺炎从痰热辨治，从下面医案中可窥见其法。

【验案】 张某某，女，65岁。1961年3月29日因发热咳嗽2周入院。发热2周伴恶寒咳嗽，痰中夹杂血液，右胸有时作痛，胃纳正常。发病迄今未就诊，仍操持家务，今日热度更高。体查：T 38.5℃，心率98次/min，心脏听诊无异常，右下肺可闻少量啰音。血化验：白细胞 $23 \times 10^9/L$，中性0.92，淋巴0.08。胸片示：右下肺炎症。中医辨证：风温痰热互阻肺胃之间，肺气郁塞不宣，胃气失于下降，身热有汗不解，咳嗽痰内见红。舌苔薄腻而黄，脉濡滑数。治宜清宣肺胃而化痰热。处方：嫩前胡4.5g，清水豆卷12g，水炙桑叶9g，金银花9g，连翘壳9g，光杏仁9g，象贝母粉4.5g，黑栀子9g，生甘草3g。服药2剂后，身热稍减，咳嗽痰红略见轻瘥，风温之邪已有外泄之机，舌苔薄腻微黄，脉濡数。再服2剂后，身热渐退，咳嗽痰稠不爽，甚则胸膺牵痛，舌尖红，苔腻中薄黄，脉濡数。肺胃痰热未化，原方去前胡、黑栀子，加生赤芍9g，鲜竹茹9g，干芦根9g。续进2剂后，体温正常，白细胞下降至 $8 \times 10^9/L$，中性0.80，淋巴0.14，大单核0.04。住院8天出院，出院时右下肺仍有少量啰音。

【按语】 患者身热有汗不解，脉数，苔黄，提示病邪由表入里，由卫入气，无烦躁、口渴等症说明尚无里结阳明，辨为风温痰热互阻肺胃，治疗以清宣肺胃而化痰热。以栀子豉汤法轻清气

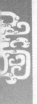

热。方中用金银花、连翘、栀子等轻清之品清气，使药力不犯中下二焦；前胡、杏仁、象贝母粉等宣清气肺化痰，桑叶、豆卷等微辛微甘之品透卫，达到风温之邪外泄，热退目的。次诊肺胃痰热未化，加用赤芍、竹茹、芦根清热化痰。

参考文献

张问渠. 现代著名老中医临床诊治荟萃. 北京：科学技术文献出版社，2003

龚去非　肺炎之治重在清宣导滞

　　龚去非，男，湖北黄陂县人，主任医师，全国首批五百名老中医之一。师从龚厚望与冉雪峰先生，曾任四川省中医药学会理事。擅长内科、妇科、儿科，尤擅疑难杂病与脾胃病的治疗，对温病有独到见解，倡导疾病无绝对的表里寒热虚实。著有《医笔谈》。

　　龚氏认为肺炎临床有不同的证型，或肺热，或阴虚，或痰热，但其治法不离清宣导滞。

1. 肺热夹饮证

　　【验案】　陈某，男，31岁，农民，1979年7月6日初诊。起病月余，开始恶寒发热，干咳喘气，经当地治疗无效，于6月18日和24日两次去地区医院胸透检查，诊断为右肺中下大叶性肺炎。患者形体壮实，壮热，微汗，口渴。干咳气促，舌边鲜红，无积苔，脉洪数。余并行胸部听诊，右肺呼吸音弱而下部呼吸音消失，估计肺底有积液。辨证属温邪壅肺，兼夹热饮，主以清降肺火，佐以驱饮。处方：麻黄、杏仁、甘草、生石膏、黄芩、知母、葶苈子。7月30日二诊：自述上方服2剂，无效，请当地医生注射庆大霉素20多天，亦无效。仍干咳气喘，又增胸痛，午后及夜间均高热至40℃，昨又胸透，报告："右肺炎变，下部积液，侧位靠前有不张改变"，舌苔脉象同前。原方加天冬、赤芍、黄芪、防己、桑白皮，将葶苈子增至25g，并嘱其停庆大霉素及其他西药。8月2日三诊：上方3剂后热退，咳喘胸痛均减轻，将原方生石膏由40g减至20g，嘱其连服1周。患者持本方连服15剂，体温一直正常，仍咳嗽。胸透复查见右肺炎变已吸收，胸腔少量积液，双肺纹理明显。改用沙参、马兜铃、黄芩、黄连、知母、天冬、桑白皮、罂粟壳等；以后途中多次相遇，均云无不适。

【按语】 患者壮热，微汗，口渴，舌边鲜红，无积苔，脉洪数为温病气分证，温邪首犯肺，干咳气促，结合右肺下部呼吸音消失，肺底有积液辨为饮证。治以清降肺火，佐以驱饮。处方：麻黄、杏仁、甘草、生石膏宣肺平喘止咳，加用黄芩、知母、葶苈子、天冬、赤芍、黄芪、防己、桑白皮清热降气利水药取效。

2. 阴虚热炽证

【验案】 1969 年冬，一青年农民患大叶性肺炎，经西医收住二门诊简易病房，半个月后无好转，患者要求回家，请龚氏给中药处方。龚氏询悉患者体温上午 38℃，下午及夜间 40℃，盗汗，咳嗽剧烈，无痰，气促，胸痛。胃纳尚好，大便干燥，不恶寒，口干不渴，审其形体消瘦，两颧红，舌色艳红，脉数有力。已做胸透 2 次，均见右肺中下叶大片炎变病灶。诊时距起病已逾 40 天，发热一直不退，综合上述脉症，辨为温邪久羁于肺，消烁津液，肺阴已大虚，病势初涉险途。阴虚热炽，清肃无权，肺气失敛。治宜大剂润液养阴，降火，肃敛肺气。处方：玄参 40g，天冬 30g，知母 30g，甘草 10g，连翘 15g，黄芩 15g，黄连 8g，生石膏 30g，赤芍 12g，葶苈子 12g，罂粟壳 10g，服上方时停一切西药，1 周后热退，咳嗽胸痛大减，X 线复查见炎变吸收大半，仍宗原方略为加减，患者带方回家。

【按语】 患者发热，舌红，口干，盗汗，脉数热证，又有咳嗽无痰，气促，胸痛，大便干燥，口干不渴，消瘦，两颧红，舌色艳红，为阴虚证。病机为风温由于日久失治，温邪久羁于肺，消烁津液，肺阴已大虚，治以降火润阴，肃敛肺气。润液养阴，降火，以为降火胜邪之本，故用大剂玄参、天冬、甘草等甘寒咸寒润液养阴，白虎汤中的知母、石膏辛寒，合黄芩、黄连苦寒，则清热养阴相得益彰；连翘、赤芍清热凉血；葶苈子、罂粟壳肃降收敛肺气。

3. 肺气郁闭，阳明热炽证

【验案】 阚某某，14 岁，1982 年 7 月 25 日初诊。7 月 23 日开始低热，流清涕，咽微痛，饮食减少，服辛凉解表剂小效。7 月 25 日，突然高热不退，恶寒拥被，口不渴，身无汗，轻微干咳，大便已2天未解。唇干，舌红而干，舌根有垢苔，咽红，脉浮沉均数实（120次/min）。本病初起极似普通感冒，随即高热无汗，病势继续发展则病属风温（风温四季均有，而以冬春较多）。恶寒无汗为表气外闭；大便不行、舌根垢苔是胃肠积滞内结。高热持续，属外邪入里，肺气郁闭而阳明热炽。治当透表清里，而清里尤当侧重，即清里以透表，肺与阳明同治，清火，导腑气，保津，挫燎原之势，以免蒸痰夹滞生变。处方：麻黄10g，杏仁12g，生石膏30g，甘草6g，黄连10g，黄芩15g，知母20g，生地黄20g，玄参20g，天冬20g，生大黄10g，枳壳15g。7月26日次诊：胸透发现右肺中下叶大片浓深阴影，怀疑肺脓肿及心脏有病损（原有风湿性心肌炎，做过扁桃体摘除术），上午体温38℃，下午升至40℃，仍进上药。7月29日三诊：上方已服3剂，每日热势逐渐下降，至此体温已正常。身有微汗，精神转佳，仍微咳，时咯黏痰，脉搏已减（94次/min）。第3剂将大黄量减半，服药后一天解稀软便2~4次。同日请西医查红细胞沉降率90mm/h，抗"O"900U，心率快，心尖区收缩期Ⅱ级吹风性杂音，怀疑并发风湿性心肌炎旧病，注射长效青霉素1支（仅用此1支，也未用过其他任何西药），仍继续服中药观察。鉴于体温正常，但脉快咳黏痰，认为前方宜改变。于是根据脉数、咳黏痰二症，用炙甘草15g，麦冬15g，甘缓清润养心神以治脉数；用黄芩、知母、象贝母、马勃、桑白皮清肺祛痰止咳；用旱莲草、女贞子养阴。以为可以清肃余邪、扶正气。8月4日四诊：上方服4剂，不料又发高热如前，方悟及"祛邪务尽"，上次不应改变原方，以致温邪受挫又复燃。乃急更用，7月25日原方，生大黄改为熟大黄5g，8月10日五诊：服上述更方2剂后热退，又续服4剂，精神食欲均渐恢复，脉搏90次/min。清火解毒、保津活血之药仍不敢全停。处方：金银花、连翘、黄芩、黄连、玄参、天冬、赤芍、麻黄各7g，8月17日六诊：胸透复查，请放射科同志会诊，见右肺炎变已大部分吸收，右肺中叶显不张。但症状均消失，仍用8月10日处方，隔日1剂，服20剂。9月下旬复查红细胞沉降率及抗"O"均正常。

【按语】患者恶寒无汗为卫表气未解；高热无汗，唇干，舌红而干，咽红，脉数实为气分证；大便不行、舌根垢苔为夹阳明里结。病机为风温由卫入气，外邪入里，肺气郁闭而阳明热炽。治以透表清里，清火，导腑气，保津，方用麻杏石甘清肺平喘，增液汤清热滋阴、润燥通便，加大黄泻热通腑，黄连、黄芩、知母清肺胃之热，枳壳行气通腑。后因祛邪未尽，以致温邪受挫又复燃。继以挫燎原之势收效。

4. 阴虚内炽证

【验案】 乔某，1.5 岁，1980 年 2 月 27 日初诊。代诉：46 天前开始发热，咳嗽气促，当地医治无效。本月 1 日入地区医院，X 线胸透示右肺上中叶炎变，住院 1 周热退，3 天后又突发高热，予庆大霉素静脉输液后，热势下降，但仍低热起伏。共住院 27 天，胸透 3 次，肺部炎变均无好转，故今日出院来要求用中药治疗。患儿剧咳不已，气促而喘，不思饮食，大便几天一次，或干或溏，消瘦，精神委靡，营养状况颇差，查体温 37.8℃（时值下午），舌质红干。此为温邪久稽于肺，肺阴受伤，阴虚邪留，清肃无权，肺气不敛。治用增液滋阴以为清热解毒之本，敛肺化痰以平咳喘。处方：生地黄 15g，玄参 15g，麦冬 15g，连翘 10g，黄芩 6g，黄连 5g，赤芍 6g，牡丹皮 5g，知母 12g，川贝母 6g，诃子 8g，3 月 24 日前来复诊，据家长云：上次方药服 1 周后咳逆大减，低热退清，饮食渐复，一直服用该方。今胸透见右肺有少量边界不规则斑影及少许索状阴影，右胸膜呈带状胸膜反应，考虑为大叶性肺炎消散期，更方善后。

【按语】 患儿肺炎迁延不愈，表现剧咳，气促而喘，舌红热邪未清，又见舌干，便结，消瘦阴虚之证。病机为温邪久稽于肺，肺阴受伤，阴虚邪留，清肃无权，肺气不敛。治以清热解毒，化痰平喘。方中增液汤滋阴清热，连翘、黄芩、黄连、知母清热解毒，赤芍、牡丹皮清热凉血，活血化瘀，川贝母、诃子敛肺化痰以平咳喘。达到体温正常，咳喘大减，饮食精神好转目的。

5. 肺热壅盛证

【验案】 郑某，男，50 岁，1982 年 4 月 23 日初诊。半个月前患感冒，继而咳嗽逐渐加剧，9 天前胸透，见右肺炎变，两肺尖有钙化点。连续服用西药及打针，症状仍未缓解。今咳嗽频作，伴轻度气喘，咯白色黏痰，量少难出，胸部牵引痛，入夜低热，原有战伤旧疾复发（参加抗美援朝时右髋关节中一弹未取出，X线片示右股骨上端慢性骨髓炎），咳时伤痛更剧。患者营养状况较差，形体瘦长，舌偏嫩淡，脉稍数。外感后咳嗽至气逆痰黏痰少，是邪已入里化热，津液被灼为痰，清肃失司，肺气不利。治以苦甘之属，在清肺保津基础上利气祛痰。药用连翘、黄芩、黄连、知母、玄参、沙参、杏仁、桔梗、枳壳、苏子。4月27日二诊：症状略减，继进上方。5月4日三诊：咳减轻，已不喘，仍咳引胸痛。原方去苏子、桔梗、杏仁，加桑白皮、赤芍、川贝母，加重玄参用量（30g），侧重润液降火活血。5月11日四诊：胸痛除，咳大减，睡眠饮食渐正常，仍用三诊原方。5月18日胸透复查，右肺炎变吸收。

【按语】 患者咳嗽，气喘，咯白色黏痰，胸痛，发热，脉稍数痰热内蕴之证，又有形体瘦长，舌偏嫩淡，咯痰量少难出的气阴两虚之证。病机为感受外邪，入里化热，津液被灼为痰，清肃失司，肺气不利。治以清肺保津，利气祛痰。方中连翘、黄芩、黄连清泻肺中之郁热，知母、沙参、玄参清热生津，杏仁、桔梗、枳壳、苏子降气平喘以止咳，从而收到良效。

6. 痰热瘀浊蓄结肺络证

【验案】 陈某，男，中年，1982年4月2日初诊。1个月前因受凉后咳嗽，渐次加重，在当地治疗无效，近数日至地区医院胸透，发现左肺有炎变。患者咳嗽较剧，咯痰黄稠量多，无脓臭，咯痰后即感快意，无喘促、胸痛、恶寒、发热等症，食欲减退，精神欠佳，舌质红，苔黄略干，脉滑数。此为痰热瘀浊蓄结肺络，耗损津气，阻碍清肃。先拟化痰降浊、清热解毒，痰浊去则津气自复，用千金苇茎汤加味。处方：鲜苇茎、冬瓜仁、薏苡仁、桃仁、瓜蒌仁、半夏、桔梗、枳壳、连翘、黄芩、黄连。4月23日次诊：咳嗽渐缓，浓痰仍多，予上方加紫菀疏肺。4月30日三诊：痰量减不足言，胸闷，更加葶苈、大枣以增强其排痰泻肺之功（葶苈子25g）。5月4日四诊：浓痰明显减少而清稀，但右侧慢性中耳炎复发，耳内疼痛，压痛甚，宜并治之。用龙胆草、栀子、连翘、黄芩、黄连、玄参、天冬、赤芍、枳壳。

5月7日五诊：诸症均消失，金银花、连翘、黄芩、杏仁、桔梗、枳壳、天花粉、麦冬等善后。

　　【按语】　患者咳嗽，咯痰黄稠量多，舌质红，苔黄略干，脉滑数为痰热壅肺之证。病机为感受温邪，日久不解，内舍于肺，熏灼津液，蒸化痰浊，痰热瘀浊蓄结肺络，耗损津气，阻碍清肃。治以化痰降浊、清热解毒。方用千金苇茎汤加味。方中苇茎甘寒清肺泻热；冬瓜仁化痰利湿；桃仁活血祛瘀，薏苡仁清肺破毒肿，共收清肺化痰，逐瘀排脓之功。黄芩、连翘、黄连清热，瓜蒌、半夏化痰，桔梗、枳壳利气。服之近一月而痰量不减，合葶苈大枣泻肺汤后，稠痰方明显减少，可知痰热蓄结之不易清除。其后并发中耳炎，以龙胆草、栀子、连翘、黄芩、黄连合增液汤治疗。

参考文献

陈代斌，骆常义. 中国百年百名中医临床家丛书·龚去非. 北京：中国中医药出版社，2004

姜春华 截断扭转法治肺炎

姜春华，男，江苏南通县人，全国著名中医学家。师从其父姜青云、陆渊雷、李邦振，曾任卫生部医学委员会委员、中华全国中医学会常务理事、上海分会名誉理事长。擅长急慢性传染病与内科杂病的治疗。著有《中医治疗法则概论》《伤寒论识义》《姜春华论医集》，主编《肾的研究》《活血化瘀研究》《活血化瘀研究新编》《历代中医学家评析》等。

姜氏从医 60 余年，学验俱丰，临床疗效卓著。姜氏认为，外邪侵入人体后，如果不迅速祛除，则邪逐步深入，侵犯重要脏器，病情愈益复杂。应采取"迎面击之"之法，截病于初。他根据温病的病原特异性是以热毒为主的特点，结合吴又可《温疫论》"知邪之所在，早拔去病根为要"以及刘松峰《松峰说疫》"真知其邪在某处，单刀直入批郤导窾"的截断病源之说，将卫气营血辨证施治和截断病源辨病用药有机地结合起来，提倡"重用清热解毒"、"早用苦寒泄下"、"不失时机地清营凉血"，认为对于温病（泛指各种传染病），必须抓住早期治疗，不必因循等待，必要时可以早期截断卫→气→营→血的传变。在温病治疗提倡"截断扭转"的三大法宝，即重用清热解毒，早用苦寒泄下，及时凉血破瘀，能明显提高疗效，特别是对于急性传染病和急性感染性疾病，由于病情发展快，死亡率高，疾病变化有特殊规律，用截断方药能消灭病源，从而拦截阻断疾病向恶化方向发展。

【验案】 汪某，女，37 岁。发热，寒战，咳嗽，胸闷半月，经西药治疗，症状未见好转。胸片复查：右下肺炎未见好转，患者自己提出停用西药，请求姜老治疗。诊时咳嗽甚剧，咽痛喉痒痰黄，气急，胸部闷痛，发热不退（38.4℃），鼻旁生热疱，胃纳一般，口干，大便不畅，苔黄，脉浮滑数。证属初起风温上受，旋即痰热壅肺，无形邪热，已成有形，搏正气结，清肃失

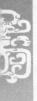

和。治宜宣清肺热，化痰截咳。药用：鸭跖草 15g，开金锁 15g，鱼腥草 9g，酢浆草 9g，黄芩 9g，马勃 3g，百部 9g，南天竹子 6g，天将壳 3 只，旋覆花 9g，全瓜蒌 15g，生甘草 6g，服药 7 剂后，热退，咳嗽止，咽痛除，胸闷消，气急平。肺部 X 线摄片：右下肺炎已吸收。续予清肺养肺之剂调理七天病愈。

【按语】 患者为风温上受，入气化热，无形温邪蕴肺，夹痰热壅肺，无形邪热已成有形，清肃失和。治宜宣清肺热，化痰截咳，快速截邪于肺，防止进一步逆变。方中鸭跖草、开金锁、鱼腥草、酢浆草四味药清热解毒，消痈散结；黄芩善清肺热，直折温邪；旋覆花、全瓜蒌肃肺化痰；百部、马勃、南天竹子、天将壳四味药截痰宁肺。鸭跖草、开金锁、鱼腥草、酢浆草的药理证明其对肺部细菌有抑制与杀灭作用，可控制感染进程，控制高热，缩短病程。

参考文献

张云鹏. 中国百年百名中医临床家丛书·姜春华. 北京：中国中医药出版社，2005

潘澄濂　中西医结合辨治肺炎

潘澄濂，男，浙江温州人。师从丁甘仁、谢利恒、曹颖甫，曾任中华全国中医学会理事和浙江分会副会长，组建浙江省中医研究所，长期从事中医临床与医典的研究工作，对肝炎、肝硬化等病的诊治有独到之处。著有《伤寒论新解》《潘澄濂医论集》等。

潘氏坚持中西医结合，在《卫气营血辨证在温热病学上的作用和意义》中指出叶天士所说的卫气营血是将各种急性传染病的发展过程中所表现的证候，以综合和辨证的方法，划分为4种不同的症候群，作为治疗的标志。谓急性热性传染病的发作，取决于病原体在机体内生存的适应力和机体对病原作用所产生的反应，不论是病原体的内毒素或外毒素，毒血症或菌血症，所引起的病变能影响整个机体的生理功能。他进而指出，卫分阶段，津液一般未受耗伤，故用发汗或渗湿；病热发展，进入气分阶段，就有劫津耗液的可能，治用清法，有湿的尚可化湿；到了营分阶段，津液耗灼，神经系统受到了威胁，表现为舌光绛而干，唇焦齿垢，神昏谵语，如再有心力衰竭症候出现，便是进入极期，治以滋润养阴，还要顾及心脑功能衰竭，适当采用至宝丹、安宫牛黄丸、紫雪丹等；如进入血分阶段，血毒征象已很严重，有各种出血症，须以大剂凉血解毒。凡此，中西两套理论同用，指导临床实践，有利于明理识证，提高疗效。

【**验案**】王某某，患温毒，即败血症，证见发热，体温日间39℃，夜间41℃，且伴两腿疼痛，不能转侧，咳而气急，纳呆腹胀，不大便，精神淡漠，舌干燥质红，脉象细数。血检白细胞总数 13.4×10^9/L，中性 0.80，淋巴 0.16，嗜酸 0.02。X 线胸片发现右肺上方炎性病灶。西医诊断：败血症并发肺炎。住院已逾 7 日，经用各种抗生素治疗，均未能控制病情，特邀潘老会诊。证系温毒热结阳明，灼津劫液，肺热叶焦，肃降失司。遂在用西药的同时，加用中药清热养阴、宣肺通腑之剂。拟方：鲜生地黄 30g，鲜石斛 12g，玄参 12g，鲜芦根 30g，川贝母 6g，鱼腥草 30g，麦冬 10g，金银花 15g，凉膈散 15g，服 5 剂后，热势稍降，体温 39℃，但大便未行，舌质红，苔黄燥，脉象细数，再以原方去凉膈散，改用制军 6g，加枳壳 6g，再服 2 剂。药后大便通，腹胀消失，气急减经，身热上午 37.6℃，知饥饮食，舌质软润，脉数转和，遂于前方减制军，加北沙参 10g，再服 3帖，身热已解，咳痰消失，两腿疼痛亦除，舌质红苔薄黄已转润，脉象濡缓。辨证属邪却正虚，炉烟始熄，余热尚留，滋补厚味之品切勿妄投，改养胃汤加减。方用：北沙参 12g，川石斛 12g，川贝母 6g，麦冬 10g，生谷芽 12g，生薏苡仁 20g，茯苓 10g，炙甘草 4g，继服 10 余帖，病愈而出院。

【按语】　本病案为中西医结合治疗，在用西药的同时，运用温病卫气营血辨证，辨为温毒热结阳明，灼津劫液，肺热叶焦，肃降失司。根据温病"下不嫌早"与"滋阴不厌频繁"，不仅清泻肺热，而且采用凉膈散表里双解，宣散气热，通下存阴，使邪热得以制约，增液承气汤滋其已伤之阴津，又寓增水行舟以通腑，诸药合用，攻补兼施，病情即由重渐轻继而痊愈。

参考文献

吴成，樊海. 潘澄濂治疗肺热病经验. 实用中医内科杂志，1990，4（4）：1-3.

何世英 经方、时方治肺炎

何世英，男，天津市人，当代名老中医。受津门著名中医陈泽东、施今墨、施光致、周介人、方伯屏、朱壹山、顾鹰陀等人的教诲，曾任中华全国中医学会理事，兼脑病专业委员会主委、理论整理委员会委员、中华医学会理事、中华医学会天津分会副会长。擅长内科、小儿、妇科、流行病、多发病和疑难杂证的治疗。著有《儿科疾病》《何世英儿科医案》等。

经方用之得当，效如桴鼓，这是历代医家共同的体验。但何氏通过临床认识到，囿于经方一隅，是不能解决一切外感热病的。在某些情况下，必须用温病辨证及应用时方才能取得效果，例如神昏一症，完全按照《伤寒论》胃家实处理，是不符合实际的。又如外感热病初期之属于温病的，依然坚持："一汗不解，可以再汗"，及"下不厌迟"的原则，也是不合理的。由于历史的条件，《伤寒论》绝不可能概括万病，它的理法方药，也绝不可能完全适用于一切外感热病。温病的学说是在《伤寒论》基础上发展起来的，两者都代表外感热病。在整个发病过程中，由初期、中期到末期，都有其不同的临床特点。可以说，伤寒与温病是外感热病的两大类型，每一类型包括若干病种，同一病种也可以在病程中出现不同的类型。这两个类型既有所区别，又各有特点，而且它们的理论核心，都是落实到脏腑经络之上，《伤寒论》一些方剂仍为温病所沿用。因此，六经、三焦、卫气营血辨证应该密切地结合在一起。根据具体病情灵活掌握，经方、时方统一运用，不应继续存在几百年来所谓寒温门户之见。何氏早期临床既在经方上有所收获，但以后也常应用时方而收效。因此，何氏认为他既不是经方派，更不是时方派，而是综合派。

风热入肺，邪在少阳证

【验案】 刘某某，男，2岁，1971年6月14日入院。入院

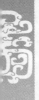

诊断为肺炎合并心肌炎。6 月 21 日中医会诊时，高热不退，阵寒阵热。轻咳，气短，便秘。检查：体温 39.1℃。面色苍白，眼睑及下肢浮肿（＋），四肢厥逆。心率 165 次/min，两肺布满湿性啰音。腹软，肝大 2cm，脾大 1cm。舌质淡，苔略白，脉象弦细弱数。辨证为风热入肺，邪在少阳，正气虚衰。治以和解枢机，扶正祛邪，拟小柴胡汤加减。处方：柴胡 4.7g，半夏 4.7g，太子参 4.7g，甘草 3g，黄芩 9g，青蒿 4.7g，服药 2 剂后，自述昨日起热退，大便已下，精神食饮可，面色苍白稍好，咳喘不明显，咽周略红。按前方去柴胡，加麦冬 6g，再服 3 剂后，体温正常，症状消失，两肺呼吸音清，未闻及啰音，准备出院。

　　【按语】　患儿诊断为肺炎合并心肌炎，临床表现高热不退，阵寒阵热少阳症，轻咳，气短，面色苍白、精神弱，浮肿自汗、手足厥逆、舌质淡润、脉细弱疾、无力气虚证。辨证为风热入肺，邪在少阳，正气虚衰。治以和解枢机，扶正祛邪，拟小柴胡汤加减。并不囿于发热属温病而采用卫气营血辨证，依出现少阳证，故以小柴胡汤加减而收效。

参考文献

张问渠．现代著名老中医临床诊治荟萃．北京：科学技术文献出版社，2003

王伯岳 小儿肺炎治疗九法

王伯岳，男，四川成都人，儿科专家。师从蜀中名医廖莫阶，历任卫生部《药典》委员会委员、中华医学会儿科学会委员、《中华医学杂志》编委、全国中医学会中医理论整理研究委员会常委、北京中医学会副理事长兼儿科学会主任委员等职。治儿科疾病，对治疗流行性乙型脑炎、麻疹合并肺炎、肝炎、痢疾、哮喘、腹泻、癫痫等有独特之处。著有《中医儿科临床浅解》，主编《中医儿科学》。

王氏认为小儿肺炎属于温热病的范围。其病机责之痰热壅阻，肺气郁闭。治肺炎，法宜宣解开泄，须防变证。在治法上，采用宣肺、祛痰、清热、解毒、定喘、止咳为主。闭者宜开，宣肺、祛痰以解表邪，去痰阻，开窍降逆，使肺气畅达。热者清之，在宣通肺气的同时，清肺热，解温毒，避津液受伤。肺炎喘嗽咳，治宜清凉。火热闭肺，着重泄热；昏迷、抽风，重熄风开窍；气阴两虚，育阴潜阳；上盛下虚，开闭泄热，存阴救逆；心阳衰竭，回阳救逆。具体分九法：

辛凉解表，清热开肺法适用于肺炎轻型，方选麻杏石甘汤加味第一方，药用：炙麻黄 3g，苦杏仁 6g，生石膏 12g，黄芩 6g，金银花 6g，连翘 6g，板蓝根 9g，甘草 3g，淡淡竹叶 6g。汗多，加薄荷 3g，桑叶 6g，去麻黄；咳甚，加前胡 6g，枇杷叶 6g；喘甚，加葶苈子 6g，莱菔子 6g；热甚，加知母 6g，栀子 6g。

辛凉泄热，涤痰定喘法适用于汗出高热不退肺炎重型，方选麻杏石甘汤加味第二方，药用：炙麻黄 6g，苦杏仁 9g，生石膏 18g，连翘 9g，板蓝根 9g，知母 9g，栀子 9g，鱼腥草 9g，黄芩 9g，甘草 3g。喘甚、痰多，加苏子 6g，葶苈子 6g；口渴喜饮，加天花粉 9g，玉竹 9g。

扶正救逆，存阴开闭法适用于高热不退，四肢厥冷，胸高腹胀，二便失禁，上盛下虚证，方用生脉散加味。

清肺泄热法适用于温邪化热，方用三黄石膏汤加味。

开窍化浊法适用于热闭清窍，方用清肺饮加减。

熄风镇惊法适用于肝风内动，方用钩藤饮加减。

回阳救逆法适用于上盛下虚，心阳衰竭，方用参附汤加味。

育阴潜阳法适用于气阴两虚，方用复元汤加减。

滋阴益气，清肺和胃法适用于小儿肺炎在恢复期，方选清和汤加减。

1. 表邪未解，浊热尚盛证

【验案】 刘某，女，1岁4个月。咳嗽，发热已3日余，诊断：支气管肺炎，佝偻病。纳可，二便如常，舌红苔黄，脉象浮数。体温39.4℃。入院脉证合参，显系肺胃不清，表邪未解，浊热尚盛之象，故治以表里双解，辛凉重剂为法。方投：炙麻黄3g，炒杏仁6g，生石膏18g，金银花9g，连翘9g，浙贝母6g，桃仁6g，黄芩6g，鲜生地黄9g，薄荷3g，生甘草3g，酒大黄4g。二诊：服上药2剂后，体温已有下降，食纳精神尚好。唯有唇干、口燥，舌边尖红，中心苔黄，仍烦躁时咳，指纹左浮紫，右隐伏，脉数有力。思其兼有食滞化热之虑，故宗原法，佐以清解化滞，再进3剂，诸证得平，调理而愈。

【按语】 患儿脉象浮表证仍在，发热、舌红苔黄、咳嗽风温邪由卫入气之证，辨为表邪未解，浊热尚盛，治以辛凉解表，清热开肺以达到表里双解目的，方用辛凉重剂麻杏石甘汤宣肺平喘，加金银花、连翘、薄荷清透表热，浙贝母、黄芩、鲜生地黄、大黄清热化痰止咳。后有食滞化热，佐以清解化滞。

2. 痰热壅肺证

【验案】 王某，男，6个月。咳嗽20余天，诊断：肺炎。近2天来，痰多作喘，夜间身热烦躁，辗转不安。口渴、溲黄，大便正常，曾服西药未效。高热（体温39.5℃）、微汗，咳嗽有痰，喉中嘶嘶，纳差，舌苔黄腻，指纹紫赤至风关，当属肺气失于宣肃，湿痰内盛阻遏，气道因之不利。治用麻杏石甘汤、二陈汤化裁，以宣降肺气，清解肺热，化痰利气，止咳平喘。药投：炙麻黄3g，杏仁6g，生石膏15g，陈皮6g，清半夏6g，云茯苓

9g，荆芥穗 6g，知母 6g，苦桔梗 6g，黄芩 6g，生甘草 3g，配合少商、商阳二穴点刺出血。次诊：服上药 2 剂发热减轻，时有潮汗，唇焦苔黄，精神欠佳，咳嗽痰少，指纹紫滞。证属肺热未清，胃热尚炽，治宜肺胃双解，方用银翘散佐以清胃护阴之品加减：金银花 6g，连翘 6g，牛蒡子 6g，桔梗 3g，天花粉 6g，黄连 1.5g，黄芩 6g，知母 6g，鲜芦根 9g，淡淡竹叶 6g，焦三仙（焦麦芽、焦山楂、焦神曲）各 6g。三诊：服前药增损 7 剂，热势已平，饮食增进，精神转佳，睡眠转安，唇润，舌苔薄微黄，脉微浮，唯余轻咳，乃余热未尽，仍以清热止咳为治：菊花 6g，连翘 6g，炙桑皮 6g，炙百部 6g，炙款冬花 6g，橘红 6g，桔梗 3g，白僵蚕 6g，生麦芽 6g，枇杷叶 6g，地骨皮 6g，生甘草 1.5g，续服上药增损 5 剂，诸证悉解。

【按语】 患儿发热、口渴、溲黄，苔黄，指纹紫，为气分证，夹咳嗽有痰、舌苔腻，为痰证，并有夜间身热烦躁，辗转不安入营之势。病机为肺失于宣肃，湿痰内盛阻遏，气道因之不利，治以宣降肺气，清解肺热，化痰利气，止咳平喘。方用麻杏石甘汤清热宣肺平喘，二陈汤理气化痰，荆芥穗透表，知母、桔梗、黄芩清热化痰。

参考文献

张士卿. 中国百年百名中医临床家丛书·王伯岳. 北京：中国中医药出版社，2001

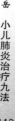

王仲青　宣肺泄热治疗小儿肺炎急危症

王仲青，男，甘肃省天水市人。任天水市中医医院中医主任医师、甘肃省中医学会名誉理事、天水市中医学会名誉理事长、天水市中级卫生技术职称评审委员会副主任，从事医教研 66 载，对多种疑难杂证的治疗，有其独到之处。

小儿肺炎，是小儿外感热病中常见的一种急重证候。该病以高热咳嗽、气急鼻扇、痰涎壅盛、口唇青紫等为特征。多继发于流感、麻疹等病毒性感染之后，由于小儿形气未充，往往正不胜邪，而致邪毒迫肺并发或继发本病。他认为小儿肺炎的发病机制为邪热壅闭于肺为着眼点。治疗从两条途径，一是清泻从内而消，二是宣发从皮而汗解，两法并施，始可奏效。

1. 发表宣肺泄热法

此法适用于寒闭肺热危证。

【验案】哈某，男，1 岁。诊断：重症肺炎。体温 39.8℃，经用解热镇痛剂，输液注射青霉素、链霉素无明显效果。继用庆大霉素、卡那霉素等，呼吸困难时给氧，仍未应验。刻诊：患儿身热如焚，似有汗而不出，欲咳嗽而气闭，胸满喘急，鼻翼扇动，口唇青紫，鼻干无涕，啼哭无声，躁扰不宁，脉浮数紧急，舌质微红苔白，指纹紫带浮露已透命关，细审脉证，知其由风寒外束肌表，邪热内闭于肺，而成重症肺炎。当即用麻杏石甘汤，酌加辛温、透汗之品急撤外寒，佐以降痰理喘之味疏其壅闭，务令其邪先从外撤，方可转危为安。处方：麻黄茸 2.1g，杏仁 6g，生石膏 9g，前胡 3g，苏叶 1.5g，豆豉 3g，僵蚕 2.4g，川贝母 4.5g，橘红 3g，紫菀 4.5g，甘草 2.1g，生姜 2 片为引，嘱取 2 剂，先进 1 剂，观进退。复诊：1 剂服完，周身微汗续出，诸证均有减轻，其母大喜，又连进 2 剂，遍身汗出，壮热渐退（37℃左右），喘势大平，唇转红活，唯咳嗽痰多，大便泻下黄绿虚沫，

114

小便正常，脉紧已去，指纹退至气关。此乃表寒已解，邪从外溃，肺气得宣，内热亦泄，危势已回，继以清肃肺气，止嗽化痰为治，兼理气阴为辅处方：瓜蒌 6g，条沙参 6g，杏仁 4.5g，前胡 3g，炙苏叶 2.1g，橘红 3g，川贝母 3g，法半夏 3g，麦冬 4.5g，炙款冬花 4.5g，桑叶 2.4g，炙枇杷叶 3g，甘草 2.1g，再进 2 剂。3 诊：咳嗽已微，脉和身温，患儿精神转佳，但胃纳尚差，乃以清凉润肺，醒脾和胃之剂调理痊愈。

【按语】　邪热内闭于肺，风寒外束肌表，皮毛闭塞，肺中邪热不得从汗出，分解其势，则内闭益甚，常见有未陷厥阴而危殆立至者。宜宣散清降两法并施，用麻杏石甘汤，酌加辛温、透汗之品急撤外寒，佐以降痰理喘之味疏其壅闭，务令其邪先从外撤，病情转危为安。

2. 宣泄肺热，降痰平喘法

此法适用于痰热阻肺重证。

【验案】　赵某，半岁。患儿发热咳嗽 3 天。诊断：重症肺炎。经治疗未见减轻，近 2 天病势增重。见患儿高热（体温 39.5℃），汗出，咳嗽不畅，呼吸迫促，鼻扇无涕，喉音痰声如拉锯，口唇青紫，时时惊惕，脉洪大滑数，舌苔白浊兼黄，指纹怒张将及命关。此证乃属外感风温失治，邪热迫肺与痰交阻，壅阻于肺，而成肺炎重证。治宜宣泄肺热，降痰平喘。处方：炙麻茸 2.1g，杏仁 4g，生石膏 6g，前胡 2.4g，川贝母 3g，瓜蒌 4.5g，半夏 3g，射干 3g，炙枇杷叶 3g，橘红 1g，枳壳 2.1g，桑叶 2.4g，甘草 1g，嘱服 2 剂。二诊：身热大减（体温在 37.6℃～38℃），咳嗽较爽，但喘急痰鸣鼻扇等症尚未缓解，乃于前方去枇杷叶、枳壳，加板蓝根 3g，炙紫菀 4.5g，苏子 1.5g，再进 1 剂。三诊：喘逆痰鸣大减，口唇发绀已微，继投宣降涤痰之品。处方：瓜蒌 4.5g，杏仁 4.5g，法半夏 3g，川贝母 3g，橘红 2.1g，桑皮 3g，苏子 1.5g，茯苓 4.5g，炙麻茸 1g，甘草 1.5g，生姜 1 片，再进 2 剂。越 2 日再诊，喘势已平，喉间微有痰声，脉舌指纹皆已恢复正常，乃以前方递减降痰之品，兼用和胃之药善后而愈。

【按语】　患儿为外感风温失治，邪热迫肺与痰交阻，壅阻于

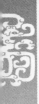

肺，而成肺炎重证。治宜宣泄肺热，降痰平喘。投以麻杏石甘汤，麻茸易麻黄，功专宣肺而开闭，用以廓清外邪；杏仁伍石膏长于降逆而平喘，并能清泄里热，痰盛故加瓜蒌、川贝母、法半夏、橘红清热化痰。

3. 宣肺泄热，扶正达邪法

此法适用于邪闭正虚危证。

【验案】万某，男，3岁。发热，咳嗽、腹泻，时有呕吐5天。西医诊断：支气管肺炎；消化不良；Ⅱ度脱水。患儿于5天前突然发热，咳嗽、腹泻、时有呕吐，曾在某厂医院注射青霉素、链霉素略有减轻，又延医服中药消导剂，高热骤起，咳嗽加剧，喘急鼻扇，腹泻日10多次，所下乃为黄臭稀水夹杂未化奶瓣，小便日行1～2次，面色苍白，目眶凹陷，口唇青紫，体温40℃。先后注射青霉素、链霉素、庆大霉素、螺旋霉素、卡那霉素等，结合输液、输氧，病情渐趋恶化。证见壮热无汗，呼吸迫促，喘急鼻扇，无涕无泪，目眶下陷，面色苍白，口唇青紫，神迷嗜睡，时而惊惕，腹胀便泻，所下甚多，小便极少，手足浮肿，舌红无苔，脉数疾无力，指纹已达命关。此证乃属禀赋虚弱，感受外邪，寒束于表，热盛于里，复用消导之剂损伤脾胃，乃致正虚邪陷，壅闭于肺，酿成肺炎危证，急当于宣肺泄热平喘之剂中加入扶正达邪之品，不尔，恐其上闭下脱，难为力矣。处方：白人参3g，条沙参6g，麦冬4g，炙五味子3g，炙麻茸3g，杏仁4.5g，生石膏9g，橘红3g，法半夏3g，生山药9g，柏子仁6g，甘草2.4g，嘱取2剂，日服1剂。复诊：2剂服完，患儿周身潮润似有汗出，高热略降，诸症皆有少减，乃守原方去石膏、柏子仁，加玄参4.5g，诃子肉2枚，马兜铃3g，再诊：患儿热退（体温36.2℃～37℃），神清，喘势大平，颜面口唇已转红润，腹胀便泻均瘥，尿量增多，指纹隐退，舌质淡红薄苔，脉细稍数。此乃正复邪祛，气布津回，险势已平之佳象也，虽咳嗽痰鸣犹存，但已不足为虑，乃拟益肺和胃，肃清余邪之品以为善后。越3日，患儿除微有咳嗽外，余症悉瘥，痊愈。

【按语】西北之地，除冬季早春而外，其他季节恒多非时之寒，故诊察本病，里热虽炽，而表寒断不可忽视。本案为寒束于

116

表，热盛于里，复用消导之剂损伤脾胃误治，乃致正虚邪陷，壅闭于肺，酿成肺炎危证，急当于宣肺泄热平喘之剂中加入扶正达邪之品，投以麻杏石甘汤加白人参与条沙参，山药、诃子之属扶正，临症加减。

参考文献

刘兆麟，葛健文．王仲青老中医治疗小儿肺炎的经验介绍．甘肃中医，1993，6（5）：9－11

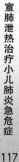

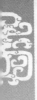

郑惠伯 从湿温论治肺炎

郑惠伯，男，重庆市奉节县人。中医世家，曾任四川省中医学会理事、《四川中医》杂志编委。擅长治温病，对于发热、急黄、小儿肺炎、血证等积累了较丰富的临床经验。参编《中国现代名中医医案精华》《长江医话》《中医精华浅说》《名医名方录》等。

郑氏认为肺炎属温病范畴，以风温袭肺气分证多见，常用麻杏石甘汤宣肺平喘；临床也常见湿温犯肺，郑氏运用甘露消毒丹化浊利湿，清热解毒。

【验案】 患者张某，秋季突然感冒，气候尚暖，但身着棉衣，咳嗽胸闷，全身倦怠，午后尤甚，舌苔白滑。血常规正常，胸部X线透视诊断为肺炎。辨证属湿热郁滞，肺气失宣。治拟化浊利湿，清热解毒，宣通肺气。方用甘露消毒丹加麻黄、杏仁、蝉蜕、僵蚕、柴胡。服本方2剂，微似有汗，顿觉周身轻爽，恶寒消失。再投3剂，复查肺部病灶消失。

【按语】 本案患者气暖，但身着棉衣，全身倦怠，舌苔白滑，午后尤甚，痰湿热内蕴，咳嗽胸闷为肺气不宣之表现。甘露消毒丹为治疗湿热并重证候的有效方剂。方中茵陈、滑石清热利湿，使湿热、疫毒从小便而去；黄芩苦寒燥湿，清热解毒；木通渗利湿热，导湿热从小便而出；连翘、薄荷、射干、浙贝母清热解毒，利咽散结；麻黄、杏仁、蝉蜕、僵蚕、柴胡宣肺化痰，湿随风去。

参考文献

1. 郑邦本，王光富. 郑惠伯巧用甘露消毒丹. 辽宁中医杂志，1992，23
   （11）7－8
2. 张丰强，郑英，王秦芹，等. 首批国家级名老中医效验秘方精选. 北京
   国际文化出版公司，1996

刘仕昌　宣肺法治肺炎

刘仕昌，男，广东惠州市人，广东省名中医。曾任中国中医药学会传染病分会顾问。擅长内科、儿科和温病的治疗，独创岭南温病学派。主编《温病选读讲义》，参编《中医大辞典·基础分册》《中医温病学表解》等。

刘氏认为肺炎归属中医温病之风温范畴，整个病程均可表现出风热郁肺的证候特点。治疗宣肺之法贯穿始终。常用北杏仁、浙贝母、桔梗、前胡、枇杷叶、瓜蒌皮、鱼腥草等（"宣肺饮"）宣肺之品。

【验案】 冯某，女，52岁，1991年7月17日初诊。患者5天前洗澡后受凉起病，初起发热恶风，头痛咽痛。咳嗽痰白，自服"感冒药"后体温略减，第2天发热又起，渐至39.5℃，咳嗽加剧，咳引胸痛，痰渐转黄稠，疲乏纳呆，欲呕。诊时见面色赤垢，痰黄稠带褐，小便黄，舌红、苔黄腻，脉滑数，胸部X线透视报告：大叶性肺炎并胸膜炎。中医诊为风温兼湿（邪热壅肺）。治以清热宣肺，解暑化湿。处方：鱼腥草、滑石（布包）各30g，浙贝母、瓜蒌皮、枇杷叶、前胡、桔梗、扁豆花各12g，青蒿（后下）、北杏仁（打）各10g，丝瓜络15g，甘草3g，日2剂，上、下午各进1剂，水煎服。10剂后次诊发热减退，但咳嗽加剧，痰色灰黄而稠，舌质红、苔黄腻，脉滑数。上方去扁豆花、滑石，加黄芩15g，板蓝根20g，日1剂，水煎服。5剂后再诊发热退，咳嗽减，仍胸痛，余证减轻，舌略红、苔黄腻，脉滑略数。仍以清热宣肺化痰为主。处方：鱼腥草30g，浙贝母、瓜蒌皮、紫菀、桔梗各12g，北杏仁（打）10g，丝瓜络、黄芩、玄参各15g，芦根20g，甘草3g，日1剂，水煎服。5剂后四诊：症状消失，复查胸片正常。继续调理善后。处方：沙参、玄参、芦根、丝瓜络、鱼腥草各15g，麦冬、北杏仁（打）、扁豆花各10g，紫菀、瓜蒌皮各12g，甘草3g，日1剂，再服3天而痊。

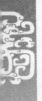

肺炎

【按语】 患者发病在暑季，有发热，疲乏纳呆，欲呕，面色赤垢，小便黄，舌红、苔黄腻，脉滑数邪热夹暑湿之证，咳嗽、胸痛提示病位在肺，辨为邪热壅肺之风温兼湿。治以清热宣肺，解暑化湿。方以宣肺饮宣肺止咳；黄芩、芦根、板蓝根、甘草清气宣肺等；青蒿、滑石、扁豆花清暑化湿，丝瓜络通络止痛。邪退后予清涤余邪为治防其死灰复燃，后用养阴宣肺之品善后调理收功。

参考文献

钟嘉熙. 刘仕昌教授治疗肺炎经验. 新中医，1994，1：20

祝谌予 肺炎从气分热盛论治

祝谌予，男，北京市人，著名老中医，中西医结合的倡导者。师从施今墨，曾任中国医学科学院学术委员会委员、中国中西医研究会副理事长、中医学会理事。擅长治疗内科疑难杂证和妇科疾患。著有《祝氏施今墨医案》《施今墨临床经验集》等。

祝氏主张中西医结合。西医诊断，中医辨证，是中西医结合的主要方法之一。西医诊断，有助于中医对疾病的认识，为中医辨证论治提供依据和内容。临证非常重视气血，善用气血辨证的方法诊治内伤杂病和妇科疾病。他指出，叶天士首创卫气营血辨证，虽为外感温病所设，然究其实质，还是要辨清邪热伤人气血的浅深层次。内伤杂病用气血辨证指导临证更具实践意义。对肺炎的治疗，常从外感温病论治，采用卫气营血辨证论治。

【验案】 何某某，女，19 岁，学生，1978 年 6 月 15 日初诊。持续高热伴咳嗽，胸痛 20 余天。患者于 1978 年 5 月 18 日外出劳累，两天后出现高热，体温达 39℃以上，伴胸痛、咳嗽、咯少量黄黏痰。外院用青霉素、链霉素 3 天无效，来本院急诊，查白细胞 20×10^9/L，红细胞沉降率 65mm/h，胸透示左下肺大片实变阴影，痰培养为克雷伯杆菌，确诊为左下肺炎，经用多种抗生素治疗 2 周高热持续不退，体温仍波动在 38℃~40℃，于 6 月 11 日收住入院。曾 3 次因左下肺炎住院。入院体格检查：T 39.7℃，R 32 次/min，P 120 次/min，BP 120/80 mmHg，急性病容，精神委靡，左下肺听诊呼吸音低弱，叩诊浊音，乃邀会诊。证见：高热汗出，不恶寒但恶热，口渴思饮，干咳少痰，左胸疼痛，乏力神疲，纳食不甘。舌淡红，苔黄燥，脉细滑数。辨证为风温犯肺，气分热盛，治宜辛寒清热，宣肺止咳。方用白虎汤合泻白散加减。处方：生石膏（先下）30g，知母 12g，金银花 15g，连翘 10g，大青叶 30g，芦根 30g，白茅根 30g，桑白皮 12g，地骨皮 24g，炙前胡 10g，甘草 6g，服药 6 剂后，体温降至 38℃，口渴汗出均减，仍纳食不甘，痰不咳出，舌苔薄白，脉细滑数。守上方去芦根、生甘草，加茯苓 15g，陈皮 10g，焦三仙（焦麦芽、焦山楂、焦神曲）各 10g，再服 6 剂后，体温波动在 37.5℃左右，咳嗽减轻，胃脘不适，守方去生石膏、知母，加黄芩 10g，法半夏 10g，续服 6 剂后，体温正常，诸证均愈，停用抗生素。食纳仍差，舌淡，脉细滑。化验白细胞 $6.6×10^9$/L，胸片复查左下肺后基底段有密度增高影，考虑炎症合并胸膜病变所致。辨为病邪乍退而脾胃未复之象。拟从脾胃治之，方宗五味异功散加味。处方：党参 10g，白术 10g，茯苓 12g，炙甘草 6g，陈皮 10g，鸡内金 10g，焦三仙各 10g，再服 6 剂后，病愈出院。两周后复查胸片示左下肺炎症明显吸收。

【按语】 患者高热伴咳嗽、胸痛持续 20 余日不解，温邪上受，不能外解，邪入气分化热以无形邪热为主，尚无夹痰与里结阳明便秘，肺胃气分热盛，故以清热泻肺，止咳平喘，患者高热口渴汗出，且高热日久伤阴，可选用白虎汤加人参汤，因为中西医结合治疗，使用大量补液故未加人参，加芦根、白茅根清阳明经热，生津止渴；金银花、连翘、大青叶清热解毒，透邪于卫分；桑白皮、地骨皮、前胡泻肺清热，止咳化痰。全方内清外透，给邪气以出路故发热徐退，咳止痛消。其后用五味异功散加减调补脾胃，恢复体能，乃习用热病善后之法。

参考文献

董振华. 祝谌予临证验案精选. 北京：学苑出版社，2006

郭士魁 肺炎之治从痰、热、闭、虚着手

　　郭士魁，北京人，男，北京著名中医学家。早年学徒，师从名中医赵树屏、冉雪峰，曾任中医研究院西苑医院心血管病研究室主任，对于内科疑难疾病的中医治疗有丰富的经验。著有《心血管常见症候的中医病机和治疗势》《谈谈活血化痰治则》《活血化瘀文献选辑》《杂病证治》。

　　郭氏认为肺炎在临床上需辨证论治，风寒犯肺治宜辛温解表，宣肺散寒；方用参苏饮化裁，喘重加麻黄，如三拗汤。风热犯肺多用银翘散和麻杏石甘汤加减化裁，病到阳明可加用白虎汤清热养阴。热盛加用安宫牛黄丸，高热便秘也可加用紫雪丹，痰多加用蛇胆陈皮末。阳虚欲脱之危证，治疗宜回阳固脱，可用参附汤或四逆汤。如咳嗽减轻，外感已除，余热未尽，可用淡竹叶石膏汤、麦门冬汤养阴清热。病后恶心、腹胀、食欲欠佳，可用温胆汤加减善后调理。小儿肺炎严重时称为肺闭，为肺气受邪所阻，使清气不能上升，浊气不能下降，而成喘急，咳逆上气，治宜宣泄肺气，使邪外达。肺闭入营用麻杏石甘汤加葱白治之；肺闭虚证，治以生津益肺、宣闭化痰，用麻杏石甘汤加西洋参等；热闭胸中用西洋参加牛黄散；风热肺闭以麻杏石甘汤及桑菊饮等治之；风寒肺闭以桂枝厚朴杏子汤或三拗汤、射干麻黄汤等；呕吐则小半夏汤加葱白治之；肺闭在气分，以千金苇茎汤加味或麻杏石甘汤加葱白等治之。

1. 肺热咳嗽证

　　【验案】　窦某，男，22 岁。1978 年 4 月 7 日初诊：咳嗽、胸痛、高热、寒战 7 天。患者 1 周前因出汗受凉后感到周身不适，次日始寒战高热，咳嗽，胸痛，体温 39.5℃。近几天胸痛憋气，咳嗽加重，体温 38.4℃，咳嗽频繁，痰少黏稠，胸痛气喘，口干尿黄。检查：舌淡红苔稍黄，脉数。胸透为左肺下部有

炎症，少量胸腔积液，右肺代偿性肺气肿。白细胞 $27.9×10^9/L$，中性 0.81，淋巴 0.16，嗜酸 0.01，单核 0.02。西医诊断为大叶性肺炎，右肺代偿性肺气肿。中医辨证为肺热咳嗽，立法：养阴清热，宣肺止咳。方用：北沙参 12g，玄参 15g，麻黄 6g，生石膏 90g，枇杷叶 10g，杏仁 10g，百部 12g，紫菀 12g，前胡 10g，陈皮 12g，黄芩 12g，地骨皮 15g，瓜蒌皮 15g。4 月 14 日次诊：尚有低热，37℃～37.4℃，呛咳，口干咽痛，胸痛，舌质暗红，脉细数。治疗以养阴润燥，清肺止咳之剂。北沙参 15g，枇杷叶 12g，炙麻黄 3g，杏仁 10g，黑芝麻 10g，紫菀 12g，百部 12g，生石膏 18g，玄参 15g，桔梗 6g，芦根 18g，甘草 3g，川贝母粉（冲服）1g。4 月 21 日三诊：体温正常，仍有干咳，痰少。舌红苔少微黄，脉略数。仍宗上方去桔梗、甘草，加柴胡 12g，马齿苋 12g，马尾连 12g。4 月 28 日四诊：咳嗽除，复查胸透肺炎已吸收，血常规正常，一般情况好，明日出院。

【按语】 患者证见发热，口干，舌质红，苔薄黄，脉数气分证，风温首犯肺，故见咳嗽，胸痛憋气，痰黏稠不易咳出，辨为肺热咳喘，清热宣肺，化痰平喘，养阴止咳。方中麻杏石甘汤宣肺平喘，枇杷叶、百部、紫菀、前胡、陈皮、黄芩、地骨皮、瓜蒌皮清热化痰止咳，沙参、玄参清热养阴，润燥化痰，方中重用石膏大清气分热。

2. 气阴枯竭证

【验案】 张某，女，1 岁。1959 年 3 月 4 日会诊：患儿因咳喘、发热、食少、精神差 5 天，诊断肺炎，于 1 月 24 日住院。当时体温 38.3℃，体重 6kg，精神委靡，唇紫，喘咳，双肺满布湿啰音，四肢皮肤发紫，四肢冷，双下肢浮肿，臀部有压疮 2 处。经抗生素治疗，一个月以后病情有好转。但仍有咳嗽，发热，体温 37.2℃～38℃。今日体温又升至 38.7℃，体重 3.9kg，神倦，肌消肉脱，表情淡漠，喉间有痰，两肺底仍有湿啰音，舌红无苔，脉短。辨证为热伤气阴，气阴枯竭。立法：滋阴益气。方用：干生地黄 9g，阿胶 9g，麦冬 6g，炙甘草 6g，生龙骨 9g，龟板 15g，生牡蛎 9g，白芍 9g，炙鳖甲 12g，远志 5g，党参 9g，鸡子黄 1 个，童便 1 小杯兑入，水煎分 2 天服完。3 月 16 日二诊：服上方 6 剂，体温 36℃～37.2℃，两肺底啰音减少，能自玩手，皮肤较润，逗之能笑。体重 4.13kg，脉细数，舌红少苔，继服上方。3 月 28 日三诊：体温正常，两肺底有少许湿啰音，自己能拿玩具，体重 4.5kg。舌质略红，苔薄白，脉细。原方去生地黄、童便，加大枣 3 枚、浮小麦 9g，继服。4 月 7 日四诊：体温正常，体重 4.6kg，胸透示肺炎未完全吸收。舌质略红，苔薄白，脉细，肺底仍有少许湿啰音。原方加胆南星 3g，天竺黄 3g，继服。4 月 18 日五诊：体温正常，体重 5.2kg，扶床栏能坐起。两肺底啰音消失，舌质正常，苔薄白，脉细，四肢皮肤颜色正常，臀部压疮痊愈。继服上方。4 月 27 日六诊：体温正常，体重 6.25kg，扶床栏站立，活泼可爱，食欲好，二便正常，胸透肺炎全部吸收，双下肢皮色正常，浮肿消失。舌质正常，苔薄白，脉细，停用中药。

【按语】　患儿咳逆上气，喘满肺胀，病重热深，久病气阴两伤，真阴大亏，不能荣五脏、濡筋骨、利关节，长肌肉，更无力祛邪外出。致使形消肉脱，精疲神呆，疾病拖延不愈。宜先扶正方可祛邪。给予三甲复脉汤加减，益气养血育阴之剂。干生地黄、麦冬、阿胶、白芍、鸡子黄滋阴养血。龟板、鳖甲滋补真阴。党参益气。龙骨、牡蛎、远志配合以上滋阴药物育阴潜阳收敛精气。冲以童便，清虚热，引火下行。阴血生，正气复，五脏充实，才能祛邪外出。

3. 阴虚肺热痰阻证

【验案】　胡某，男，8 个月。1961 年 3 月 18 日会诊：患儿发热，咳喘 8 天，诊为肺炎，用抗生素治疗无明显好转。体温 40.2℃，喘促多痰，胸腹满。面青，舌绛无苔。脉虚数。辨证为阴虚，肺热痰阻。立法：养阴清肺化痰。方用：玉竹 6g，麦冬 3g，粳米 6g，黄连 0.9g，天花粉 3g，清阿胶 6g，大青叶 3g，蛤粉 6g，连服 3 剂。3 月 22 日二诊：服前方 1 剂后体温最高达 38.2℃，服 2 剂后体温最高 37.7℃。3 剂后，体温已正常。痰少，烦躁减轻。舌质淡无苔，脉细。方用：人参 3g，麦冬 3g，五味子 10 枚，浮小麦 3g，大枣 3 枚，服 3 剂。3 月 25 日三诊：体温正常，咳嗽缓解，痰消失，精神好转，食欲佳，二便调。

【按语】 患儿舌绛无苔，脉虚数为阴虚表现。高热，喘促多痰，胸腹满为痰热内蕴之证。病机痰热闭肺，肺热阴伤。治以生津益肺，宣闭化痰。方中玉竹、麦冬、粳米、天花粉、清阿胶清热养肺阴，黄连、大青叶清热解毒，蛤粉清化痰热。热退，咳嗽减轻，痰量减少，再予以益气养阴润肺之剂，生脉散加味，扶正复脉，正复邪去。

4. 中阳受损，而表邪未解证

【验案】 付某，男，10个月。1961年5月12日会诊：患儿因高热，咳喘诊断肺炎入院15天，咽部病毒分离为腺病毒，咽培养为金黄色葡萄球菌。曾用抗生素及清热解毒中药治疗，无明显好转。体温40.6℃，呛咳，微喘，喉间痰声，身热无汗，虚烦口渴，下利黄水，尿少。胸腹胀满，面及手足浮肿。舌质红，苔白腻，脉细无力。辨证为中阳受损，而表邪未解（投用苦寒药过多）。立法：解表温中，扶正祛邪。方用：桂枝人参汤加减：西洋参3g，炒白术3g，干姜1.5g，炙甘草3g，桂枝3g，半夏1.5g，茯苓6g，橘红1.5g，3剂。5月15日二诊：服上方2剂，体温下降至37℃～39.4℃，喉间痰少，喘减轻，大便次数减少。舌质红，苔白，脉细无力。宗上方去桂枝，加大枣3枚继服。5月18日三诊：体温正常已2天，咳嗽缓解无痰，手足浮肿消失，大便日1次。舌质正常，苔薄白，脉细滑。

【按语】 患儿因服苦寒药过多，表未解而中阳受伤，下利不止。脾胃受损，津液运行失常，泛溢肌表，故见胸腹胀满，面及手足浮肿，苔白腻，脉细无力。治以解表温中，扶正祛邪。方用桂枝人参汤解表，健脾温中止泻。方中西洋参大补元气，补肺益脾，生津退热；桂枝助卫通营，解除肌表之风寒；干姜、茯苓、白术温中散寒，健脾止泻；半夏、橘红止咳化痰，健脾。

5. 表邪化热，痰热内阻证

【验案】 闻某，男，3个月。1960年4月29日会诊：患儿高热，喘息5天，诊断肺炎入院2天。体温40.3℃，无汗，呈暴发性喘息，唇紫昏迷抽搐，面赤，舌红，苔白中心黄，脉浮。辨证为肺闭。建议给予吸氧，针刺十宣穴，热水全身擦浴。立法：清肺平喘，清心熄风。方用：麻杏石甘汤加味：麻黄 1.5g，杏仁 3g，生石膏 9g，甘草 1.5g，桔梗 1.5g，前胡 1.5g，牛蒡子 3g，淡竹叶 3g，僵蚕 3g，钩藤 1.5g，葱白 3 寸，2 剂。5 月 1 日二诊：服药 2 剂，体温降至 36.6℃～38.6℃，喘轻，喉间痰鸣，皮肤润，舌质红，苔薄黄。脉浮数。宗上方去牛蒡子、葱白，加炒苏子 1.5g，莱菔子 3g，继服 1 剂。5 月 2 日三诊：体温 37.2℃，喘息减轻，痰较多。舌质略红、苔白，脉细数。方用：前胡 1.5g，炒苏子 1.5g，莱菔子 1.5g，杏仁 1.5g，甘草 0.9g，桑白皮 1.5g，茯苓 6g，化橘红 3g，厚朴 1.5g，芦根 9g，2 剂。5 月 5 日四诊：体温 36.7℃，体温正常已 2 天，无咳喘，喉间偶有少许痰，舌质微红苔白，脉细，上方去桑白皮，加麦冬 3g，服药 2 剂病愈。

【按语】　患儿发热，无汗，面赤，舌红，苔白中心黄为热证；脉浮为表证；喘息，唇紫为肺气闭阻之证；昏迷抽搐，内热炽盛，上扰神明之证。病机为外感风寒，肺气受阻，表邪化热，痰热内阻，表邪未解，外寒里热，内热炽盛，上扰神明。治以清肺平喘，清心熄风。方用麻杏石甘汤加味。方中麻黄宣肺平喘；牛蒡子助麻黄解表开肺；生石膏清热生津，透热外出；杏仁与麻黄宣降并用，宣通肺气，降逆平喘；桔梗、前胡宣肺止咳化痰；僵蚕、钩藤清热熄风镇惊；淡竹叶清心胃之热，与僵蚕、钩藤同用，加强清热宁心，镇惊之功。热退表解之后，上方去麻黄、牛蒡子、葱白、生石膏，加茯苓、莱菔子、橘红、厚朴健脾理气化痰；桑白皮、芦根清肺生津；苏子降气。肺热清，正气复，脾健痰消，病愈。

6. 痰热内阻证

【验案】　张某，女，1.5 岁。1960 年 6 月 15 日会诊：患儿因高热喘憋 5 天，诊断肺炎入院。入院后给予抗生素、中药清热解毒剂及至宝丹、西羚羊角粉治疗 2 天后病情反加重，入院第 3 天请郭老会诊，患儿面色蜡黄，痰壅咽闭，无力咳嗽，体温由高热下降至 37.8℃。神昏喘憋，下颌运动抬肩呼吸，身热肢冷，唇焦舌绛，舌苔老黄无津。脉沉数无力，心率 220 次/min，呼吸 72 次/min。辨证为里热炽盛，痰热内阻，热入心包。立法：

益气复脉，清热化痰，镇惊熄风。方用：西洋参 6g，煎水，送牛黄散 3g，日均 5 次服，2 剂。6 月 17 日次诊：体温 38.3℃，服药一天后，见患儿神志有好转，触之有反应，皮肤开始红润，手心见潮汗。体温又升至 40℃。不用阿司匹林等强退热剂，只用热水擦浴，使皮肤见潮汗，再借牛黄散中芳香清热之力，患儿全身见微汗。第 2 剂西洋参送牛黄散服后，神志好转，喘也减轻，痰有减少，舌淡苔少，脉滑数。给予：玉竹 6g，麦冬 2.5g，天冬 6g，玄参 6g，细生地黄 6g，石斛 6g，炒谷芽 9g，荷叶 3g，服用 2 剂。6 月 19 日三诊：体温 37.8℃，咳轻，喉间有痰，进食较少。舌质淡，苔少，脉滑数，宜调和肺胃，清热化痰。沙参 9g，麦冬 6g，枇杷叶 6g，石斛 9g，谷芽、麦芽各 6g，化橘红 6g，杏仁 3g，薏苡仁 6g，六一散 6g，服用 2 剂。6 月 21 日四诊：体温 36.8℃，无咳嗽，痰消失，进食较少，舌质正常，苔薄白，脉细滑，治以调和脾胃，保和丸 15g，分 3 次服。

【按语】 患儿神昏喘憋，身热唇焦舌绛，舌苔老黄无津，脉沉数无力为热入营血，逆传心包，肢冷为邪热内闭，阳气不能外达。病机为里热炽盛，痰热内阻，热入心包。治以益气复脉，清热化痰，镇惊熄风。方用：西洋参煎水，送牛黄散。方中西洋参大补元气，扶正复脉，牛黄散清热镇惊，化痰开窍。服 1 剂后，体温复升，皮肤开始红润，手心见潮汗，神志好转。2 剂后神志好转，喘憋也减轻，体温开始下降，正气逐渐上升，邪热逐渐消退，再给予益阴健脾、止咳化痰之剂。热退、咳除，最后给予保和丸，健脾和胃、培土生金，调理肺胃。

7. 痰热互结，气郁不宣证

【验案】 罗某，女，3 岁。1958 年 12 月 23 日会诊：患儿诊断肺炎入院，经治疗无明显好转。持续高热 14 天。咳喘、胸腹胀满、嗜睡、烦躁、进食少，3 天未大便。面色灰，唇干，舌赤，苔黄，脉滑数。辨证为痰热互结，气郁不宣。立法：清热化痰，开胸散结。方用：小陷胸汤加味，瓜蒌仁 9g，枳实 5g，马尾连 0.9g，薤白 6g，天花粉 6g，麦芽 6g，豆豉 12g，莱菔子 12g，服 2 剂。12 月 25 日次诊：体温 38.6℃，服药后咳喘有减轻，大便通利，胸腹胀满有减轻，仍不思食。唇干，舌赤，苔白腻，脉滑数。治疗清热化痰，调和肺胃。瓜蒌 9g，薤白 6g，马尾连 0.6g，厚朴 0.6g，莱菔子 6g，炒麦芽 6g，建曲 6g，通草 3g，服 2 剂。12 月 29 日三诊：体温 36.6℃，体温已退，咳嗽轻，腹满已消，大便日 2 次，进食仍少。唇干，苔白腻，脉细缓。方用：瓜蒌 9g，薤白 6g，法半夏 6g，橘红 3g，茯苓 6g，白前 6g，莱菔子 5g，蛤粉 6g，桑白皮 6g，炒麦芽 6g，竹茹 6g，服 2 剂。本方再服用 2 剂后体温正常，咳喘完全缓解，大便日 1 次，食欲增加，病愈。

【按语】 患儿有高热，唇干，舌赤，苔黄，脉数为热证；有咳喘、脉滑痰证，胸腹胀满、进食少，3 天未大便为阳明证；嗜睡、烦躁热入营分证。病机为肺胃热盛，热灼津液，痰热互结，肺失清肃，气机升降失调，痰热结于胸中，燥屎结于大肠，清气不升，浊阴不降。辨为小结胸症，治以清热化痰，宽胸散结，理气通便。方用小陷胸汤加味，方中小陷胸汤清热化痰，宽胸散结；薤白、豆豉清热透邪理气宽胸；天花粉、莱菔子清热化痰，理气通腑，麦芽升清和胃，药后大便通畅，胸开痰化，邪热渐消，再给予健脾宽胸化痰之药扶正祛邪，正气渐复，痰消热退。

8. 痰湿阻塞证

【验案】 马某，男，8 个月。1959 年 1 月 21 日会诊：体温 38.2℃，患儿麻疹后第 7 天，高热不退，咳嗽喘憋，诊断麻疹后肺炎。面色青白，喉间水鸡声，指纹伏，脉沉滑，舌苔白腻。辨证为痰湿阻塞肺气。立法：温化痰湿。方用：麦冬 6g，法半夏 1.5g，化橘红 1.5g，炙甘草 0.9g，白前 6g，炒苏子 1.5g，厚朴 3g，杏仁 1.5g，生姜 2 片，服用 2 剂。1 月 23 日次诊：体温 37.3℃，服药后，大便见黏液，咳嗽减轻，痰有减少，体温有下降，苔白腻，微黄，脉细数。原方去厚朴，加桑白皮 1.5g，服用 2 剂。1 月 25 日三诊：体温 36.8℃，体温已正常，咳喘减轻，大便稀，日 2 次，脉沉细，舌质正常，苔薄白，再给予茯苓 1.5g，法半夏 1.5g，橘红 0.9g，炙甘草 0.6g，白前 1.5g，炒苏子 1.5g，杏仁 1.5g，薏苡仁 9g，生姜 2 片，服用 3 剂。1 月 28 日四诊：体温 36.4℃，服药后无咳嗽，大便日一次，食欲好转。舌质正常，苔薄白，脉沉细，停服中药。

【按语】 患儿证见喘憋，喉间痰鸣如水鸡声，舌苔腻，脉沉细之痰湿证。辨为痰湿阻塞肺气。法以温化痰湿。方用二陈汤加味。方中二陈汤健脾理气化痰，杏仁、白前化痰止咳；苏子、厚朴化痰降逆；薏苡仁健脾化湿。次诊苔微黄，脉数，故原方去厚朴温燥，加桑白皮清肺热。

9. 痰热壅盛，表邪内陷阳明证

【验案】 邹某，女，10个月。1958年12月21日初诊：体温40.1℃，高热咳嗽诊断为肺炎入院。治疗已12天。近2天病情加重，持续高热嗜睡，咳嗽，烦躁，咽红，腹胀下痢日7～8次，尿少。面色灰，指纹陷伏，舌赤苔白，脉数。辨证为痰热壅盛，肺气郁闭，表邪内陷阳明，腹满下痢。立法：调和肺胃。方用：冬瓜仁12g，杏仁6g，薏苡仁12g，苇根9g，淡竹叶6g，桑白皮6g，茯苓皮6g，通草3g，2剂。12月23日次诊：体温37.8℃～39℃，服药后，体温有所下降，微汗出，便溏2～3次为绿色，腹满咳喘减轻。舌质红，苔白，脉数，病在气分。原方去桑白皮，加炒麦芽6g，薤白3g，葱白1寸，前胡3g，2剂继服。12月25日三诊：体温36.3℃，偶有轻咳，有时烦躁，进食少，食后微哕，稀便日1次。舌质红，苔白，脉滑数。郭老认为病后余热未尽，胃气受伤，宜清热和胃。方用：冬瓜仁9g，生扁豆6g，石斛9g，炒谷芽6g，茯苓6g，陈皮3g，柿饼9g，枇杷叶3g，2剂继服。12月27日四诊：体温正常，不思食，有时吐，大便溏日2次。舌质正常，苔薄白，脉沉细。此属热退后胃气未复，治宜和胃：茯苓6g，法半夏6g，陈皮1.5g，炙甘草3g，扁豆皮3g，春茶3g，白蔻仁1.5g，生姜3片，大枣3枚，2剂继服。12月29日五诊：服药后，便酸臭，1天1次，进食少，有时呕吐，不咳嗽。舌质正常，苔白，脉细，腹满，为脾虚胃气未复。方用：茯苓6g，炒莱菔子6g，法半夏3g，枳壳1.5g，丁香1.5g，生姜1片，2剂继服。进本方2剂，食欲好转，未吐，大便正常，日1次。

【按语】 患儿高热，咳嗽，烦躁，咽红，舌赤，脉数痰热壅肺肺气郁闭之证，又见热邪内陷阳明之腹满下痢，有逆传心包之势见嗜睡面色灰，指纹陷伏。病机为热邪灼肺，痰热内结，肺气郁闭，表邪内陷阳明，胃气受伤，腹满下痢。治以清肺化痰，健脾和胃，取三仁汤意。冬瓜仁、苇根、桑白皮、春茶清泻肺热化痰；杏仁开肺止咳化痰；薏苡仁、茯苓皮健脾利湿；淡竹叶、通草清心利尿。次诊腹满咳喘减轻。舌质红，苔白，脉数，病在气分，肺热已减，故去桑白皮，加炒麦芽、薤白、葱白、前胡宣透肺气，后以健脾开胃调理。

10. 邪热内闭证

【验案1】 张某，男，1岁。1959年1月3日初诊：高热咳喘诊为肺炎入院。体温39.8℃，无汗，昏迷抽搐，喉间有痰，胸腹胀满有时呕吐，便稀，手足心热甚于足背，面青，舌绛苔黄，脉滑数，辨证为邪热内闭，邪入营分。立法：透营宣卫。方用：玉竹6g，杏仁6g，麻黄0.9g，生石膏12g，淡竹叶6g，桔梗3g，前胡5g，甘草0.6g，葱白2寸，苇根0.9g，1剂煎服，日分2～3次服下。1月4日次诊：体温38.4℃，服药后，神志稍好转，有汗，烦躁，喉间有痰，舌绛苔黄，脉滑数。方用：淡竹叶6g，生石膏9g，北沙参9g，法半夏6g，麦冬6g，粳米12g，甘草3g，2剂。1月6日三诊：体温36.7℃，精神好转，偶轻咳，喉间少许痰鸣，舌红苔白，脉细滑。方用：北沙参6g，麦冬6g，石斛6g，法半夏6g，粳米9g，枇杷叶6g，大枣3枚，2剂继服。1月8日四诊：体温正常，精神好，喉间痰鸣消失，不咳嗽，食欲好转，二便调。

【按语】 患儿高热，手足心热，无汗，昏迷抽搐，舌绛苔黄，脉数为风温由气入营，邪热内陷阳明见胸腹胀满有时呕吐，便稀，夹痰见喉间有痰，痰蒙清窍故见昏迷。病机为表邪化热，热盛灼伤津液，痰热郁肺，热邪内闭，邪入营分，治以透营宣卫。方用麻杏石甘汤加味，生石膏辛甘大寒清热生津，透热外出；麻黄宣肺平喘，外解表邪；杏仁与麻黄宣降并用，开肺降气、止咳化痰平喘；葱白助麻黄辛温解表，理气宣肺；前胡、杏仁同用，清肺化痰止咳；玉竹、苇根清热生津育阴；甘草调和诸药。后以淡竹叶石膏汤清热生津，益气和胃，与沙参麦冬清肺养阴调理。

【验案2】 李某，2岁，女。1958年12月23日初诊：因疹后高热 5 天入院。疹子早期消隐，咳喘，高热，身无汗，面色灰暗，神昏，手足清冷，纹隐脉伏，腹满，舌红少津，苔微黄燥。肺叩浊，听诊闻水泡音，心音弱。郭老诊后：辨证：病是由于疹毒未透之日即隐伏，以致肺闭。方用：麻黄 2.4g，杏仁 6g，生石膏 12g，牛蒡子 4.5g，桔梗 3g，豆豉 6g，石菖蒲 3g，葱白 2 寸。服此汤药后第 2 天，见微汗出，高热渐降，两颊红，脉已摸到，脉数，四肢温暖，苔白腻。

【按语】 患儿咳喘，高热，身无汗，舌红少津，苔微黄燥为邪热内盛。面色灰暗，神昏，手足清冷，纹隐脉伏，腹满为邪热内盛而闭，阳气不能外达之症，病机为疹毒未透，疹毒隐伏以致肺闭。治以宣泄肺气，使疹毒外达，方用麻杏石甘汤宣肺平喘，牛蒡子、淡豆豉、葱白辛开肺气透邪，使疹毒外达；桔梗、石菖蒲化痰。

【验案 3】 王某，3 岁，女。1959 年 1 月 21 日初诊：因高热抽风 1 天入院。喘憋，呼吸 84 次/min，神昏谵语，惊惕，皮肤花纹，面赤，额汗而身无汗，腹满而喘，脉浮数有力，舌红，苔白腻微黄。郭老诊后：辨证：病属肺闭。方用：麻黄 3g，杏仁 6g，生石膏 12g，甘草 3g，僵蚕 6g，桔梗 3g，前胡 4.5g，莱菔子 4.5g，葱白 2 寸。服汤药后微汗出，热退，舌苔减，翌日体温正常，自己坐起喝粥。

【按语】 患儿高热、抽风、喘憋，气促，神昏谵语，惊惕，皮肤花纹，面赤，额汗而身无汗，腹满，脉浮数有力，舌红，苔白腻微黄为热邪闭肺入营，热气生风，治以清肺平喘，宣泄肺气，使邪外达，方以麻杏石甘汤加减。方中麻杏石甘汤宣肺平喘；僵蚕清热熄风解痉；桔梗、前胡、莱菔子化痰；麻黄、葱白辛开肺气，药后微汗出，热退，舌苔减。

参考文献

翁维良. 中国百年百名中医临床家丛书·郭士魁. 北京：中国中医药出版社，2001

潘纫娴　清轻宣发治肺炎

潘纫娴，女，上海名中医。1940 年毕业于上海中国医学院，任上海第二医科大学中医教研室顾问、上海第二医科大学附属瑞金医院中医科顾问等，临床擅长内科疾患的诊治。

潘氏治疗肺炎，采用卫气双清、透泄外邪的方法，常投之清轻宣发之剂。

【验案】 陆某某，女，36 岁，1979 年 6 月 25 日初诊。她素有慢性支气管炎史，近来发热 18 天未退，经 X 线诊断为肺炎。西医用过各种抗生素及退热镇痛药，未见明显疗效，体温始终在 39℃～39.5℃波动。刻诊：患者神萎，畏风形寒，无汗，咳嗽痰少，咽喉肿痛，口渴能饮，两侧颈部痰核肿大，舌苔黄腻，舌质红，脉细数（脉率 96 次/min）。此属温病卫气同伤，气分大于卫分，治宜解表清里，卫气双解，方用栀豉汤合银翘散加减，药用：豆豉 9g，焦山栀 9g，黄芩 9g，荆芥、防风各 6g，金银花 9g，净连翘 9g，生甘草 4.5g，桔梗 4.5g，杏仁 9g，天花粉 12g，柴胡 4.5g，芦根 30g，4 剂。并嘱其每 6 小时服 1 次，日服 4 次，1 日 2 剂全部服完，2 日服 4 剂。6 月 27 日次诊：服上药 4 剂得畅，汗发，热已退尽，形寒畏风、咽喉肿痛已消，咳嗽大减，两侧颈项痰核稍小，压之微痛，苔腻转薄，舌红稍淡，脉细数。发热虽退，脉未和缓，不可大意，再拟原法出入。药用：豆豉 9g，焦山栀 9g，黄芩 9g，金银花 9g，净连翘 9g，生甘草 4.5g，桔梗 4.5g，杏仁 9g，天花粉 12g，柴胡 4.5g，芦根 30g，葛根 9g，夏枯草 9g，5 剂，嘱每天服 1 剂。7 月 2 日三诊：迭进表里双解，卫气同清之剂，发热未起，咳嗽亦愈，颈部痰核明显缩小，已无压痛，胃纳转佳，X 线胸透肺部炎症已吸收，唯口干较甚，大便干燥，苔薄，脉细软。皆由高热日久，劫烁津液，津伤肠燥而口干便燥，炉烟虽息，灰中有火也，治宜养阴清热，生津润燥，药用：鲜生地黄 15g，炒牡丹皮 6g，地骨皮 6g，金银花 9g，连翘 9g，京玄参 12g，南沙参、北沙参各 12g，夏枯草 9g，象贝母 9g，生甘草 4.5g，天花粉 9g，全瓜蒌（打）15g。5 剂。

【按语】 患者有畏风形寒、无汗的卫分证，又有咽喉肿痛、口渴、舌红、苔黄、脉数的气分证，故拟诊为卫气同病。治以解表清里，卫气双解。方用栀豉汤合银翘散加减。方中荆芥、防风、豆豉解表发汗，金银花、连翘、焦山栀、黄芩清热解毒，甘草、桔梗、杏仁、芦根、天花粉清肺止咳利咽，柴胡退热。内邪外透则汗出，继以清热养阴，生津润燥，补其不足之阴，养其虚损之肺，故病告痊愈。

参考文献

金明渊. 上海地区名老中医临床特色经验集. 上海：上海科技教育出版社，1992

邓铁涛　扶正祛邪治肺炎

邓铁涛，男，广东省开平县人，广东省名老中医，内科专家。任中国中医药学会常务理事，中国中医药学会中医理论整理研究委员会副主任委员，中国中西医结合学会第二、第三届理事会名誉理事。著《学说探讨与临证》《耕耘集》《邓铁涛医话集》，主编《中医学新编》《中医大辞典》《实用中医内科学》《中医诊断学》《实用中医诊断学》等。

邓氏认为"非典"属中医春温温热疾病的范畴，并提出定名为春温病伏温证。病机以湿热蕴毒，阻遏中上二焦，并易耗气夹瘀，甚则内闭喘脱为特点。中医治疗包括扶正与祛邪两大方面，一方面强调防治疾病中，必须十分注意调护患者的正气，顾惜患者的胃气津液，增强拒邪能力。另一方面祛邪，不可以理解为单纯消灭病毒，更应注意给病邪以出路，清除邪气，祛邪外出。

1. 湿温证（邪在气分）

【验案】隋某某，女，2岁。初诊：1974年11月18日。主诉：发热、腹痛3周，黏液大便10天。患儿3周前开始低热，流涕，5天后高热，腹痛，即到某西医院住院治疗，曾用四环素、红霉素、卡那霉素、庆大霉素等，治疗期间相继出现呕吐，大便带黏液，口腔黏膜有白色分泌物，外阴部有白膜样物被覆等症状。后因大便培养发现假丝酵母菌，喉液涂片霉菌（+），而作二重感染治疗，停用上述抗生素而改用制霉菌素，未见明显好转，遂于1974年11月18日转我院留医。当时除上述症状外，并见高热（T 39.9℃），精神疲惫，面色潮红，唇干裂，渗血，咽稍红，时有腹痛，但不剧烈，全腹未见明显压痛及反跳痛，大便每天2～3次，带有黏液。心、肺、肝、脾未见明显病理体征。舌质稍红，苔少，脉濡数。血常规：白细胞 22.1×10^9/L，分类：中性0.74，杆状0.04，淋巴0.19，大单核0.03。诊断为黏膜及内脏型假丝酵母菌病。辨证为湿温证（邪在气分）。初用中药及西药制霉菌素，第 8 天后改用克霉唑、苯唑西林、氨苄西林、磺胺甲噁唑及其他对症治疗。经上述治疗体温曾一度降至37.5℃，大便日 1～2 次，外阴仍有少许白膜样被覆，大便常规仍发现假丝酵母菌。随后体温又逐渐升高达 39.8℃，并见咳嗽，口不渴，大便日 9 次，质同前。遂请会诊。诊查：舌质红，苔黄黑，脉数。双肺呼吸音粗，右肺可闻湿啰音。颈部及上胸部有斑丘疹。X 线胸片为右上肺炎（院外会诊：肺部炎性灶考虑为真菌所致，但不排除细菌感染）。血常规：白细胞 16.55×10^9/L，中性 0.8，淋巴 0.11，杆状 0.01，大单核 0.04。辨证：湿热之邪壅郁三焦，治法：清上下焦湿热，处方：白头翁 15g，秦皮 12g，川黄连 3g，桃仁 6g，薏苡仁 15g，冬瓜仁 10g，鱼腥草 15g，萆薢 15g，甘草 4.5g，小叶凤尾草 15g，西药仍用克霉唑，抗生素则用庆大霉素、红霉素。次诊：1974 年 12 月 8 日，用上药治疗 8 天后，除大便次数减为日 2～3 次，小便频急有所改善和体温稍下降（在 38.8℃～39℃）外，咳嗽等其他症状无改善，颈及胸部皮疹稍增，皮肤粗糙，苔转薄黄。病有好转之机，但上焦湿热仍明显，且有伤津现象，中药改拟萆薢汤合泻白散加减专理上焦。处方：淡竹叶 6g，钩藤 10g，蝉蜕 3g，桑白皮 10g，地骨皮 10g，萆薢 10g，桃仁 6g，冬瓜仁 10g，薏苡仁 10g，甘草 1.5g，西洋参 4.5g（另炖冲服）。西药单用克霉唑，停用抗生素。用上药的第 3 天体温下降至 37.4℃，咳嗽明显减轻，精神、胃纳稍好，之后体温一直稳定于 36.5℃～37.5℃，其他症状逐步减轻。第 5 天肺部啰音消失，仍用上方加减出入。其后大便逐步转正常，外阴部白膜消失，体温正常。12 月 23 日胸透示肺部炎性灶消失，后期根据病情，曾分别予四君子汤合萆薢汤加减及桑螵蛸散加减。1975 年 2 月 5 日诸症消失，各种检查均在正常范围而痊愈出院。

【按语】 患者有呕吐，大便带黏液，脾胃症状明显，病程长，腹痛，但不剧烈，精神疲惫，脉濡湿证，有发热，面红，唇干，舌质红，苔黄黑，脉数热证，辨证属湿温证，邪气充斥上、中、下三焦，治以清上下焦湿热。方用：白头翁汤合萆薢汤加减，后邪偏重于上焦，且有湿热化燥伤及肺阴之征象，故用萆薢汤合泻白散。于是病情得以逐步改善，邪退以后，由于大病伤正，故较长一段时间予以健脾及补肾之品收功。

2. 春温伏湿证

【验案】 邓某，女，33岁，医务人员，2003年1月25日入院。西医诊断：右下肺炎（非典型肺炎）。初诊：发热，微恶寒，神疲乏力，稍口干口苦，纳差，面红，头痛，微感胸痛，舌淡红、苔薄白，脉濡细。体格检查：T 38℃。中医诊断：春温伏湿，治宜清凉解毒，透热达邪。处方：青蒿（后下）、黄芩各15g，大青叶20g，板蓝根30g，柴胡、法半夏、浙贝母、紫菀、天竺黄各12g，枳壳、苦杏仁各10g，炙甘草6g，每天1剂，水煎服，配合清开灵静脉滴注加强清热，西药则投以泰能、稳可信。1月27日二诊：仍发热，热势上升，以夜间及午后为甚（T 38.6℃），肢体困倦，纳食减少。白细胞2.9×10⁹/L，血小板90×10⁹/L。胸片感染病灶明显扩大，大片灶。证属湿热蕴毒，阻遏中上二焦，治宜清热解毒达邪，解表宣肺化湿。处方：炙麻黄8g，石膏（先煎）、薏苡仁各20g，苦杏仁、甘草、柴胡、黄芩、法半夏、竹茹、桑枝各10g，白茅根、前胡各15g，滑石18g，藿香、佩兰各6g。1月28日三诊：热势仍未遏止，反有上升之势（T 39.2℃），症状未减，疲倦加重，舌淡红，苔薄白，脉濡细。双肺呼吸音粗，肺底闻及少许湿啰音。白细胞2.5×10⁹/L，中性0.51，血小板67×10⁹/L。此属湿热蕴毒，毒势盛，并易耗气夹瘀，毒瘀互结，且变证多端，有入营之势，治宜加重清热凉血解毒，化瘀软坚散结，少佐益气之品。原方继续服用，加服安宫牛黄丸，并加用仙方活命饮，加服西洋参（另炖服）10g，处方：金银花30g，浙贝母、赤芍、五爪龙各15g，陈皮3g，虎杖20g，皂角刺、白芷、穿山甲（先煎）、防风各12g，乳香、没药、升麻、当归各6g，连翘18g，西药停用泰能（亚胺培南-西司他丁）、万古霉素，改用左氧氟沙星、头孢他啶。至1月30日，停用所有抗生素，体温降至37.5℃。1月31日四诊：体温降至正常，但神疲乏力、头晕，偶有咳嗽，白黏痰，无口干，舌淡、苔薄白腻，脉濡细。复查：白细胞2.3×10⁹/L，中性0.50，红细胞3.12×10¹²/L，血红蛋白97g/L，血小板90×10⁹/L。胸

邓铁涛 扶正祛邪治肺炎

137

片示：病灶增多，密影。热势已退，胸片虽病灶增多，强弩之末势也，此乃正虚邪恋，治当清热养阴，扶正透邪，此时舌苔呈现白腻，为伏湿外达之象，治疗上并重视化湿、活血。处方：炙麻黄8g，苦杏仁、甘草、桑枝、黄芩、法半夏、竹茹各10g，白茅根、麦冬各15g，薏苡仁、太子参、五味子各20g，藿香、佩兰各6g，仍加服仙方活命饮方，并加大补气而性温和之五爪龙至30g；热势已退，停用清开灵，改以参麦注射液益气生津。2月4日五诊：已无发热，乏力，偶咳嗽，未闻及干湿啰音，舌淡、苔厚微腻，脉濡细。胸片示：炎症有所吸收。血常规检查：白细胞2.4×10⁹/L，中性0.48，余正常。病势渐衰，但湿性缠绵，如油入面，且易伤气，又易夹瘀为患，治宜清热利湿，益气活血。处方：苦杏仁、桃仁、神曲各12g，甘草、青皮、当归、橘红各6g，苍术9g，五爪龙30g，太子参20g，升麻、白术、麦冬各10g，加服：太子参15g，土茯苓、薏苡仁各30g，茯苓12g，枳壳6g，陈皮3g，威灵仙20g，苦杏仁10g，苍术9g，大枣3枚。2月8日六诊：自觉身轻体爽，舌苔腻转淡，脉细。血常规正常，2月12日胸片示：右肺炎症全部吸收。

【按语】　本案有以下发病和病机特点：起病有接触同类病患者的病史，感受戾气即邪气，具有传染性，初期即有肢体酸痛湿重的表现，为伏湿所致，较之普通的风湿不同，故诊断为春温伏湿。起病后进展较快，2天右下肺即出现大片阴影，毒力强，出现白细胞、血小板下降表现，患者神疲乏力，热势加重，为毒盛伤正的表现。患者初期之所以感邪受传染发病，是因为先有正气不足，邪乃干之，感受毒邪之后，热、毒、湿使正气更损，内因外因共同导致的结果。此外，患者神倦较重，是因抗生素的使用，同样损伤正气。根据上述病机，治疗上注重祛邪为主，所以初期注重透邪，治以清热解毒达邪，解表宣肺化湿；结合伏湿特点自始至终注意利湿渗湿，使邪有去路；后期则注重增强正气，益气养阴，因势利导，扶正祛邪。本病由戾气、湿、瘀、毒、虚所致，随证而治之。早期应用安宫牛黄丸，防邪毒内陷心包，防传变；早期应用人参扶助正气，及时停用抗生素；早期应用活血软坚散结之剂，防止肺纤维化，防止病灶扩散，以及加快病灶早日吸收。本例患者治疗采用扶正祛邪之法较之同类患者退热较快，仅用 6 天；症状改善快，整体调理后纳食始终正常，大便通畅；未蔓延至双肺，且降低的白细胞、血小板迅速恢复正常，肺部病灶吸收快。

参考文献

1. 邓铁涛，邱仕君，邹旭. 论中医诊治非典型肺炎：世界科学技术——中医药现代化，2003，5（3）：17－21
2. 邓铁涛. 论中医诊治非典型肺炎. 新中医，2003，35（6）：3－5
3. 邓铁涛. 邓铁涛医集. 北京：人民卫生出版社，2000

江育仁 救治急重肺炎四法

　　江育仁，男，江苏省常熟市人。师从常熟县儒医李馨山、上海名医徐小圃，曾任中华全国中医学会理事、中华全国中医学会儿科专业委员会副主任委员、江苏中医分会副理事长、全国中医儿科学学科带头人、中华中医药学会儿科分会名誉会长。主编《中医儿科学》《实用中医儿科学》等大型丛书和统编教材12部著作。

　　江氏认为小儿重症肺炎的辨证治疗，以掌握正邪之间的关系为关键。实为肺热痰火，虚在阳衰阴伤。或清其邪火而安正，或扶阳养阴而匡正祛邪，有时还要从心、从肾、从脾证治，才能达到治肺的目的。以下为江氏验案，从中可以窥见其辨证之妙。

1. 泻火解毒法

　　此法适用于邪毒化火，热迫炽肺，灼津成痰，痰火交结，络道阻滞，肺气闭郁，呼吸不利之毒盛肺闭证者，本证在年幼体实暴喘者多见。证见高热烦闹，咳嗽气促，痰壅喘鸣，鼻翼扇张，舌干苔黄。甚者肺气聩郁，喘促气憋，两胁作痛。治宜泻火解毒、开闭涤痰。药用麻杏石甘汤加桑白皮、前胡、紫菀、黄芩、虎杖、鱼腥草。若痰壅腑实者，更用大黄、牵牛子涤痰泻火，以导邪下泄。痰热交结者，加天竺黄、胆南星、猴枣散等；喘逆气促者，加葶苈子、苏子、礞石滚痰丸等。痰热闭肺重症，邪毒内闭，陷入厥阴，出现烦躁谵妄，惊惕抽风等症。此时除泻火化痰外，应予平肝熄风，清心开窍，祛邪务急，才能安正救危。

　　【验案】 马某某，女，5个月。诊断：肺炎。骤起发热惊惕，咳喘气急，呕吐烦闹，渐至神志迷蒙。身热40℃，鼻扇气促，面苍唇绀，两便不通，卒然惊厥，旋而呼吸更促，痰鸣拽锯，牙关紧闭。系风温犯肺，邪火炽盛，痰热闭其肺窍，内蒙心包，肝风蠢动，神机为之弥漫。已非开提肺气所宜，予通下清上，豁痰平肝法。处方：生石膏 30g，钩藤 10g，玳瑁、地龙、半夏、生大黄、玄明粉各 6g，胆南星、石菖蒲、牵牛子各 3g，另以羚羊角粉 0.3g，紫雪丹 1g，分吞。药后两便通利，身热渐降，惊厥平，喘促减。次日神清，再进清热化痰，宣窍开肺之剂。后见患儿渴饮舌干，又转清热护津法，取天竺黄、石菖蒲、半夏、金银花、连翘、黄芩、沙参、玄参、麦冬调治痊愈。

【按语】 患儿为痰热闭肺重症，邪毒内闭，内蒙心包，肝风蠢动，神机为之弥漫。予生大黄、玄明粉、牵牛子等通下，生石膏、紫雪丹清热，胆南星、石菖蒲、半夏等豁痰；钩藤、玳瑁、羚羊角等平肝，而达到便通，热降，惊平，喘减疗效。

2. 固阳救急以固脱法

此法适用于阳气虚衰。症见面色苍白，四肢厥冷，汗出不温，甚至大汗淋漓，精神委靡或虚烦不宁，脉象微细，心音低钝，心率加快等。当以温阳扶正为急。温阳之品，首推附、桂。如精神萎软，面色白，四肢不温，大便溏泄，小便清长，脉细软弱等，但见一二主证，不必悉具。尤其热病而小便清长，属下元虚寒，可重用附子。若小便量少则改用肉桂。热盛正衰者，也常温清并用。

【验案】 刘某某，男，5 个月。起病 10 天，发热咳嗽，气喘鼻扇，烦闹不安，面色灰滞，腹微胀满，大便溏稀不臭，溲清量多，四肢欠温，舌质淡白，脉促无力，指纹紫暗、冲出三关。乃外感风邪闭于肺，脾肾阳虚衰于下，属上盛下虚之肺炎重症，有正不敌邪，喘甚致脱之虞，宜开闭救逆，上下并治。处方：炙麻黄 3g，杏仁、天竺黄、黑锡丹（包）各 10g，石菖蒲、乌附块各 5g，磁石、龙骨、牡蛎（均先煎）各 20g，紫菀、甘草各 6g，同时针刺肺俞、尺泽、丰隆。服药次日，身热已平，咳嗽依然，喉有痰鸣，余症如前。原方加重化痰，再进两剂。痰声稍减，气息渐平，两目有神，肢端转温，乃气阳有回复之兆，肺闭有开泄之机，转以气阴并补，肃肺化痰，予沙参、麦冬、石菖蒲、杏仁、乌附块、西洋参、紫菀、胆南星、橘红、茯苓等出入。调治 1 周，康复出院。

【按语】 患儿大便溏稀不臭，溲清量多，四肢欠温，脉无力为下元虚寒之症，故重用附子。

3. 和营调卫法

此法适用于心阳不振者。症见面白气急，四肢欠温，汗出善惊，唇色青紫，脉微细数，及肺炎迁延、神萎多汗溲清。治以和营调卫，强心温阳固脱，方用桂枝龙骨牡蛎汤。气短不续者，加参、芪益气，五味子、磁石镇摄。

【验案】 仇某某，女，3 岁。肺炎迁延 4 个月，胸片检查炎症未吸收。精神不振，面白形瘦，低热缠绵，夜寐多汗，肢端欠温，咳嗽痰嘶，舌苔尚润，两肺听诊有中小水泡音。辨证为正虚邪恋，营卫失调，取桂枝龙骨牡蛎汤加味，温卫和营化痰。处方：炙桂枝 3g，生白芍、茯苓、款冬花、半贝丸（包）各 10g，炙甘草 5g，煅龙骨、煅牡蛎各 20g，生姜 2 片，大枣 5 枚。上方连服 5 剂，身热平，汗出减，肢端转温。原方出入，调治痊愈。

【按语】 桂枝汤是调和营卫的祖方。桂枝辛温，走表温宣卫阳，入里温通心阳，适于肺炎迁延正虚邪恋，营卫失调，心阳不振者。

4. 清肺解毒，清肝熄风法

此法适用于邪火仍炽，肝阳鸱张，肝风内动者，须清肺解毒与清肝熄风同用，滋阴潜阳兼施。

【验案】 陈某某，男，10 个月。麻疹出疹期冒凉，疹点隐退，身热复炽（40℃），咳嗽增剧，气促痰鸣，胸胁起伏，鼻扇腹满，烦闹渴饮，便溏夹黏液，舌红、苔黄。左肺闻湿啰音。胸透左下叶有片状阴影。辨证为疹毒闭肺，热灼津伤，治以清肺护阴。处方：桑叶皮、金银花、牛蒡子、连翘、前胡、鸡苏散（包）、石斛、芦根各 10g，黄芩、象贝母各 6g，翌日疹点隐现，渴饮依然，原方再进。2 天后，证情逆转，面色苍白，高热嗜卧，烦躁呕吐，项强惊惕，疹点密布，布氏征阳性。脑脊液白细胞数 58 个/μL，中性粒细胞 0.17，淋巴细胞 0.83，潘氏试验阳性，糖 4～5mmol/L 乃疹毒入营，逆传心包，引动肝风，转予清营养阴、平肝开窍。处方：水牛角片、生地黄、玄参、石斛、连翘、钩藤（后下）各 10g，牡丹皮、黄芩各 5g，黄连 2g，石决明 15g，天麻、西洋参各 3g，另予紫雪丹、羚羊角粉各 0.6g，上、下午各 1 次。次日晨，神志转清，目珠灵知，气息已平，痧疹见回，能吮乳，泄泻止，舌红干。心营热毒渐解，阴伤未复。转以养阴清热平肝。处方：沙参、麦冬、石斛、金银花、连翘、紫菀、钩藤（后下）、僵蚕、芦根、枇杷叶各 10g，石决明 15g，2 天后，热平疹回，舌质转润。原方加减，调理 6 天，痊愈出院。

【按语】 患儿为热灼津伤，痧毒入营，逆传心包，引动肝风，故以清营养阴、平肝开窍为法。

参考文献

1. 汪受传. 江育仁治疗小儿重症肺炎经验. 中医杂志，1993，34（4）：206－208
2. 王军军，郑访江，祁琴，等. 浅谈江育仁教授学术思想. 中医儿科杂志，2007，3（3）：20－22
3. 陆力生. 江育仁教授儿科急重症运用大黄的经验. 中国中医急症杂志，2006，6（1）：37－38

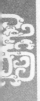
杨继荪 辨病辨证治肺炎

杨继荪，男，浙江余杭人，浙江省著名中医。中医世家，师从徐康寿，曾任中华全国中医学会浙江分会副会长、中国中西医结合呼吸病学组顾问。"重求本擅理瘀"的诊治风格，擅长诊治脾胃湿热、肺炎、胸痹等疾病。主持编写《叶熙春医案》，撰有《中医对肺心病认识与证治》。

杨氏治疗肺炎主张辨病辨证相结合，在西医的诊断上结合中医的辨证论治，从杨氏治疗的案例中可以见得。

1. 痰热互蕴夹瘀滞证

【验案】 王某，女，58 岁。反复咳嗽、咯痰 20 余年，再发作 2 个月。西医诊断：①慢性支气管炎急性发作。②左下肺炎。③阻塞性肺气肿。④肺源性心脏病。患者 20 多年来，每于入冬或气候变化时易咳嗽、咯痰。近 2 个月咳嗽明显，曾投麻杏石甘汤、苏子降气汤等乏效。诊查：咳嗽气急，痰多白韧，咳剧则左侧胸痛，形寒自汗，不思纳食，口干不欲饮，下肢浮肿；舌质边紫、苔黄燥、舌下瘀筋显露；脉细弦而数，辨之为肺胀。治以先拟清宣化痰，佐以活血行瘀。处方：鱼腥草 30g，野荞麦根 30g，金银花 30g，丹参 30g，车前草 30g，竹沥 12g，半夏 12g，炙桑白皮 12g，桔梗 12g，炒枇杷叶 12g，桃仁 9g，杏仁 9g，炒陈皮 9g，鲜芦根 30g，5 剂，分 3 天服完。次诊：咳减，气急稍平，痰尚黏，纳食略增；苔黄根腻。余症同前。原方去陈皮、枇杷叶，加茯苓 30g，7 剂后咳显减，痰亦少，气急趋平，纳尚可，舌质偏红而干，脉细数。再拟益气养阴，佐以清宣行瘀。处方：党参 15g，麦冬 15g，北沙参 30g，丹参 30g，鱼腥草 30g，野荞麦根 30g，炒当归 12g，炒枇杷叶 12g，桃仁 9g，杏仁 9g，清炙款冬花 9g，14 剂。三诊：咳痰已少，气急逐平，下肢肿退，唯形寒自汗，舌下瘀筋有改善，苔薄黄，脉细而无力。痰热渐趋

144

化，气虚卫阳失固，再予益气固卫，活血宣降。处方：生黄芪15g，防风6g，党参12g，制川厚朴12g，桔梗12g，炒白术9g，当归9g，桃仁9g，杏仁9g，炙紫菀9g，炙款冬花9g，炒枳壳9g，丹参30g。

【按语】　患者有咳嗽气急，痰多白黏，咳剧则左侧胸痛，苔黄燥，脉细弦而数痰热蕴肺之证；口干不欲饮，下肢浮肿水湿内停症状；形寒自汗，不思纳食肺脾气虚症状；舌质边紫、舌下瘀筋显露血脉运行不畅瘀阻，病理性质为本虚标实，标急于本之证。治以清肺化痰，佐活血行瘀。方中鱼腥草、黄芩、野荞麦根、金银花清热解毒，清肺化痰；竹沥、半夏、炙桑白皮、桔梗、炒枇杷叶、炒陈皮、杏仁宣肃肺气，止咳化痰；车前草利尿渗湿；丹参、桃仁活血行瘀达到泄肺热，行气血，待邪热得解，痰浊趋化，继投益气补肾、活血宣肺之剂，以固本善后。

2. 三阳证

【验案】　患者，女性，62岁。初诊日期：1992年10月29日。因间歇性发热80余天，咳嗽咯痰16天，症状加重6天入院。患者曾先后用过多种抗生素及泼尼松30mg/d，用退热药后高热可暂时下降，但不久复升，并出现血压下降现象。红细胞沉降率高达125 mm/h，血红蛋白97g/L，白细胞14.3×10⁹/L，中性0.90。血找疟原虫：阴性；口腔分泌物找到白假丝酵母菌；骨髓常规提示感染相，培养为肠球菌生长；X线胸片提示：左下肺炎性改变。患者求诊于杨老，当时诉凌晨2时体温达39.8℃，用退热药后上午热度渐退，伴汗出，但下午起高热又作，发热前寒战，背部如浇冷水，体温逐渐达39℃以上，伴全身酸痛，咽痒干咳，口渴不欲饮，口苦口酸，时有恶心，大便溏烂，日见3次，舌质红少津，脉细数。予以柴葛连前煎和桂枝黄芩汤加减，药投柴胡、葛根、黄连、前胡、黄芩、桂枝、白芍、姜半夏、杏仁、秦艽、虎杖、野荞麦根、鲜芦根、鲜石斛、生姜、大枣。

3天后复诊，患者诉仍有恶寒发热，但每天发作时间向后推迟2小时，伴随症状也有所减轻，察舌脉基本同前。予柴胡、桂枝减量，增入金银花、连翘、鱼腥草，并改变服药方法，每天煎药1剂半，分早、中、晚3次服（3剂药分2天服）。服药2天，寒战、背部如浇冷水之症除，热度趋降，再宗原方服 7 剂，热度尽退，改投清热和胃之剂调理善后。发热未作，症状消失，20天后复查骨髓培养无菌生长，口腔分泌物未找到霉菌，X 线胸片提示：左下肺炎吸收。

　　【按语】　患者有寒热往来，口苦少阳证；全身酸痛，咽痒，背部如浇冷水，为太阳证，时有恶心，口酸，大便溏泄，为邪从热化入里阳明证，舌质红少津，脉细数热炽伤津阴虚证，故方用小柴胡和解半表半里，葛根、黄芩、黄连清里解表，虎杖、野荞麦根清热解毒化痰，鲜芦根、鲜石斛清热养阴，但服后仅获小效。复诊时寒战、背部如浇冷水之症除，热度趋降表证已解，故减柴胡、桂枝用量，又增金银花、连翘、鱼腥草等大剂量辛凉清热之品续进，并改变服药方法，药后热退症减，疾病向愈。

参考文献

1. 魏佳平，钱沈京. 杨继荪先生医案三则. 浙江中医学院学报，2000，12（1）：56.
2. 杨继荪. 杨继荪著述. 北京：中国中医药出版社，2002

刘韵远　小儿肺炎治疗关键是调理气机

刘韵远，男，河北省邢台市人，中医儿科专家。师从石宏基、施今墨，任北京中医学会常务理事、中华全国中医儿科学会委员、北京市中医儿科委员会主任委员。擅治呼吸、消化等疾病。编写《刘韵远儿科临床经验集》《中国医药百科全书·中医儿科》《实用儿科学·中医药》《中医儿科学》《刘韵远临证荟萃》《名中医治疗小儿常见病百问》等。

刘氏认为小儿肺炎治疗关键必须从调理气机着手，"有肺闭气郁者宣发之，有气逆上呛者肃降之"。发病初期当宣肺透邪，肺气得宣咳嗽自平；极期痰热蕴肺，气机不畅，呼吸喘憋以清热肃肺泻火，或涤痰开闭为重，使热得清，痰得除，气急痰鸣得以平；后期正虚邪恋当以扶正祛邪，注意顾及津液，用药须慎用辛温之品，免助热伤阴。清热应以辛凉、辛寒为主，常用芦根、生石膏等。对使用牛黄丸、紫雪散、至宝丹、抱龙丸、猴枣散、苏合香丸等急救成药，认为只要具有舌质红，咽喉红肿，烦躁抽搐或痰热内盛，气粗鼻扇，神昏欲寐等即可应用，不一定待营血症状出现才使用。小儿肺炎临床见证较复杂，往往表证未解，而里证已见；或气分证未罢，营血证已见；或虚实互见，宜从临床实际出发。

1. 温毒闭肺，肺失清肃，热盛伤阴，复感外邪

【验案】　刘某，男，3岁半。1984年3月13日入院，诊断病毒性肺炎。患儿2周前开始发热，最高达40.5℃，持续不退，咳嗽，喘，鼻塞纳差，大便2～3天一行，尿黄，曾经中西药治疗，效果不佳，故转我院住院治疗。体格检查：精神委靡，嗜睡状态，面色红赤，恶寒（体格检查时要求盖被），无汗，四肢欠温，喜踡卧，鼻塞微喘，两肺均可闻及细湿啰音和少量痰鸣音，以右下肺为甚。胸透：双肺纹理粗重，右下肺可见片状阴影。白

细胞 $7×10^9$/L。舌红绛，苔少，脉细数。辨证为温毒闭肺，肺失清肃，热盛伤阴，复感外邪。治宜宣肺开闭，升降气机，清热解毒，佐以透邪。方药：①先用薄荷 3g，苏叶 3g，泡水待 5 分钟后即服，以助发汗之力。②鲜芦根、鲜白茅根各 30g，杏仁 9g，生石膏 30g，知母 9g，金银花 9g，连翘 9g，黄芩 15g，薄荷（后下）6g。③紫雪散 1.5g，分 3 次冲服。次诊：服上方 1 剂后，夜间微汗出，体温略降，其他如前。为加强药力，继前方加减：鲜芦根、鲜白茅根、生石膏、知母、黄芩、玄参、葛根、升麻、熟军。三诊：服上方 3 剂后体温降至正常，精神明显好转，嗜睡减轻，大便畅，咳喘轻，双肺湿啰音减少，舌质微红，苔薄白，脉平和，仍遵前方加减，加强清热养阴化痰调理善后。方药：桑白皮 15g，地骨皮 15g，玄参 15g，生地黄 9g，沙参 15g，天竺黄 6g，枇杷叶 10g，连翘 10g。四诊：服前方 3 剂后，精神体温正常，双肺啰音消失，复查胸透：肺部阴影基本吸收，前方继服 3 剂以固疗效而痊愈出院。

【按语】 患儿有恶寒，无汗，四肢欠温，喜蜷卧，鼻塞微喘寒证；高热，面色红赤，舌红绛，苔少，脉细数里热证；又有精神委靡，嗜睡状态，为阳气不得达表郁证。厥逆热深判别为高热，无汗，恶寒，四肢欠温等真热假寒现象。其病机为风温外袭，传变迅速，三阳并病，既有温毒犯肺之里热，又有复感外邪之表热，肺被邪束于表，又有热深伏于里，卫阳不得发越，为表里同病之发热。辨为温毒闭肺，肺胃热盛。治疗上以辛凉透邪，下以通腑泻热救阴，使邪有出路。治以宣肺开闭，升降气机，清热解毒，佐以透邪。方用麻杏石甘汤，银翘散合剂，后用白苓汤合剂。将麻黄易为鲜芦根、鲜白茅根以辛凉透表而生津；同时用薄荷、葛根、升麻宣发解表；熟军清里通下；紫雪散清热解毒，开窍醒神，表里双解得到满意效果。

2. 邪热闭肺证

【验案】 张某某，女，3 岁。1983 年 9 月 3 日入院，诊断：支气管肺炎。患儿发热 1 周，体温高达 38℃～40℃，汗出热不退，咳嗽气急，大便 3 天未行，尿黄，在外院曾用青霉素、卡那霉素及止咳药水等治疗，未见好转，诊为支气管肺炎收入住院。

体格检查：体温 39.6℃，精神不佳，面色赤，鼻翼扇动，双肺中小水泡音及干鸣音，舌质红，苔黄厚欠津，脉弦数。白细胞 $13.2×10^9/L$，辨证为邪热闭肺，肺失宣降为喘嗽。治宜宣肺降逆泻热，止咳平喘。方药：麻杏石甘汤加味，麻黄 3g，杏仁 6g，生石膏 30g，甘草 3g，黄芩 15g，郁金 6g，熟军 6g，鲜芦根 30g，紫雪散 3g，分 2 次冲服。次诊：服药 2 剂后，便畅热减，但咳嗽加剧，痰少，双肺中小水泡音较前减少，舌质微红，苔减少，脉微数。辨证为邪热已减，肺阴耗伤，余热未尽。治宜清除余热，养阴润肺止咳。方药：泻白散加减，桑白皮 15g，地骨皮 15g，紫菀 15g，款冬花 9g，百部 15g，沙参 15g，甘草 6g，五味子 6g。三诊：服药 2 剂后，体温降至正常，咳嗽减轻，有痰不多，食欲增加，双肺干湿啰音少许，舌质淡红，苔少，脉缓。前方去沙参、甘草，加白前、苏子继服 3 剂痊愈出院。

【按语】 患儿汗出热不退，咳嗽气急，大便 3 天未行，尿黄，面赤，鼻翼扇动，舌质红，苔黄厚欠津，脉弦数。为气分证邪热壅肺夹腑实，治以宣肺降逆泻热，止咳平喘。药用麻杏石甘汤辛凉宣泄，清热定喘，黄芩、鲜芦根清热生津，熟军、紫雪散芳开通腑，泻热而存阴；加郁金理气化痰，使肺中郁热得清，大肠积热得解。热退，肺阴已伤，咳嗽仍重，余热未尽，故易泻白散加减以清余热，润肺止咳，继服 4 剂痊愈出院。

3. 肺胃热盛证

【验案】 方某某，女，4 岁。1984 年 9 月 5 日初诊。近 3 天来发热，体温在 38.5℃～40℃，无汗伴咳嗽、喘憋，曾口服复方新诺明、退热药，并肌内注射庆大霉素和柴胡注射液，体温不退，且咳喘加重，精神弱，故来我院，门诊以"支气管肺炎"收入病房。入院体格检查：体温 38.5℃，汗出热不解，口渴喜饮，大便 3 天未解，面红，鼻翼扇动，口周发青，三凹征（＋），咽红肿，舌质红，苔白。听诊：双肺可闻喘鸣音，右肺可闻细湿啰音。胸片诊断：支气管肺炎。辨证：肺胃热盛，肺失清肃。治法：清泻肺胃，止咳平喘。方药：麻黄 3g，杏仁 9g，生石膏 30g，甘草 3g，鲜芦根 30g，黄芩 15g，薄荷 6g，大黄炭 6g，二诊：服上药 2 剂，体温下降至 37.2℃，喘憋明显减轻，仍咳嗽，大便未通，舌质仍红，苔黄白厚，脉数。于前方去黄芩、薄荷，加炙百部 15g，前胡 9g，以宣肺止咳，大黄炭用量至 9g，以通便。三诊：服药 2 剂后，体温降至正常，大便通畅。4 剂药后咳喘平，肺内啰音消失。

【按语】 患儿有汗出热不解，伴喘憋，口渴便干气分热盛夹阳明腑实，治以辛凉清热，宣肺平喘。方用麻杏石甘汤为主，黄芩、鲜芦根清热止咳，大黄炭通腑泻肺。

4. 麻毒陷肺，气阴俱伤，热扰心神证

【验案】 贺某，女，5 岁。1984 年 4 月 12 日初诊。患儿 2 周前开始发热，体温 38℃左右，发热 3 天后，全身出皮疹，伴有咳嗽。出疹第 3 天，全身皮疹增多，因高热在外院曾给予肌内注射退热针，针后体温暂退，皮疹亦随之消失。次日高热又起，且咳嗽加重，出现喘憋。当地医院诊为"麻疹合并肺炎"，经各种治疗效果不佳。转我院，途中患儿高热 39.5℃，曾出现双目上视，双手握拳，口吐白沫，牙关紧闭，将舌咬破。经我院急诊抢救后收入病房。入院后仍发热，夜间热甚，体温高达 40℃以上，精神委靡，神志模糊，嗜睡状态，阵阵烦躁，时有谵语，呼吸急促，唇干焦裂，咽红，舌质红绛，无苔，呈镜面舌，脉细数。周身无汗，四肢不温，颈软，双肺均可闻及散在性中细湿啰音，腹胀，肝脾大，拒按。血检：白细胞总数 5.4×10^9/L，中性 0.64，淋巴 0.36，血清 ALT 496U/L，血清 AST 500U/L，乳酸脱氢酶 2800U/L。心电图：ST-T 改变。X 线摄片："考虑为非特异性感染"。西医诊断：麻疹合并肺炎，病毒性心肌炎，中毒性肝炎。中医辨证：麻毒陷肺，气阴俱伤，热扰心神。治法：宣肺透邪，清热解毒，清气凉营，芳香醒神。方药：清营汤加减。鲜芦根、鲜白茅根各 30g，生地黄 15g，玄参 15g，麦冬 9g，金银花 9g，连翘 9g，薄荷 6g，生石膏 30g，僵蚕 9g，紫雪散 1 瓶，分 3 次冲服。另：太子参 15g，煎水随时服。1 剂药后，神志渐清，能回答简单的问话，仍高热，有汗不畅，但手足转温，舌质红，镜面舌上出现少许薄白苔，说明胃气来复，津液回生。为了加强扶正之力，改太子参为红参 15g，煎水随时饮服。服药 7 剂，体温降至 38℃，精神明显好转，但咳嗽加重，舌质

嫩红，苔少，脉细微数。于前方去金银花、薄荷、生石膏，加入泻白散（桑白皮 15g，地骨皮 15g）以泻肺中伏邪。又进 7 剂，体温降至正常，继以调理善后。共住院 3 周，各项检查恢复正常，痊愈出院。

【按语】 患儿有发热，唇干焦裂，谵语，咽红，舌质红绛，无苔，呈镜面舌，脉细数。温邪由气入营，并有逆转心包之势见精神委靡，神志模糊，嗜睡状态，阵阵烦躁。麻毒陷肺，阳气内郁，热深厥深见四肢不温。麻疹合并肺炎经过麻疹阶段，气阴已耗伤，正气已亏，正虚邪实之证。辨为麻毒陷肺，气阴俱伤，热扰心神。治以宣肺透邪，清热解毒，清气凉营，芳香醒神。方用清营汤加减。有汗手足转温，出现少许薄白苔，胃气来复，津液回生，病情趋稳。

5. 阴津亏损，阳气欲脱证

【验案】 一病毒性肺炎婴儿，持续高热，咳嗽喘憋 8 天，住院 7 天，经用多种抗生素和支持疗法，病情不见好转。刘氏会诊时患儿体温 38.6℃，额出冷汗，精神委靡，面色㿠白，呼吸喘促，不思饮食，舌红唇干，四肢欠温，脉细数无力，双肺均可听到细小水泡音，心率 160 次/min。诊为毒热之邪，蕴肺灼阴，阴损及阳，阴阳两虚，阴津亏损，阳气欲脱。急以大剂桂枝龙牡救逆汤与生脉饮加附子、干姜、肉桂煎水，昼夜用小勺随时滴入口中，次日晨病情好转，继以益气滋阴法调理而痊愈。

【按语】 小儿的生理特点是"稚阴稚阳"，而发病急、传变快、易虚易实、易寒易热则是小儿病理的概括。本案患儿发热，额出冷汗，精神委靡，面色㿠白，呼吸喘促，不思饮食，舌红唇干，四肢欠温，脉细数无力，阴津亏损，阳气欲脱之证。病机为毒热之邪，蕴肺灼阴，阴损及阳，阴阳两虚，阴津亏损，阳气欲脱。急以大剂桂枝龙牡救逆汤与生脉饮加附子、干姜、肉桂回阳救逆、益气养阴，使病情稳定。

参考文献

李桂茹，阎慧敏，陈颂芳. 儿科名医刘韵远临证荟萃. 北京：中医古籍出版社，1994

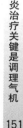

万友生 寒温统一治肺炎

万友生，男，江西新建县人，名老中医。曾任江西省卫生厅中医科负责人、江西省中医药研究所所长、江西中医学院教授、中华中医学会常务理事，倾毕生精力提出寒温统一的外感热病理论体系，在全国中医学术界独树一帜。著有《伤寒知要》《寒温统一论》《热病学》《中医临床百家——万友生》。

万氏治学崇尚张仲景《伤寒论》和吴鞠通《温病条辨》，兼采上自《内经》《难经》，下及历代寒温各家学说之长，极力倡导寒温统一。万氏认为急性肺炎多呈现阳邪壅肺之证，间有阴邪壅肺之证。阳邪壅肺证治宜清开之法，方用麻杏石甘汤，也可宣清肺气、涤降痰热药。阴邪壅肺证少见，病情更为危重，必须高度警惕，治宜温开之法，如属表寒闭肺宜用麻黄汤等温开法以宣肺气；如属寒饮袭肺的，宜用小青龙汤等温开法以化寒饮；若少阴心阳受伤（或素虚）的，则宜用麻黄细辛附子汤或麻黄附子甘草汤等温开肺气，振奋心阳；如其少阴心阳虚甚的，则急投四逆汤等峻温回阳，才有可能转危为安。

【验案1】 万某，男。1943年秋天，患急性肺炎，发热无汗，咳嗽气喘，痰声如锯，喉间满布白点白块，四肢面目浮肿，小便短少，舌苔白黄，指纹紫红。投以麻杏石甘汤：炙麻黄3g，苦杏仁10g，生甘草10g，生石膏15g，1剂而痰喘平，再剂而身热退，咳止，喉间白点白块消失。唯面目浮肿未消，继予清肺利水法收功。

【验案2】 周某，男。1943年冬天，患麻疹合并肺炎，麻疹出而复隐，微热无汗，喘息鼻扇，喉间痰鸣如锯，指纹青紫。急投麻杏石甘汤加升麻、葛根、炙麻黄各3g，苦杏仁10g，生甘草5g，生石膏15g，升麻3g，葛根10g，连服2剂，麻透喘平，调理而愈。

【验案3】 桂某，男。患急性肺炎，1949年2月6日初诊，发热八九天，四肢时冷，闷咳气促，清窍干燥，口渴不欲饮，时作呕恶，唇焦，烦躁，大便不通，舌苔黄，指纹沉紫。投以麻杏石甘汤加味：炙麻黄 3g，苦杏仁 10g，生甘草 10g，生石膏 15g，芦根 15g，浙贝母 10g，前胡 10g，莱菔子 5g，旋覆花 5g，白通草 3g，灯心草 3g，服药 1 剂后，闷咳松，呕恶止，夜寐安，唯身热未减，大便未通，守原方加牛蒡子 5g，再进 1 剂后，大便仍未解，守原方加生大黄 5g（另浸汁冲），元明粉 5g（冲化），合调胃承气汤于麻杏石甘汤中。续进 1 剂后，已大便 3 次，先硬后溏，唯量不多，诸症大减，守原方去浙贝母、前胡、莱菔子、旋覆花、牛蒡子、白通草、灯心草，加白茅根 15g，再进 1 剂后，身热渐退，咳嗽渐止，口渴渐除，夜寐甚安，食欲渐开。最后用麻杏石甘汤加芦根、白茅根：麻黄 2g，苦杏仁 5g，生甘草 5g，生石膏 10g，芦根 15g，白茅根 15g，继服数剂而痊愈。

【按语】 上 3 案均有发热、汗出、气喘，符合《伤寒论》麻杏石甘汤治疗太阳邪热迫肺的汗出而喘，故方投麻杏石甘汤清解肺热，宣利肺气。案 1 有四肢面目浮肿，继予清肺利水法收功。案 2 为麻疹出而复隐，加升麻、葛根透疹。案 3 为阳邪壅肺明显，兼肠腑不通，方中加用调胃承气与涤降痰热药通腑清热，化痰降气。

【验案 4】 杨某，男。患急性支气管肺炎已 20 多日，1976 年 3 月 4 日初诊：身热午后较甚，咳嗽气促胸痛，喉间痰鸣，痰多色白，听诊肺部有明显湿啰音，腹痛，大便干结，不思食。因在县城服用中西药无效，特来南昌就诊，急投甘草 15g，桔梗 10g，杏仁 10g，前胡 10g，枳壳 10g，橘络 5g，丝瓜络 5g，紫菀 10g，款冬花 10g，山楂 15g，六曲 10g，谷芽 15g，麦芽 15g，蛇胆陈皮末 2g（冲）。服药 5 剂后，身热渐退，咳嗽大减，喉间痰鸣除，听诊肺部湿啰音明显减退，同时胃纳好转，大便通畅，但早上咳痰仍较多，守上方去山楂、六曲、谷芽、麦芽，加百部、白前、瓜蒌皮及瓜蒌仁各 10g，马兜铃 5g，再进 5 剂而痊愈。

【按语】 患儿发热、咳嗽、痰多、气促、便结、纳差，辨为痰热壅肺，治以清化痰热为主，佐以消食健胃之山楂、六曲、谷芽、麦芽，次诊针对痰多加百部、白前、瓜蒌皮及瓜蒌仁、马兜铃祛痰化湿等获效。

【验案 5】 黄某，男。患急性肺炎，1946 年 12 月 3 日晚初诊：患儿体系肥壮，近日无热而喘，喉间痰鸣，面唇色青，目时上视，不哭，不吮乳，指纹青紫。急投三子二陈汤加减：白芥子 1.5g，苏子 3g，莱菔子 5g，法半夏 3g，橘红 3g，制南星 3g，前胡 10g，旋覆花 5g，青礞石 5g，石菖蒲 3g，远志 3g，水煎分 3 次服。服药 1 剂后，痰喘渐平，目不上视，守上方减青礞石为 3g，加白前、薤白各 5g，水煎分 3 次服。再服 1 剂后，得大便量甚多，呈痰沫状，喘息基本平定，吮乳恢复正常，目光有神，哭声洪亮。守上方出入：白芥子 1.5g，苏子 3g，莱菔子 5g，法半夏 3g，前胡 10g，旋覆花 5g，连服数剂而愈。

【按语】 患儿无热、喘、痰鸣辨为痰浊壅肺证。由于痰浊壅肺，内闭心神，风痰上涌，面唇色青，目睛上视，病情危重。急用三子二陈汤加石菖蒲、远志、制南星、前胡、旋覆花、青礞石等祛风痰、降逆气而开心肺之闭，获得速效。

【验案 6】 李某，患急性淋巴细胞白血病合并大叶性肺炎，高热达 40℃ 以上不退，白细胞降至 0.6×10^9/L，经用各种抗生素和清肺解热中药无效。患者高热而多汗，肢冷背寒，面、唇舌淡白，精神委靡，声低气细，恶心厌食，咳嗽、胸痛、吐血痰、脉虚数甚，投以补中益气汤加减方：黄芪、党参各 50g，白参、白术各 15g，西洋参、升麻、柴胡、陈皮、炙甘草各 10g，2 剂服后体温降至 38.7℃，复诊守上方，柴胡加重至 15g，更加青蒿 15g，继服 8 剂，体温降至正常，其他症状大为好转，唯仍咳嗽、胸痛、吐血痰。三诊守上方加入桔梗、枳壳、橘络、丝瓜络、紫菀、款冬花等药，更进 20 余剂，复查胸片示肺炎全部吸收，血常规示急性淋巴细胞白血病缓解。

【按语】 患者发热、咳嗽、胸痛，吐血痰、脉数肺热的伤阳络之症，现热象。但有多汗，肢冷背寒，唇舌淡白，精神委靡，声低气细，而本质寒，病情矛盾的主要方面在于气虚，治病必求其本，故投以补中益气汤方解决主要矛盾，体温降至正常，其他症状大为好转，气虚发热证解除了。唯仍咳嗽、胸痛、吐血痰，肺热灼伤阳络之证应加入桔梗、枳壳、橘络、丝瓜络、紫菀、款冬花等止咳化痰，行气通络止痛之品，疾病缓解。

参考文献

1. 万友生. 中国百年百名中医临床家丛书·万友生. 北京：中国中医药出版社，2003
2. 邓铁涛. 邓铁涛医集. 北京：人民卫生出版社，2000

朱良春 间质性肺炎治疗从痰瘀论治

朱良春，男，江苏丹徒县人，国医大师。师从马惠卿、章次公，曾任中国中医药学会理事、江苏省分会副会长、中国中医药研究促进会常务理事、中医教材顾问委员会委员。著有《虫类药的应用》《章次公医案》《医学微言》《朱良春用药经验集》《中国百年百名中医临床家丛书·朱良春》《现代中医临床新选》。

朱氏认为，咳嗽虽不止于肺，而不离于肺，总归于邪客于肺所致。尽管病情虚实夹杂，但始终从痰瘀论治。"咳嗽总有痰作祟"，"久病必瘀"，痰浊恋肺，气机失调，瘀血阻络，肺络失和，痰瘀搏结，肺失清肃，故治疗上以肃肺祛痰、活血通络为主。对于间质性肺炎的治疗，朱氏多从痰瘀论治而获效。

【验案】 张某某，女，56 岁，2003 年 7 月 21 日初诊。反复咳嗽 1 年多，痰少，难咯出，胸闷，活动后气短。曾在某医院做肺部 CT 检查示：双中下肺背段见片状密度增高阴影（间质性肺炎）；肺功能测定：严重混合性通气功能障碍，低氧血症。曾先后用青霉素、先锋霉素、罗红霉素、左氧氟沙星、糖皮质激素、环磷酰胺、硫唑嘌呤等治疗均不见好转，目前仍以泼尼松（15mg/d）、肿节风及穿山甲等药物治疗。刻诊：干咳、气短，面色少华，神疲，唇绀，口干，便溏每天 2～3 次，舌苔厚腻，脉细弦，从痰浊蕴肺，络脉瘀滞，肺失肃降论治。处方：穿山龙40g，生黄芪 30g，炒白术 20g，蜂房 10g，红花 10g，炙款冬花15g，金荞麦 30g，僵蚕 10g，䗪虫 10g，甘草 6g，14 剂，配合服用扶正蠲痹胶囊 I 号，每次 4 丸，1 天 3 次。8 月 4 日次诊：患者咳嗽痰白，活动后气短，大便溏烂，便次增多，胃纳不振，舌苔白腻，脉细数，仍从痰瘀阻肺，肃降失司，中运不健论治。处方：穿山龙 50g，金荞麦 30g，藿香梗 10g，杏仁、薏苡仁各15g，红花 10g，冬瓜子 20g，炒苍术、白术各 10g，丹参 15g，炒白芥子 10g，蜂房 12g，甘草 4g，14 剂。8 月 18 日三诊：夜间咳嗽较剧，动则气短，痰白，胃脘不适，有恶心及嘈杂感，二便正常，舌苔薄腻，脉细数，为正虚痰恋肺胃之证，前法续进。处方：穿山龙 50g，金荞麦 30g，生黄芪 30g，桃仁、红花各10g，蜂房 10g，徐长卿 15g，姜半夏 10g，胆南星 15g，穿山甲10g，天竺黄 15g，炒白芥子 15g，甘草 6g，28 剂。9 月 22 日四诊：患者低热已除，咳呛入暮为甚，痰咳出后较舒，胸闷较前略有改善，苔白腻，脉细弦。泼尼松减为 12.5mg/d。处方：穿山龙 50g，金荞麦 30g，姜半夏 10g，胆南星 15g，炮穿山甲 10g，僵蚕 10g，蜂房 10g，葶苈子 15g，桃仁、红花各 15g，甘草 6g，生白术 20g，30 剂。10 月 28 日五诊：咳嗽气喘、胸闷、口干等症逐渐好转，近来面部微浮，纳食尚可，舌质微红，伴有紫点，苔薄白腻，脉细弦。泼尼松减为 10mg/d。仍从痰瘀阻滞，肺失肃降论治。处方：穿山龙 40g，金荞麦 30g，丹参 15g，桃仁10g，生黄芪 30g，三七粉 3g（分冲），炮穿山甲 8g，蜂房 10g，淫羊藿 15g，生地黄、熟地黄各 15g，甘草 6g，30 剂。以后守法续进，共服药近百剂，康复。

【按语】 患者有干咳、气短，面色少华，口干，神疲，脉细有气阴两虚表现，唇绀血行不畅，脉络淤阻症状；便溏、咳嗽、舌苔厚腻，脉弦痰浊之症。病情虚实夹杂。根据其病程长、咳嗽反复发作、痰黏难咯或活动气短等临床特征，咳嗽虽不止于肺，而不离于肺，总归于邪客于肺所致。但始终从痰瘀论治。"咳嗽总有痰作祟"，"久病必瘀"，痰浊恋肺，气机失调，瘀血阻络，肺络失和，痰瘀搏结，肺失清肃，故治疗上以肃肺祛痰、活血通络为主。用药特色有二：一是每方必用穿山龙。穿山龙既能化痰又能通络，既有肾上腺皮质激素样的作用，却无激素样的不良反应；配合鬼箭羽的活血化瘀，对咳痰、气短等症状能明显得到缓解。二是擅用虫类药。如蝉蜕、僵蚕、水蛭、地龙以及全蝎、蜈蚣、蜂房、䗪虫等既是祛邪药，又是具有一定增强体质的补药，其祛风化痰、钻透剔邪、开瘀散结的作用，不仅能松弛气道，舒展肺络，改善循环，促进炎症的吸收，而且还含有蛋白质、微量元素等丰富的营养物质，起到了寓攻、寓补、攻补兼施的作用，非一般植物药物所能及。

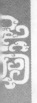

参考文献

薛红梅. 朱良春治疗间质性肺炎经验. 中医杂志，2006，47（7）：493

董建华 轻宣透达、疏通气血治肺炎

董建华，男，上海青浦人。师从严二陵，曾任中国中医药学会内科学会主任委员、中华医学会常务理事、国家科委中医专业组委员、中国工程院院士。擅长治疗内科、妇科、儿科，尤其是脾胃病和急性热病。著有《董建华医案选》《温热病论治》《中医内科学》《中医内科急症医案辑要》《中国现代名医医案精华》等。

董氏在治疗热性病方面，辨证准确，处方精练，用药简捷轻灵，看来平淡无奇，却有惊人的效果。他认为外感热病往往变化快，危重症多，中医治疗一方面要注重逐邪解毒，另一方面调整机体气血脏腑功能。治疗外感病善于抓住病性、病位、病机，以轻宣透达、疏通气血为主要特点。

1. 温热犯肺，表里同病证

【验案】 盛某某，男，52岁。1980年6月18日初诊。因恶寒发热，伴咳嗽胸痛1天入院。体温39.3℃，咽红，右肺呼吸音减弱，白细胞18.6×10⁹/L，中性0.83，胸透：右下肺可见片状阴影。西医诊断为大叶性肺炎。中医辨证：恶寒发热无汗，咳嗽胸痛，恶心呕吐，腹痛便结，舌红苔黄腻，脉滑数。肺与大肠相表里，温热犯肺，肺气不降则腑气不通，两者相互影响。治宜宣上通下，脏腑同治，以利邪热外达。处方：生石膏45g，瓜蒌30g，大黄5g，杏仁10g，知母15g，苍术15g，赤芍15g，柴胡10g，前胡10g，芦根30g。服药2剂后，体温降至36.5℃，诸症均减。续进4剂，症状消失，胸透复查：炎症吸收。痊愈。

【按语】 本案依据患者发热无汗、舌红苔黄腻、脉滑数定性为温热；咳嗽胸痛，腹痛便结定位在肺与大肠；病机为温热犯肺，肺气不降则腑气不通。治以宣肺通腑，清泻热结达到祛邪与调整脏腑功能。方用前胡、杏仁宣开肺气，生大黄通泻腑气；生

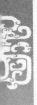

石膏、知母、瓜蒌、芦根清里热，苍术运脾祛湿和胃气；柴胡疏肝清热，以舒中土；赤芍活血，以防寒凉过用有碍血使邪难除。

2. 痰热互结型

【验案】 尚某某，男，45 岁。1980 年 5 月 10 日就诊。咳嗽 1 周，发热胸痛 1 天入院。体温 38.1℃，咽部充血，两肺呼吸音粗糙，白细胞 11.6×10^9/L。胸透：右下肺可见片状阴影。西医诊断大叶性肺炎。曾服土霉素及解热剂无效。中医辨证：发热恶寒无汗，胸脘疼痛泛恶，咯吐黄色脓痰，舌红苔黄腻，脉滑数，乃素有痰饮，复感温热之邪，痰热互结，阻于胸脘，气机不畅，升降失司。治以辛开苦降，使痰热分消。处方：瓜蒌 30g，黄连 6g，半夏 10g，杏仁 12g，石膏 15g，陈皮 10g，白茅根 30g，牡丹皮 10g，甘草 10g。服药 2 剂后，汗出较畅，体温降至正常，咳嗽、咯痰、胸疼均减。继进 2 剂。诸症悉平。胸透复查：炎症已吸收。痊愈。

【按语】 患者素有痰饮，复感温热之邪致痰热互结，阻于胸脘，气机不畅，升降失司，表现为发热、泛恶、吐脓痰，舌红苔黄腻，脉滑数痰热互结之证。治以辛开苦降，取半夏泻心汤之意，黄连、半夏辛开苦降；瓜蒌、杏仁开利肺气；生石膏、白茅根、牡丹皮清降内热；陈皮行气以利痰湿。方证合拍而痊愈。

参考文献

张问渠. 现代著名老中医临床诊治荟萃. 北京：科学技术文献出版社，2003

袁正刚　通腑法治疗肺炎

袁正刚，男，江苏省名中医。师从余无言，曾任江苏省中医学会理事、南通市中医学会常务理事、中国中西医结合学会南通分会副理事长、南通市中医研究所顾问。从医 60 余载，融中西医于一体，擅长中医急诊，临证用药，辨证精当，颇有独到之处。编著《王孟英医案》，协编《中药大辞典》。

袁氏认为败血、痰饮皆为阴凝有形之邪，多由外感之邪乘虚而入，损伤脏腑、气血而内生，既成瘀滞，更助热势，当从腑道迅速导泄之，邪泄则脏腑气血流通，大热自除。

1. 通腑法

此法适用于阳明腑实的高热与肺部感染中有败血，痰饮瘀滞的患者，以通腑消瘀法治疗。

【验案】　曾治一例患急性肺炎的中年男性患者，高热，咳嗽胸痛 3 天入院，胸片报告右下肺炎伴积液。症见壮热汗出，胸痛随呼吸加剧，痰白黏量多，大便干燥，舌紫暗、苔薄黄。辨为肺肠热郁，痰饮停络，于麻杏石甘汤中加大黄、桃仁、马鞭草导利肺肠之瘀，桑白皮、葶苈子清泻肺中伏热、伏饮，通降走下，全方宜清开泄合法，连服 4 剂后，排出稀黏大便甚多，胸痛大减，体温下降，原方增服 10 余剂痊愈。

【按语】　患者壮热汗出、苔黄气分证，胸舌紫暗有血行不畅，痰白黏量多为痰饮内蕴，大便干燥属阳明腑实。辨为肺肠热郁，痰饮停络，方用麻杏石甘汤宣肺清热、大黄、桃仁通腑泻热，马鞭草、桑白皮、葶苈子清泻肺中伏热、伏饮。全方体现清开泄于一炉。

2. 热壅卫气，正气欲脱证

【验案】　秦某，男，18 岁。恶寒发热，胸痛咳嗽 2 天，于

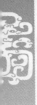

1983 年 5 月 6 日入院。刻症见：骤然寒战阵作，烦躁不安，出冷汗，胸闷气短，鼻翼扇动，T 39.8℃，P 120 次/min，BP 90/60mmHg，左下肺闻及湿啰音。血常规：白细胞 20.0×10⁹/L，中性 0.90，L 0.10，红细胞沉降率 110mm/h，舌质红、苔薄，脉细滑数。系过敏体质，拒西药治疗。此乃热壅卫气，邪不得外出，大有正气暴脱之势。袁老即于二方兼而治之。方一：太子参 50g，麦冬、金银花各 30g，立即用沸水泡之，频频饮服；方二：金银花 30g，连翘 20g，大豆卷、焦山栀各 10g，炒黄芩 15g，桔梗 8g，杏仁 10g，大贝（杵）12g，生甘草 6g，芦根 30g，3 剂，水煎服，每天 1.5 剂，药后恶寒罢，鼻翼扇动轻，体温有所下降，汗出多，然无冷汗，咳嗽咯吐铁锈色痰。胸片示：右肺肺炎。袁老查房嘱：一方不变，方二去大豆卷，加生藕节 15g，鱼腥草、冬瓜仁各 30g，服法同前。翌日，汗出渐少，热退清，咳嗽痰易咯吐。后袁老依据病情转归，随证加减。先后服药 20 余剂，血常规、红细胞沉降率正常，复查胸片：炎症吸收。痊愈出院。

【按语】 患者有发热，舌质红、苔薄，脉细滑数等气分证，恶寒发热卫分证，为卫气同病。见骤然寒战阵作，烦躁不安，出冷汗，胸闷气短，鼻翼扇动逆传之虞。故急以透热转气法，重投清气解表药，截断逆传之路，如金银花、连翘、栀子、黄芩；同时重用太子参补气托邪，砥柱中流；合以麦冬，敛心阴、镇心气；再加桔梗、大贝、鱼腥草、冬瓜仁清化痰热、祛邪外出。观前后用药，轻清透热，辛凉而不苦寒，补气敛心，甘温而不恋邪。

参考文献

1. 喜新. 袁正刚治疗外感高热的经验，中国中医急症，1993，2（3）117-118
2. 胡小梅. 袁正刚中医急诊治验拾萃. 辽宁中医杂志，2001，28（11）658

赵绍琴　宣透法治肺炎

赵绍琴，男，浙江绍兴人。御医世家，师从瞿文楼、韩一斋和汪逢春。曾任中国中医药学会内科学会顾问、中国医学基金会理事、北京中医学会顾问。擅长诊治温病，著有《温病纵横》《文魁脉学》《赵绍琴临证 400 法》《赵绍琴临床经验集》《赵绍琴内科学》等。

赵氏认为肺炎多发于冬春二季，属中医温病范畴，病因病机多为内有蕴热，外受温邪，内外合邪，卒然而发，在临床上并无特定处方，合参脉、舌、色、症，辨证施治。温病的本质是郁热，卫气营血皆然，治疗温病必须贯彻宣展气机、透邪外达的治则，不可徒执清热养阴，遏伏气机。宣透为治疗温病之要义。宣，指宣散、宣发、宣通、宣畅；透，指透泄、透发。宣透的治法属于祛邪的范畴，它的特点在于为邪气寻找出路以引邪外出。善于运用叶天士"透热转气"法救治高热不退、昏迷等危重病证，把透热转气法广泛地应用于温病卫、气、营、血各个阶段的治疗，以透邪外出为指导原则。如温病气分证，使用辛寒清气的治法达热外出；营分证的治疗在清营养阴中，适当加入具有开达、宣透作用的药物，以去其壅塞、排除障碍、宣畅气机，使邪有出路，则入营之邪即可外透，转出气分而解；如湿热入营，可用芳香化湿清热以开郁，疏通气机，使营热外达；如邪入心包，轻者用石菖蒲、郁金清心豁痰，开窍通闭，连翘轻清透泄，宣畅气机，重者必用牛黄、至宝丹之类以开其闭，使营热外透；对于瘀血阻滞气机而热邪入营者，则应于散血之品加入琥珀、桃仁、牡丹皮等，活血散瘀通络，排除障碍，宣通气机，导热达外。

1. 湿蕴热壅塞于肺证

【验案】 孔某，男，20 岁。持续发热 4 天，西医诊断：大叶性肺炎。体温 38.7℃～39℃，时时恶寒，头痛，咳嗽阵作，咳则胸痛，汗出胸以上为甚，胸闷气促作喘，痰黄稠黏，时有铁锈样痰吐出，心烦口干，渴欲冷饮，大便2天未行，舌红苔黄根厚糙老且干，两脉洪滑且数。此属风湿蕴热壅塞于肺，痰热内阻，升降失和。急以清宜肃肺方法，饮食当慎，谨防加重。处方：苏叶、苏子各6g，杏仁10g，生石膏25g，生甘草6g，莱菔子10g，白芥子3g，甜葶苈3g，芦根25g，黛蛤散12g（包）。次诊：前药服2剂后，身热退而咳喘皆减，胸痛未作，痰吐略爽，其色亦浅，舌苔黄厚渐化，大便甚畅，两脉弦滑，数势大减。热郁已解，滞热较轻，肺气已畅而升降渐调，再以前方加减，饮食荤腥仍忌。处方：前胡3g，杏仁10g，黄芩10g，浙贝母12g，苏叶、苏子各3g，莱菔子6g，黛蛤散12g（布包），冬瓜子30g，白茅根、芦根各30g。三诊：前药又服2剂之后，身热咳喘皆愈，夜寐甚安，咳嗽吐痰甚少，两脉仍属弦滑，二便如常，经透视两肺纹理略粗，肺炎基本吸收，比前大有好转，再以清肃疏化。处方：前胡3g，杏仁6g，苏子10g，黄芩10g，炙枇杷叶10g，黛蛤散10g（布包），芦根25g，焦三仙各10g，2剂。又服上方2剂之后痊愈。

【按语】　患者有恶寒，头痛卫表证，有发热，汗出，心烦口干，渴欲冷饮，舌红苔黄，脉数之气分证，有咳嗽阵作，咳则胸痛，胸闷气促作喘，痰黄稠黏，苔黄根厚糙老且干，两脉洪滑痰热证，有大便2天未行阳明腑实证，其病理为痰热互阻，壅塞于肺，气机不利，治以清肃痰热，邪热无痰以结则易去矣，方用三子养亲汤镇咳平喘，降气祛痰；葶苈泻肺汤泻肺降气，祛痰平喘；千金苇茎汤清肺化痰，逐瘀排脓，诸方共奏肃化祛痰之功。黛蛤散清肝利肺，降逆除烦，苏叶解表郁，从而达到热退、咳喘减，痰吐爽，其色亦浅，苔黄厚渐化。

2. 热邪蕴肺，阴伤燥热证

【验案】　刘某，女，78岁。患者高热40余天。西医诊断：老年性肺炎。自10月初因感冒发热，咳嗽，有黄色黏痰，胸痛，经用青霉素、链霉素、红霉素以及中药（苦寒清热、消炎泻火）等治疗月余，咳嗽减轻，痰亦减少，但仍持高热不退，腋下体温：上午37.5℃～38℃，下午至晚上39℃～40.5℃，近几天来并出现心烦急躁，时有谵语。现症：身热夜甚，心烦不寐，时有谵语，口干渴而不欲饮，小便短赤，大便数天未行，舌红绛少苔，脉沉滑细数。体温 39.5℃。辨证属热邪蕴郁，壅塞肺金。治宜养阴清热，宣郁肃降。处方：苏叶、苏子各 6g，前胡 6g，杏仁 10g，沙参 10g，枇杷叶 10g，黛蛤粉 10g（包煎），炒莱菔子 10g，焦麦芽 10g，白茅根、芦根各 10g。二诊：服上药 3 剂，发热见轻，神清，夜寐转安，但见咳嗽痰多，舌红绛苔薄，脉滑数，小便黄，大便排出几枚如干球状，体温 37.1℃。仍余热未尽，前法进退。处方：炒栀子 6g，淡豆豉 10g，前胡 6g，杏仁 10g，枇杷叶 10g，沙参 10g，麦冬 10g，远志肉 10g，浙贝母 10g，白茅根、芦根 10g，焦三仙各 10g，服上方 3 剂，热退身凉，咳嗽痰止，夜寐较安，二便正常，又服 4 剂而愈。

【按语】 本案辨证属热邪蕴郁，壅塞肺金，本应清热宣郁肃降，但患者年愈七旬，正气已衰，前多服苦寒清热、消炎泻火之品，反伤正气、阻塞气机，致使痰热内陷入营。因此予扶正祛邪，用养阴清热，佐以透热转气之法，以沙参养阴，扶正气；苏叶、苏子、前胡、杏仁宣畅气机；黛蛤粉清热消痰，祛邪气；莱菔子、焦麦芽消食导滞。仅服 3 剂，热郁渐解，神志转清。但见咳嗽痰多，乃气机得宣，内陷之痰由里排出。因此在前方基础上又加炒栀子、淡豆豉苦宣折热祛余邪；麦冬、沙参养阴生津扶正气，加远志肉、浙贝母止咳化痰。前后共服 6 剂，已延 40 余天的老年性肺炎得以痊愈。

3. 风温蕴热，胃肠食滞证

【验案】 邢某某，男，7 岁。初诊：发热咳嗽，面目俱赤，舌苔黄厚，口干渴饮，大便 2 天未行，夜间咳嗽甚重，小便黄少，两脉弦数有力。前天曾服某医开中药方：麻黄 6g，桂枝 10g，杏仁 10g，炙甘草 10g，茯苓 10g，生姜 3g，大枣 2 枚，1 剂。药后身热加重，体温 40℃，咳嗽喘逆，痰中带血，神志有时不清，咽痛且肿，扁桃体白腐肿大，今查白细胞 12×10^9/L，尿无异常发现，X 线透视：两肺纹理粗糙，符合支气管肺炎现象。此风温蕴热在肺，胃肠食滞蕴蓄，本当清肃化痰兼以导滞，误用辛温发汗方法，以热治热，诸症蜂起，有逆传心包之势，故以凉膈泄热，兼以通腑，仿凉膈散之义。处方：薄荷 2g（后下），前胡 6g，黄芩 10g，生石膏 20g，钩藤 6g，莱菔子 6g，紫雪丹 1.5g（分冲），羚羊角粉 0.6g（分冲），1 剂。次诊：药后身热渐退，咳喘大减，痰血未吐，神志已清，昨夜安寐一宵，今晨大便 1 次，色深且黏，恶臭难闻，病势已衰。但舌根苔黄略厚，咽微作痛，温邪滞热减而未净，再以肃降化痰，清解化滞之法，忌食油腻荤腥，甜黏糖果也慎。处方：前胡 3g，杏仁 10g，川贝母 3g，钩藤 10g，黄芩 6g，瓜蒌仁 15g，莱菔子 6g，鲜梨 1枚（连皮去核切片），2 剂。三诊：身热已退净，体温 36.7℃，咳嗽喘逆未作，痰血未吐，今日透视正常，查白细胞 6.7×10^9/L，尿正常。两脉细小且滑，舌苔已化净，大小便正常，嘱慎食 1周，可上学。

【按语】　患儿发热咳嗽，面目赤，舌苔黄厚，口干渴饮，大便 2 天未行，小便黄少，两脉弦数有力为气分证夹腑实。误用麻黄汤发其表，以热治热，诸症蜂起，有逆传心包之势见痰中带血，神志时不清，治以凉膈泄热，兼以通腑，仿凉膈散之义。方中薄荷、前胡、黄芩、生石膏清肺胃之热，莱菔子化痰，紫雪丹泻热通腑；钩藤、羚羊角粉泻热祛风防惊厥。药后便泄恶臭，热退喘平。

4. 风温蕴热，因热动风证

【验案】　狄某某，女，5 岁。初诊：发热 2～3 天，体温 38.5℃，咳嗽气促作喘。X 线透视：支气管肺炎。白细胞 12×10^9/L，两脉滑数，指纹深紫，已至命关，舌红苔白腻根厚，夜间因热惊抽两次，汗出口渴，大便略干。此风温蕴热，因热动风，急用清热凉肝熄风方法。处方：薄荷 1g（后下），生石膏 10g（先煎），知母 6g，连翘 6g，芦根 30g，钩藤 10g，焦三仙各 6g，羚羊角粉 0.3g（分冲），1 剂。二诊：身热渐减，体温 38℃，咳喘少轻，脉仍滑数，昨日抽搐未作，口渴夜不安寐，大便仍干小便短赤，温邪蕴热在于气分，再以清热熄风方法。处方：薄荷 1g（后下），生石膏 10g，僵蚕 4.5g，连翘 10g，芦根 30g，钩藤 10g，羚羊角粉 0.3g（分冲），2 剂。三诊：身热渐退，体温 37.5℃，咳喘大减，抽搐未作，昨夜安寐甚佳，两脉弦滑，数象大减，指纹已淡，回至风关，舌红苔略厚，再以原方进退。前胡1.5g，蝉蜕3g，片姜黄3g，钩藤10g，芦根30g，焦麦芽6g，牛黄抱龙丸1丸（分2次药送下），2剂。四诊：身热退而咳喘亦止，体温36.5℃，抽搐未作，夜寐甚安，指纹、脉象皆如常，舌苔已化，二便如常，再以清热化滞方法。禁荤腥，吃素食，注意寒暖。前胡1.5g，芦根15g，焦麦芽10g，鸡内金10g。2剂后诸恙皆安，调理1周如常。

【按语】 患儿有汗出口渴，大便略干，舌红，脉滑数，指纹深紫气分证，因热动故惊抽。病机为风温蕴热，热极生风，治以清热凉肝熄风。方用白虎汤合银翘散加祛风之品。方中白虎汤生石膏、知母清阳明之热；钩藤、羚羊角寓息厥阴之风；焦三仙消食滞于内；薄荷、连翘、芦根分消风热邪气于外。

5. 温热入肺，痰阻气机证

【验案】 王某某，男，87岁。初诊：发热7天，咳嗽喘憋5天，体温波动在38℃～39.5℃，经西医诊断为肺炎，曾注射庆大霉素，口服四环素，效不见著，遂请中医会诊。患者壮热不退，汗出口干，咳嗽喘息，不得平卧，痰黄黏量多，大便5天未行，小便黄少，腹微满不痛，舌红苔黄腻，脉滑数。此属温热入肺，灼液成痰，痰阻气机，肺失宣降，故咳喘并作。肺与大肠腑为表里，肺气不降，腑气不通，故大便数日未行。治以宣肺涤痰，通腑泄热。幸喜患者虽年迈而体尚健，正气尚足，可攻之于一时，拟宣白承气汤加味。处方：杏仁6g，全瓜蒌20g，炙枇杷叶15g，生石膏15g，黛蛤散10g（包），生大黄6g（后下），1剂。二诊：药后大便3次，所下恶臭，腹不满，咳喘轻，再以原方去大黄治之，2剂。三诊：药后诸症大减，体温37.8℃，咳喘已微，能平卧安眠，舌红苔黄白，脉弦细小滑，拟清肃肺气，佐以和胃。处方：杏仁6g，桔梗6g，瓜蒌皮10g，清半夏10g，焦谷芽10g，生甘草6g，桑白皮6g，芦根20g，2剂。药后诸症已平。体温正常，X线检查两肺未见病理性变化，痊愈出院。

【按语】 患者壮热不退，汗出口干，舌红苔黄腻，脉滑数，结合秋月高温，感炎暑之余气而发，故为暑温。咳嗽喘息，不得平卧，痰黄黏量多，大便5天未行，小便黄少，腹微满不痛，苔黄腻，脉滑数为夹痰与阳明里结。病机为温热入肺，炼津成痰，痰阻气机，肺失宣降。治以宣肺涤痰，通腑泄热。方用吴氏宣白承气汤。通腑为治疗关键，肺与大肠相表里，患者虽年迈而体尚健，正气尚足，可攻之于一时。药后得下恶臭，热随便泄，腹不满，咳喘轻，即去大黄。终佐和胃之品，故虽年高，不为伤也。

6. 痰热内迫，昏迷谵语证

【验案】 王某某，男，79岁。病史：持续性尿频尿急已2个月，近2周加重，于1980年2月8日入院。患者1977年9月忽然出现无痛性肉眼全程血尿，经膀胱镜检查诊为膀胱癌，1977年11月行膀胱部分切除术。近2个月来尿频，2周前发热39.5℃，5天后体温才有所下降，但咳嗽加剧，痰黄黏，呼吸不畅，诊断为肺炎。同时尿频愈甚，排尿困难，以膀胱癌术后尿路感染收入院。有高血压病史二十余年，过去血压经常在200/100mmHg，1963年曾患右手麻木。入院时体温37.5℃，脉搏84次/min，呼吸21次/min，血压134/70mmHg。发育营养中等，神清合作，表浅淋巴结不肿大，肝脾未触及，前列腺两侧叶增大，中间沟消失，表面光滑。血白细胞$4.8×10^9$/L，中性细胞0.72，杆状核细胞0.16，单核细胞0.09；尿检：蛋白（＋＋），糖（±），白细胞50～60个/高倍视野，红细胞2～3个/高倍视野。心电图提示：间歇性频发性房性早搏，左前束支阻滞，弥漫性心肌改变。X线检查：有慢性支气管炎伴感染表现。入院诊断：泌尿系感染，前列腺增生，膀胱癌术后肺炎、冠心病。治疗经过：入院后给抗感染治疗，先后用红霉素、白霉素、万古霉素及中药清热解毒，但感染未能控制，白细胞增至（9.4～11）$×10^9$/L，中性细胞0.82，尿检结果也未见改善，神志不清，重病容，心率130次/min，有停跳，血压不稳，忽高忽低，肺部病变亦未改善，2月17日在痰里找到酵母样菌，病情重笃，于2月17日邀赵老会诊。初诊：身热不退，面色黧黑，形体消瘦，神志昏沉，咳嗽痰黄，气喘气急，脉象细小沉弦按之不稳，且有停跳。舌绛干裂中剥，唇焦齿燥，7～8天未进饮食，全靠输液输血维持。辨证：患者年逾古稀，下元已损，热病已久、阴津大伤，痰热内迫，热邪深入营分，所服药物全属寒凉，气机被遏，肺失宣降，郁热内迫，营阴重伤，致使昏迷谵语，舌绛唇焦咳喘痰鸣，形消脉细，诸症丛起。暂以养阴之法求其津回而脉复，用宣气机开痰郁之药以冀营热外透。处方：生白芍15g，天冬、麦冬各6g，沙参20g，玄参15g，石斛10g，前胡6g，黄芩10g，杏仁10g，黛蛤散12g（包），川贝母粉3g（冲），羚羊角粉0.5g（冲），服2剂。二诊：服药后喘咳轻，神志苏，知饥素食，脉搏80次/min，患者欣喜万分，吃面汤两碗，蛋羹2份，西红柿加糖1碗。入晚病情突变，呕吐频作，头昏目眩，血压上升，阵阵汗出，遂陷昏迷，舌绛中裂，两脉细弦滑数。辨证：此属食复。一诊神清知饥，营热已开始外透于气，是属佳象。然久病之躯，脾胃俱弱，饮食不慎，过食，滞于中焦，阻塞气机，壅遏生热。呕吐频频，复伤阴助焚，且郁热上蒸包络，与痰热相搏，上蒙清窍，内闭心包，致使病情急转，神志昏迷，舌绛中裂。再拟甘寒养阴，涤痰开窍，兼以化滞和胃，宣展气机仍希有透热转气之机，处方：生地黄15g，玄参15g，麦冬10g，沙参15g，牡蛎30g，石斛10g，石菖蒲6g，杏仁10g，黛蛤散10g（包），珍珠母20g，焦谷芽20g，竹茹6g，服2剂。另，安宫牛黄丸半丸，分2次服。三诊：药后神志已清，体温正常，心率不快，血压平稳，两目有神，舌绛有津，薄苔渐布，两脉渐起，细数已减，咳喘皆平。此属内窍已开，营热开始外透，且胃津已回，痰热渐除，再以原方进退。处方：沙参15g，玉竹10g，麦冬10g，石斛10g，五味子10g，远志10g，茯苓10g，黛蛤散10g，杏仁10g，鸡内金10g，服2剂。四诊：舌绛已去，薄白苔生，神色皆好，二便如常，唯皮肤作痒，心烦难寐，此乃阴分未复，虚热扰神，拟复脉汤合黄连阿胶汤加减，处方：白芍15g，山药10g，阿胶10g（烊化），沙参15g，白扁豆10g，远志10g，海蜇皮10g，马尾连3g，鸡子黄2枚（搅匀冲），服3剂。药后已能下床活动，饮食及二便正常，X线检查"两肺阴影吸收"，血常规化验正常，调理数日痊愈出院。

【按语】 患者年逾七旬，正气已衰，且膀胱癌手术后，气血大伤，热邪久羁，津液耗惫。近患肺炎、泌尿系感染，叠进中西药，全属寒凉，遏阻气机，肺不宣降，津液不布，遂成痰浊。病机为热邪入营，营阴重伤，肺失宣降，痰浊阻滞气机。治以养阴生津，宣肺气化痰浊开郁。方中白芍、生地黄、麦冬、玄参、沙参、石斛等甘寒生津，"刻刻顾其津液"，以保生机不绝；羚羊角清营分之热；黄芩清气分之余热；前胡、杏仁、川贝母、黛蛤散宣降肺气以化痰浊，以畅营热外达之路而透热转气。服后神清知饥，均为营热外透的标志。二诊为食复。因食滞中阻，郁热上蒸，不仅阴伤，且有痰热蒙蔽心包之势，故除甘寒养阴之外，又加安宫牛黄丸以开内窍之闭，并加化滞和胃之品，宣畅气机，导营热外达，服后舌质虽绛有津，薄苔渐布，神志转清，均说明营热已开始外透。本案两用透热转气法，以调畅气机，令三焦通畅为要，则邪气自能透转外泄矣。

7. 痰湿郁热证

【验案】 崔某，男，58 岁，于 1989 年 10 月 9 日初诊。患者自 2 周前因患感冒，自觉发冷发热 1 天后出现咳嗽，有白泡沫痰，胸痛胸闷，随去北大医院就诊，检查血白细胞 $21.3 \times 10^9/L$，中性 0.80，X 线片示右下肺大片浓密阴影，提示左下肺炎。用抗生素治疗 1 周，仍高热不退，症状加重，患者要求请赵老会诊。诊时见身热恶寒，阵阵汗出，咳嗽气喘，痰多黄浊；胸闷且痛，舌质紫暗，苔白腻垢厚，脉濡滑且数，体温 38.5℃。辨证为痰湿郁热互阻，肺失宣降。立法：清热化痰，宣郁肃降，防成肺痈，饮食清淡，忌食辛辣肥甘。方药：苏叶、苏子各 10g，前胡6g，浙贝母 10g，杏仁 10g，枇杷叶 10g，白茅根、芦根各 10g，冬瓜仁 10g，薏苡仁 10g，葶苈子 10g，焦三仙各 10g，海浮石10g。二诊 10 月 11 日服上方 3 剂，咳嗽气喘、发热胸痛见轻，唯咳吐大量脓痰，腥臭无比，体温 37℃。肺痈已成，用清热化痰，活瘀解毒消痈方法。处方：苇茎 30g，桃仁 6g，冬瓜仁20g，薏苡仁 10g，葶苈子 10g，黄芩 6g，苏叶 10g，前胡 6g，杏仁 10g，浙贝母 10g，枇杷叶 10g，瓜蒌仁 30g，桔梗 10g，生甘草 10g，牛蒡子 10g，另加西黄丸 6g，分 2 次服。三诊 10 月21 日服上方 5 剂，热退，痰量减少，臭味减轻。又服 5 剂，咳嗽脓痰以及臭味皆止，精神振作，纳食较佳，舌红苔白，胸透（一），体温 36.5℃，血白细胞 $5 \times 10^9/L$，中性 0.70。肺痈已愈，饮食当慎，防其复发。再以宣肺肃降，养阴清热方法。药用：杏仁 10g，前胡 6g，浙贝母 10g，葶苈 30g，沙参 10g，桔梗 10g，茯苓 10g，炒莱菔子 10g，焦三仙各 10g，水红花子 10g，服药 10 剂，以巩固疗效。

【按语】　患者有身热恶寒，汗出，脉数之热证；有咳嗽气喘，痰多黄浊；胸闷且痛，脉滑痰证；有白泡沫痰，苔白腻垢厚，脉濡之湿；舌质紫暗为热壅成肉腐血败之势，中医诊为肺痈，是一种肺叶生疮形成脓疡的病证。病机为平素嗜酒不节，恣食厚味，湿热互结，上蒸于肺，肺失清肃，宣降不利，又复感燥热之邪，内外之邪相引，蕴肺成痈，肉腐血败成脓。治以清热化痰，宣郁肃降。方中白茅根、芦根、浙贝母、海浮石清化痰热；杏仁、苏叶、前胡宣肺疏郁，宣展肺气；苏子、枇杷叶、葶苈子化痰降气；冬瓜仁、薏苡仁清热利湿以祛生痰之源，焦三仙和胃。次诊肺痈已成，故用清热化痰，活瘀解毒消痈，方用千金苇茎汤法加清肺化痰之品。再以宣肺肃降，养阴清热调理。

8. 风温蕴热，互阻于肺证

【验案】　姚某，女，56 岁。初诊：发热 7～8 天，体温 38.3℃，咳嗽，头痛，咽红，痰吐不爽，曾服止咳糖浆、复方甘草合剂、咳必清、枇杷露等，咳嗽未减，身热不退，今晨咳嗽胸痛，吐脓血数口，味臭且黏，继则痰中带血，胸胁作痛。舌苔黄腻，质红且干，两脉弦滑而数，大便略干，小便不多色黄，心烦口渴。此风温蕴热，互阻于肺，发为肺痈，可用千金苇茎汤法加减治之。鲜苇茎 60g，冬瓜子 30g，桃仁 10g，苦桔梗 10g，薏苡仁 25g，生甘草 10g，甜葶苈 3g，西黄丸 6g（分两次药汁送下），2 剂。次诊：身热渐退，体温 37.5℃，咳嗽渐减而痰血亦轻，痰吐味臭，两脉弦滑略数，胸中时时作痛，舌红苔腻浮黄且干，肺痈重证，再以清肃化痰，逐瘀排脓。处方：鲜苇茎 60g，冬瓜子 30g，前胡 3g，川贝母 10g，杏仁泥 10g，桃仁 10g，薏苡仁 25g，苦桔梗 10g，生甘草 6g，黛蛤散 12g（布包），西黄丸 6g，三七粉 1.5g（分两次药汁送下），3 剂。三诊：前方连进 3 剂，身热已退净，体温 36.9℃。咳嗽大减，痰吐甚少，已无血脓臭味，自觉胸痛亦止，两脉弦滑，数象亦差，舌红苔腻略黄，饮食二便如常。改用活血化瘀，祛腐生肌之品。处方：鲜苇茎 60g，

171

桃仁 6g，茜草 10g，川贝母 6g，薏苡仁 25g，赤芍、白芍各 18g，北沙参 25g，西黄丸 6g，三七粉 1.5g（分两次药汁送下），3 剂。四诊：身热退而咳嗽亦止，脓血臭痰未再吐，胸痛已止，舌脉如常，病已向愈，用平调脾胃为善后之计，不可骤用温补，以防死灰复燃，辛辣油腻亦忌。处方：茯苓 10g，北沙参 18g，生白术 6g，炙甘草 10g，白扁豆 10g，生薏苡仁、熟薏苡仁各 12g，冬瓜皮、冬瓜子各 15g，5 剂。五诊：药后诸症悉平，饮食二便正常，胸透亦已复常，脉软舌净，嘱其休息 2 周，即可恢复工作。

【按语】 患者咳嗽胸痛，吐脓血数口，味臭且黏，舌苔黄腻，质红且干，两脉弦滑而数，为中医肺痈。病机为风温蕴热，互阻于肺，热壅成毒，发为痈脓。方用千金苇茎汤加味，方中千金苇茎汤清肺化痰，逐瘀排脓；西黄丸中牛黄清热解毒，麝香活血散瘀，乳香、没药消肿止痛，足补苇茎汤解毒止痛之力不逮之缺憾。继以清肃化痰，逐瘀排脓加清热化痰之品与活血化瘀，祛腐生肌之品病愈，平调脾胃善后。

参考文献

彭建中，杨连柱. 赵绍琴临证验案精选. 北京：学苑出版社，1996

何承志　肺炎之治重在清气滋阴透热

何承志，男，上海市人，上海市名中医。出身中医世家，师从丁济万，擅长内科，对肝胆病和疑难杂症有独到见解。编著《何氏百性赋》《何氏伤寒篡要》《三方江编》《青浦县历代名医》《青浦县中医治疗血吸虫病论文集》《何承志医集》。

何氏认为肺炎的治疗重在清气滋阴透热，特别是肺炎后期气阴两伤而邪热未尽时更为适用此法。

【验案】　倪某某，女，73 岁。初诊：1991 年 11 月 28 日。主诉：发热 50 余天，伴轻咳。患者发热 10 余天，体温持续 38℃～39℃，轻咳，曾在外院作血培养，胸片、肝肾功能、AFP 等多项检查，均未见异常，红细胞沉降率 128mm/h。11 月 21 日在金山中心医院摄片示："右下肺炎"。现体温 38℃，红细胞沉降率 104mm/h，干咳不畅，自汗盗汗，脉弦滑，苔薄腻根厚。素体阴亏，风温犯肺，再连日久，耗伤津液，当予清气透营，滋阴清热，清骨散加减：炙鳖甲 10g，银柴胡 5g，白薇 10g，地骨皮 10g，炒黄芩 10g，天冬 15g，麦冬 15g，橘红 10g，鱼腥草 20g，川贝母 10g，象贝母 10g，黄芪 15g，生地黄 20g，炙甘草 5g，赤芍 10g。次诊：12 月 2 日。药后身热即退，腹胀亦减，胸闷不舒，纳欲欠香，脉弦细，苔薄根腻，前法已效，再宗上法出入。银柴胡 5g，白薇 10g，天花粉 20g，南沙参 15g，北沙参 15g，白术 10g，白芍 10g，地骨皮 10g，化橘红 10g，半夏 10g，炒枳壳 10g，川厚朴 5g，黄芪 20g，茯苓 15g，五味子 5g。三诊：12 月 6 日，诸症好转，自汗未净，脉细，苔已转薄，前法出入。黄芪 20g，白术 10g，白芍 10g，防风 10g，茯苓 15g，半夏 10g，丹参 10g，南沙参 15g，北沙参 10g，枳壳 10g，五味子 5g，炙甘草 5g，桂枝 5g，制南星 5g。随访：1992 年 1 月 20 日，胸片示肺部阴影消失，炎症吸收，红细胞沉降率 24mm/h。

【按语】　患者有低热，干咳不畅，自汗盗汗阴虚证，又有脉

173

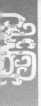

弦滑，苔薄腻根厚，痰热余邪未清表现，结合高龄气阴不足，其病机为素体阴亏，风温犯肺，再连日久，入于阴分，耗伤津液，治以清气透营，滋阴清热，清骨散加减。方中银柴胡、白薇、地骨皮清伏热于里；天冬、麦冬滋肺阴；橘红、炒黄芩、川贝母、鱼腥草清热解毒，化痰止咳；生地黄、赤芍凉血清血中之热；鳖甲滋阴潜阳；黄芪益气。符合吴鞠通指出"邪气深伏血分，混处血络之中，不能纯用养阴，又非壮火更不得任用苦燥"。

参考文献

何承志. 何承志医案. 上海：上海中医药文献出版社，1981

李辅仁　老年人肺炎宜顾护正气

李辅仁，男，河北人。出身中医世家，师从名医施今墨，享负盛名的中医学专家，素有"中医泰斗"之盛誉，任中央保健委员会保健专家组唯一的中医专家。曾获国务院颁发的"表彰发展祖国医疗卫生事业做出突出贡献"荣誉证书，享受政府特殊津贴。2009 年，被评为首届国医大师，擅长治疗内科疾病等。

李氏认为老年病的病理特点为虚实夹杂，寒热互见，病情错综缠绵。老年人在正虚基础上，病理状态往往较为复杂，不是机体的纯寒、纯热或纯虚、纯实，也不只涉及一脏一腑，而是虚实夹杂、寒热互见，病情错综复杂，缠绵难愈，而且越是高龄，越是疾病后期，这个特点越是突出，越不容易重新恢复新的阴阳平衡。主张用药要杂而不乱，分清主要矛盾与次要矛盾，明确立法治则。纵然病情复杂，矛盾重重，遣方用药时仍须遵循君、臣、佐、使的组方原则，繁而有序，杂而不乱，理法方药一气贯通。同时诊治疾病要顾护正气，留人而后治病。并强调治疗老年病，用药补勿过偏，攻勿过猛，用药要平和，多选用甘寒之品。顾护正气为老年保健的根本大法，老年人正气亏乏，五脏俱虚，即使要攻邪，也要兼顾攻补兼施。因为只要正气尚存，生机就在。尤其是病情危重时，应以扶正为当务之急，以求正气有所复，留人治病。如邪气缠绵，经久不愈时，可转而扶助正气，以求增强机体抗邪能力，祛邪外出。对于疑难重症，要有"药到而立起沉疴"的胆识，对"经方与时方"要灵活化裁运用，在制方用药上时采其意，药味常成对出现，或一寒一热，或一升一降，或一气一血，或一散一收，多而不乱，主次分明，配合巧妙，浑然一体，达到了相辅相成或相反相成的目的。

痰热壅肺证

【验案】　王某，男，89 岁。2006 年 4 月 14 日初诊。患者曾因外感引起咳嗽、喘憋半个多月。患者 20 天前因外感出现流涕、咽痛，咳嗽，今日症状加重，并出现喘憋，痰量增多，伴低热，体温 37℃～38℃；胸片示：右肺纹理增多增重；胸部 CT 示：右肺上叶大片实变影，提示病变可能为肺炎，右侧胸腔积液，双肺重度小叶中心型肺气肿。患者入院后予以抗菌、消炎、排痰等治疗，病情略有好转，现仍见咳嗽，喘促憋气，咯白黏痰，体温正常，精神较差，气短无力，纳少，二便调；舌质红，苔薄黄，脉滑数。既往患慢性阻塞性肺病多年、轻度肺间质纤维化、冠心病、高血压、慢性肾功能不全、原发性甲状腺功能减退症（治疗中）、椎基底动脉供血不足、多发性腔隙性脑梗死。体格检查：唇甲无发绀，胸廓饱满，下肢不肿。诊断为肺热病（右上肺炎伴肺炎旁胸腔积液、慢性阻塞性肺病、慢性肺源性心脏病）：痰热壅肺、宣降失司证。患者素患肺疾，又感外邪，致使肺气失于宣降，加之痰热壅盛，阻滞胸膈，气机愈发不能通达，而见咳嗽、喘憋，痰多而黏；患者年老体弱，既往患有多种慢性疾患，正气本已亏虚，现又有痰浊邪热内蕴，致正气更虚，而见纳少神疲，气短无力；舌红苔腻、脉滑数均为热象。治宜清肺化痰，宣通肺气为主，以扶正为辅。方拟麻杏石甘汤加减。药用：太子参20g，桑白皮 15g，炙百合 15g，金银花 20g，冬葵子 15g，橘络10g，炙麻黄 3g，生石膏 20g，杏仁 10g，款冬花 10g，炙枇杷叶10g，羚羊角粉（分冲）0.6g，生甘草 3g。服药 7 剂后，咳嗽、喘憋减轻，仍气短，活动后明显，痰量减少，纳可，睡眠可，精神可，大便调，舌质红，苔腻，脉弦滑数。今日出院，出院前查血白细胞 6.57×10^9/L，中性 0.70；复查胸部 CT：肺炎较前吸收。继续清热宣肺化痰治疗。拟射干麻黄汤加减。药用：炙前胡15g，炙麻黄 3g，苏梗 10g，桔梗 10g，炒远志 10g，茯苓 30g，射干 10g，炙枇杷叶 10g，炒白术 15g，丹参 20g，橘红 10g，桑白皮 15g，生甘草 3g。再服 7 剂后，咳嗽喘憋明显减轻，仍气短，活动后明显，口干，纳可，睡眠可，精神好，夜尿每天 3次，大便调；舌质偏红，苔薄腻欠润，脉沉弦。病情好转，但肺中痰热尚未除尽，而气阴已伤。遂以益气养阴、清肺化痰之剂善后。

【按语】 本案为 89 岁高龄老人患肺炎，且患慢性阻塞性肺病多年、轻度肺间质纤维化、冠心病、高血压红、慢性肾功能不全、原发性甲状腺功能减退症（治疗中）、椎基底动脉供血不足、多发性腔隙性脑梗死多种疾病。病理特点为虚实夹杂，病情错综缠绵，属痰热壅肺、宣降失司证。患者有纳少神疲，气短无力正气亏虚之象，咳嗽、喘憋，痰多而黏为痰浊邪热内蕴之证。辨为痰热壅肺、宣降失司证。治以清肺化痰，宣通肺气为主，以扶正为辅。方拟麻杏石甘汤宣肺清热，羚羊角粉、桑白皮、金银花、冬葵子、橘络、款冬花甘寒之品清化痰热，太子参、百合益气养肺阴，炙枇杷叶化痰和胃。次诊针对咳嗽喘憋，气短，咳痰予以射干麻黄汤清热宣肺化痰。再诊针对气阴已伤，肺中痰热尚未尽除，以益气养阴、清肺化痰之剂善后。

参考文献

贺兴东，翁维良，姚乃礼．当代名老中医典型医案集·内科分册（上册）．北京：人民卫生出版社，2009

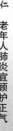

李辅仁 老年人肺炎宜顾护正气

汪履秋　肺炎按风温辨治

汪履秋，男，江苏省名中医。曾任江苏省中医学会急症研究会副主任委员、风湿病专业委员会顾问。擅长风湿病、时病等内科病证的治疗，对风湿病、风湿性关节炎、类风湿关节炎、系统性红斑狼疮、白塞病等结缔组织病以及内分泌系统的糖尿病、重症肌无力、肝炎、肝硬化等疑难病症的治疗经验丰富。

汪氏认为肺炎与中医风温相类似，为感受温热之邪，初起邪侵肺卫，继而邪热入里，深入气分，热壅肺气，本病病理中心主要在肺。病初表邪较著而无里热之征象者，以凉散为原则，在临床上用银翘散、桑菊饮之类，常用药如荆芥、薄荷、金银花、连翘、豆豉、桔梗、芦根等。病邪已有转入气分之势，热壅肺气者，以麻杏石甘汤或薄杏石甘汤为方，表闭喘甚者用麻杏石甘汤。里热盛而喘不著者，用薄杏石甘汤；壮热烦渴者，白虎汤更为常用之剂，还可适当参入所谓清热解毒之品，诸如金荞麦、鱼腥草。若肺经热盛伴腑实不通者，泻热通腑，宣白承气汤为必用之方。病邪传入营血宜在清气泄热之时佐以凉营解毒之品。后期宜养肺和络，防耗气伤津，吴氏沙参麦冬汤临床最为常用，药如沙参、麦冬、玉竹、天花粉、桑叶等；兼清余邪，常合泻白散加味，药如桑白皮、地骨皮、知母等；邪热渐退，络气不和，常后遗胸痛等症，治疗当理气和络，方用香附旋覆花汤加减，药如旋覆花、香附、苏子、杏仁、郁金、丝瓜络等；且要注意理气应以宣理肺气为主，用杏、苏之类宣降肺气，有利于胸络气机之调畅。若病程较长，深入血分者，当合入桃仁、红花、赤芍等以和血通络。即使在本病极期，和血退络之品也可参入辨证方中，以提高临床疗效，千金苇茎汤常可化裁应用。若络脉受损，痰中带血者，理气和络之剂则应慎用。痰气郁阻者，还可使用瓜蒌、郁金等以化痰通络。大多数肺炎患者的治疗顺利，病变每在气分而解，"逆传"者十分少见。但亦不可掉以轻心，须防邪热炽盛，正不敌邪，深入营血，逆陷心肝。特别是年老多病者和小儿尤应注意，一旦出现"逆传"者，必须及时采取有力措施予以救治。内陷心营，神昏谵语者，凉血清心；热极生风，痉厥抽搐者，清热熄风；若突然出现大汗淋漓，面色苍白，四肢厥冷，血压下降者，多属阴竭阳亡之危候，急当救阴回阳固脱，必要时中西医结合救治。

1. 肺炎后期痰瘀证

【验案】 刘某，男，24 岁，1998 年 4 月 10 日初诊。患者发热、咳嗽、胸痛 3 天，体温达 40.2℃，微恶寒，咯黄黏痰，气急，舌苔黄腻，脉滑数，两肺呼吸音粗，右下肺呼吸音低，查血白细胞总数 $15.3×10^9$/L，中性 0.89，淋巴 0.11；X 线摄片示：右下肺炎性病变。中医辨证属风温犯肺、肺失宣降，治拟辛凉解表、清热宣肺，予以银翘散合麻杏石甘汤加减，治疗 3 天后体温复常，咳嗽减轻。治疗 2 周后，唯胸痛不减，余症皆平，复查血白细胞正常，X 线摄片示：右下肺炎性病灶基本吸收。肺炎后期治疗宜从宣肺气、化痰瘀着手，方选香附旋覆花汤加减。处方：香附 10g，旋覆花（包煎）10g，苏子 10g，杏仁 10g，郁金 10g，丝瓜络 6g，桃仁 10g，红花 10g，赤芍 10g。用法：水煎。每天 1 剂，分 2 次口服，治疗 1 周后胸痛消失。

【按语】 患者有发热、微恶寒卫表证，有发热、咳嗽、胸痛、咯黄黏痰，气急，舌苔黄腻，脉滑数痰热壅肺之气分证。辨为风温犯肺、肺失宣降，治以辛凉解表、清热宣肺。治疗 2 周后，唯胸痛不减，为余邪未净，耗伤津液，津血同源，津伤则血枯，久病入络，络气不和。治以宣肺气、化痰瘀、和络脉，方用香附旋覆花汤，方中香附、旋覆花、丝瓜络善通经络，而逐胸中结痰；苏子、杏仁降肺气，以消痰化饮；桃仁、红花、郁金、赤芍活血化瘀通络。

2. 气分证

【验案】 丁某，男，34 岁。患者因发热，咳嗽，胸痛，咯铁锈色痰 3 天而入院。症见高热不退，微恶寒，咳嗽气急，咯吐铁锈色痰，胸痛，苔薄黄腻，脉象滑数。查体温 40℃，两肺呼吸音

汪履秋 肺炎按风温辨治

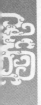

粗糙，右肺可闻及中等水泡音。查血白细胞总数 $18.4×10^9$/L，中性 0.85，淋巴 0.15，胸透提示右下大叶性肺炎。证属风温犯肺，肺失宣肃。治拟辛凉解毒，清热宣肺，处方：金银花 15g，连翘 15g，薄荷 3g，麻黄 5g，杏仁 10g，石膏 60g，黄芩 10g，金荞麦 30g，冬瓜仁 12g，桑白皮 12g，郁金 10g。上方日服 2 剂，翌日体温稍降（39℃），恶寒消失，清热宣肺为主。处方：原方去薄荷、麻黄，加知母 10g，虎杖 15g，上方仍日进 2 剂，4 月 2日体温降至正常，咳痰基本消失。守上方继进 5 剂，诸症消失，复查血白细胞总数 $8×10^9$/L，中性 0.56，淋巴 0.44，胸透示肺部炎性病灶基本吸收，病情告愈。

【按语】 患者有发热、微恶寒的卫表证，有咳嗽气急，咯吐铁锈色痰，胸痛，苔薄黄腻，脉象滑数的痰热壅肺证，辨为风温犯肺，肺失宣降，治以辛凉解表、清热宣肺。方以银翘散合麻杏石甘汤加减处方，银翘散凉散卫表，麻杏石甘汤宣肺平喘，加黄芩、金荞麦、冬瓜仁、桑白皮、郁金清热解毒，化痰止咳。

参考文献

1. 王冠华. 汪履秋运用香附旋覆花汤治疗肺系疾病验案举隅. 江苏中医药，2006，27（6）：38
2. 单书健，陈子华. 古今名医临证金鉴. 北京：中国中医药出版社，1999

俞长荣 麻杏甘石汤治肺炎

俞长荣，男，福建永泰人，中医内科专家。出生中医世家，曾任中华全国中医学会常务理事、福建分会副会长。对《伤寒论》颇有研究。著有《伤寒论汇要分析》，主编《串雅外编选注》等。

俞氏认为麻杏甘石汤证病变重心在邪热壅肺，重点在于清宣肺热。故其辨证要点为里热盛表现汗出而喘，口渴、苔黄、脉数等。其为麻黄汤去桂枝加石膏，是变辛温发表之法为辛凉宣透之方。方中麻黄辛温宣肺定喘，石膏辛寒直清里热。麻黄配石膏，清宣肺中郁热而定喘逆，而且石膏用量倍重于麻黄，故可借石膏辛凉之性，以制麻黄辛温发散之力，又能外透肌表，使邪无复留。杏仁宣肺降气而治咳喘，协同麻黄更增平喘之效。甘草和中缓急，调和诸药。四药相伍，宣肺清热、降逆平喘。肺炎可表现内热壅盛，肺气闭塞。

【验案】　邱某，患肺炎，高热不退，咳嗽频剧，呼吸喘促，胸膈疼痛，痰中夹有褐色血液，间有谵妄如见鬼状，请会诊。患者体温40℃，脉象洪大，俞氏拟给予麻杏甘石汤，有议青霉素与白虎汤并用者。俞氏说，此证注射青霉素固未尝不可，至于用白虎汤似嫌太早，因白虎清热擅长，而平喘止咳之功则不若麻杏甘石汤。此证高热喘促，是热邪迫肺；痰中带血，血色带褐，胸膈疼痛，均系内热壅盛，肺气闭塞之故。正宜麻黄、杏仁宣肺气，疏肺邪，石膏清里热，甘草和中缓急。经过商讨，遂决定用本方。方用石膏80g，麻黄9g，杏仁9g，甘草6g，水煎，分3次服，每隔1小时服1次。服完1剂后，症状约减十之七八。后分别用蒌贝温胆汤（瓜蒌实、川贝母、茯苓、法半夏、稻香陈、枳实、竹茹、甘草）、生脉散合泻白散（潞党参、麦冬、五味子、地骨皮、桑白皮、生甘草）2剂，恢复健康。

【按语】　患者高热，咳嗽频剧，呼吸喘促，胸膈疼痛，痰中

肺炎

夹有褐色血液，间有谵妄如见鬼状，脉来洪大。据谵妄如见鬼状，脉象洪大，似属白虎汤证，然白虎证重点在胃热亢盛，白虎功擅清热，但乏宣肺平喘之功，而本案以咳喘为主，并有高热、胸痛、痰中带血，是其病之重心在肺，肺热失宣，热伤血络。治疗之法，自宜宣肺清热，平喘止咳，主用麻杏甘石汤。1 剂后，病去十之七八，因痰热未清，余邪未尽，肺阴受损，则继用清热化痰、养阴润肺方，以善其后。

参考文献

俞长荣. 伤寒论汇要分析. 福州：福建科学技术出版社，1984

颜德馨 肺炎治验三则

颜德馨，男，生于江苏丹阳，国医大师。出生中医世家，师从秦伯未、方公溥、高芷荸、单养和、祝味菊、徐小圃、盛心如等，曾任中国中西医研会理事、中国中医药学会理事、上海市中医药工作咨询委员会顾问、中国医药研究会学术顾问等职。提出调气活血为主的"衡法"治则。著有《餐芝轩医集》《活血化瘀疗法临床实践》《医方囊秘》《气血与长寿》《中国历代中医抗衰老秘要》《衰老合瘀血》等。

【验案1】 胡某，男，74岁，杭州退休职工。2001车6月5日因外感风寒、咳嗽、高热4天后，以急性肺炎入住杭州某省级医院，经西医抗炎等对症治疗29天，体温仍持续在38.5℃～40℃，体质十分虚弱，已10余天未更衣。应邀索方求治，拟方：鱼腥草30g，半枝莲30g，百部12g，开金锁30g，虎杖15g，葶苈子15g，败酱草30g，生大黄15g，犀角屑2g（布包），3剂。第2天药方送达杭州时，子女述患者昨夜已昏迷，气管切开，已第3次发出病危通知。但家属认为其虽年老但平时体健，电询：该方还可用否？答曰：虽危在旦夕，只要一气尚存，仍可一试。征得省院医生同意，急煎上药分数次从食管注入，约4小时后解稀溏奇臭粪便约0.5kg，后逐渐苏醒。3剂后体温降至38℃左右，病情明显好转。电问是否改方，回嘱去大黄，继服上药5帖，后体温降到正常。因暑热，以百合、莲子心、西洋参代茶调养半月余，康复出院。

【按语】 患者高龄，气阴已亏，又受风寒化热成温致高热不退，温病易伤阴液，阳明腑实，入营犯心包，见昏迷、呼吸困难等衰竭危象。治以清热通腑解毒，方用颜德馨治肺炎验方，方中大黄、葶苈子急下存阴，使淤积于大肠内毒素排泄，毒泄神清；犀角屑、半枝莲、百部、开金锁、虎杖、败酱草清肺泄毒化痰。

【验案2】 高某某，男，23岁。始以畏寒发热，伴见咳嗽，经沪南医院胸透凝为"右中肺炎"，予庆大霉素、卡那霉素等抗生素治疗，热未退（T 39℃～40℃），来院急诊，以"右中肺炎"收入病房，T 39℃，P 116 次/min，BP 90/60 mmHg，血白细胞 $7×10^9$/L，中性 0.72，淋巴 0.28，入院后经中西药多方治疗无效，高热稽留，口渴，气促，胸闷烦燥，咳嗽较剧，脉浮数而芤。初诊：壮热已 13 天（T 40℃），汗多不解，咳嗽气粗，胸闷烦躁，口渴溲黄，舌红苔黄腻，脉浮，重按无力。风温外受，热盛入里，熏蒸肺胃，痰热恋肺，肺炎叶焦，清肃之令不行，阳明邪热内炽，热盛迫津外泄，病延日久，气阴两伤，当此危急之际，非大将不能去大敌，拟人参白虎汤合栀豉汤出入，冀挽于世。生晒参 9g，生石膏 30g，肥知母 9g，淡竹叶 9g，黑栀子 6g，六一散 9g（包），淡豆豉 9g，带心连翘 9g，云茯苓 9g，芦根 30g，甘草 3g。次诊：昨进清热除烦生津之剂，发热已有下降之势（上午 39℃，中午 37℃，晚间 37℃），精神较前转佳，已能少量进食，微汗头痛，咳嗽胸痛，倦怠乏力，口干欲饮，小便短赤，舌质红，苔薄少津，脉浮而濡，清热即保阴，再拟原方，静观其效，同上方 1 剂。三诊：经投入人参白虎汤合栀豉汤 2 剂后，体温已趋正常（上午 37℃，中午 37℃，晚 36℃），咯痰见畅，痰中夹血，右胸隐痛，纳差乏力，舌红苔薄，脉濡滑，风温渐清，痰热未净，再拟清化痰热，兼护阴津。皮尾参 4.5g（另煎饮），鲜沙参 9g，杏仁、薏苡仁各 9g，冬瓜子 15g，天竺黄 6g，藕节 9g，象贝母 9g，鱼腥草 30g，云茯苓 9g，淡淡竹叶 9g，鲜芦根 30g，黛蛤散（包）9g，药后诸症悉除，康复出院。

【按语】 患者为感受风温时邪，由卫入气，见发热、汗出不解，口渴溲黄，舌红等气分证，又夹咳嗽气粗，胸闷烦躁，苔黄腻痰热证，及气阴两伤见重按无力。病机为风温外受，热盛入里，熏蒸肺胃，痰热恋肺，肺炎叶焦，清肃之令不行，阳明邪热内炽，热盛迫津外泄，气阴两伤。治以清热除烦生津，方予白虎汤清热生津，伍栀豉宣胸中郁热，协白虎汤清心除烦，因高热稽留，人参益气生津，扶正达邪。

【验案3】 孙某某，女，7 岁。因肺炎入院治疗，误用发汗之剂，突然神志不清，喉间痰声漉漉，面色㿠白，肢冷遗尿，苔薄白，脉沉细。乃阳气衰下之寒厥，当寒者温之。药用：附子

9g，半夏 6g，石菖蒲 4.5g，桂枝 4.5g，1 剂后肢冷随和，脉也略起；再剂神志渐清，痰声亦平。

【按语】 患儿为误用发汗之剂致阳气衰下之寒厥，表现为突然神志不清，喉间痰声漉漉，面色㿠白，肢冷遗尿，苔薄白，脉沉细。辨为痰浊蒙窍，故用四逆汤回阳救逆，半夏、石菖蒲化痰开窍。

参考文献

屠执中，艾静. 颜德馨临证实录. 北京：中国中医药出版社，2010

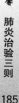

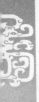

颜正华　融会贯通治肺炎

颜正华，男，江苏丹阳市人，国医大师。师从戴雨三、杨培良，曾任中国药典委员会委员、中国药学会理事暨北京分会常务理事、《中华本草》总编委会委员、《中国中药资源丛书》编委会委员。擅长治肾病、高血压、糖尿病、肠胃病等。主编《中药学》教材、《高等中医院校教学参考丛书·中药学》《颜正华中药学讲稿》等。

颜氏精通本草，谙熟药性。用药主张四两拨千斤，不投猛剂，不用大剂，知药善用，灵活精当，深研配伍，活用药对；不拘成方，随证化裁，多用平和药，力求在平淡中求奇效。治疗复杂病症，根据治疗需要，将数个成方融为一体。

痰热阻肺兼胸脉瘀滞证

【验案】 冯某，女，37岁，教师，1992年4月12日初诊。支气管肺炎反复发作4年，每发必咳嗽胸闷，口服西药治疗而愈。5天前因感冒又引发咳嗽，昼夜频作，且少痰，胸闷痛，有压迫感，口中有铁锈味，用西药治疗效不显，遂来就诊。刻下症见上症外，两肺呼吸音粗糙，并伴头痛，口干欲饮，无汗等，二便调，月经正常，适值经期，舌质红，苔薄黄，脉滑。白细胞不高，而淋巴细胞却高。辨证属表邪未尽，痰热阻肺，兼胸脉瘀滞。治宜发表清肺，化痰止咳，佐以宽胸通脉。处方：荆芥穗10g，金银花12g，连翘10g，杏仁10g（打碎），大贝母10g，芦根40g，鱼腥草30g（后下），板蓝根30g，生薏苡仁30g，冬瓜仁30g，丹参30g，枳壳10g，郁金10g。服药3剂后，头痛已，痰浊消，咳嗽夜少昼多，次数及胸闷痛大减。口干喜饮，大便3天未行。治以清润肺气止咳，佐以宽胸通便。处方：桑叶10g，杏仁10g（打碎），大贝母10g，白前10g，百部10g，冬瓜仁30g，金银花12g，芦根40g，鱼腥草30g（后下），枳壳6g，郁金 10g，丹参 30g，全瓜蒌 30g，再服药 7 剂。1 个月后，其同事来就诊告知，上方续进 14 剂，诸症悉除。随访半年未复发。

【按语】 患者头痛无汗为表邪未尽，咳嗽少痰，胸闷痛有压迫感痰热阻肺之症，口干欲饮，舌质红，苔薄黄，脉滑，属热之象，久病胸痛，口中有铁锈味为胸脉瘀滞之症，故辨为痰热阻肺，兼胸脉瘀滞证，故以取银翘散中荆芥穗、金银花、连翘解表，苇茎汤中芦根、冬瓜仁、生薏苡仁清热化痰，加用鱼腥草、板蓝根清热，加杏仁、大贝母化痰止咳；针对气滞血脉不畅之胸痛，加枳壳、郁金、丹参理气宽胸逐脉。诸药相合外疏散风热而解表，内清肺化痰及理气通脉。二诊针对咳嗽，口干喜饮，大便结，治以清润止咳，兼以理气通泄而收效。

参考文献

常章富．颜正华验案精选．北京：学苑出版社，2007

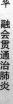

闫田玉 病毒性肺炎从瘀论治

闫田玉，女，河北定县人。临床以治疗小儿疾病著称，为当地有名中医专家。曾任河北省中西医结合儿科专业委员会主任委员、名誉主任委员。发表学术论文60余篇，出版著作10余部。

田氏根据肺主气而朝百脉，心主血而运营阴，气行则血行，气滞则血瘀。认为小儿病毒性肺炎由于肺气闭塞而致血流不畅、肺道壅滞、心血瘀阻，故治疗宜从活血化瘀入手。采用养血活血、益气化瘀、活血化瘀、破血消瘀、通下化瘀法五法治疗。

1. 气血瘀滞，邪犯阳明证

【验案】 李某，男，2岁3个月。患儿发热咳嗽3天入院，体温38℃～39.5℃，微喘，阵咳，咳重伴吐，口微渴，纳呆，大便干，日一行。入院体格检查：神气尚可，面色白，口周青，呼吸66次/min，双肺叩诊不浊，听诊双肺呼吸音粗，闻少量喘鸣音及中量中小水泡音，心率120次/min，律齐，心音有力，腹稍胀，无压痛，肝脾无肿大，四肢暖。舌质暗红，苔黄厚，脉数。血常规：血红蛋白124g/L，白细胞4.7×10⁹/L，中性粒细胞0.40，淋巴细胞0.60。胸片示双肺纹理散在小斑片状阴影。咽拭子PCR病毒分离腺病毒3型、7型。西医诊断：腺病毒肺炎。中医证属气血瘀滞，邪犯阳明。治以活血化瘀，调胃下积，药用病毒1号：大黄9g，芒硝9g，甘草6g，玄参9g，生地黄9g，合得生汤口服，药物组成为当归、川芎、赤芍各9g，木香6g，益母草15g，并复方莪术油静脉滴注。于入院第2天下午解下2次稀便，体温降为36.7℃～37.8℃，停用病毒1号，继服得生汤活血化瘀，莪术油静脉滴注不变。第3天面色好转，咳嗽及口周发青减轻，呼吸48次/min，听诊双肺啰音减少，舌质稍暗，苔薄黄，甲皱微循环血流断续消失，但仍不匀，停复方莪术油静脉滴注，仍用得生汤口服。第5天体温降至正常。第6天双肺啰音消失，复查胸片右肺纹理稍重，炎症影已吸收。第8天舌淡红，苔薄白，病情平稳出院，嘱继服得生汤3剂，以固疗效。

【按语】 本案为小儿腺病毒肺炎，患儿除微喘，阵咳，咳重时伴吐等肺系症状，还有纳呆，大便干阳明腑实证，辨为气血瘀滞，邪犯阳明证。治以通里攻下，彻热保津，调胃下积，和血益阴、增液行滞而取效。

2. 邪毒壅肺，气滞血瘀证

【验案1】 王某某，女，8岁，1998年9月14日初诊。患儿因发热9天，咳嗽5天在外院按"上呼吸道感染"予"头孢克洛、双黄连、百服宁"治疗5天，疗效不佳来诊。现体温38℃～39.3℃，咳嗽气促，咽痛乏力，纳呆，二便尚可。体格检查：精神稍差，呼吸急促，面色稍白，双颈部触及4～5个肿大淋巴结，直径约1.5cm，质韧，活动好，无触痛。咽充血，双侧扁桃体Ⅲ度肿大，有少量脓苔附着。双肺呼吸音粗，闻少量干鸣音及中小水泡音。心率120次/min，律齐，心音可，腹软，肝脾未及，四肢暖。血常规血红蛋白109g/L，白细胞$12×10^9$/L，中性杆状细胞0.02，中性分叶细胞0.27，淋巴细胞0.536，单核细胞0.082，变形淋巴细胞0.15。胸片：双肺纹理重，右肺见淡片状阴影。EBV抗体阳性。西医诊断：传染性单核细胞增多症。中医证属邪毒壅肺，气滞血瘀。治以清热解毒，活血化瘀，宣肺止咳，药用热毒净（又名解毒通瘀汤）：青黛、紫草、黄芩、牡丹皮各9g，当归、莪术各10g，桃仁6g，黄芪12g。7剂，水煎服。服完2剂，体温降至37.5℃左右，服完4剂，低热退，偶咳，咽痛好转，颈部淋巴结明显缩小，肺部啰音减轻。7剂服完，咳止，咽痛及肺部啰音消失，双颈部淋巴结基本无肿大。复查血常规及胸片无异常，告病愈。

【按语】 本案为传染性单核细胞增多症。患儿发热，咳嗽气促，咽痛乏力等肺系症状，无血瘀之证，据外感邪热或内生邪热，煎熬血液，血脉凝结也可成瘀，辨为邪毒壅肺，气滞血瘀。治以清热解毒，破血消瘀，宣肺止咳而取效。

【验案2】 马某，女，1岁，1998年12月8日初诊。患儿3天前因着凉发热，3天来体温持续在39℃以上，服退热药后汗出而热不解，2天来咳嗽不止。现痰多咳嗽，咽痛胸闷，纳呆，尿短黄，大便干结，隔日一行。体格检查：精神不振，面色红赤，口周稍青，咽充血，双肺闻少量喘鸣音及中小水泡音，心率128次/min，律齐，心音可，腹部体格检查无异常，四肢暖。舌质暗红，苔黄腻，脉滑数。血常规血红蛋白128g/L，白细胞5.6×10⁹/L，中性粒细胞0.44。淋巴细胞0.53，单核细胞0.03。胸片双肺纹理盈，右下肺见小斑片状阴影。鼻咽分泌物病毒分离为流感病毒甲3型。西医诊断：流感病毒性肺炎。证属痰热闭肺，气滞血瘀。治以清热解毒，活血化瘀，化痰止咳。药用热毒净加减。药物组成为青黛、紫草、黄芩、牡丹皮各9g，当归、莪术各10g，桃仁6g，黄芪12g，鱼腥草、生石膏15g，麻黄15g，杏仁、葶苈子、莱菔子、苏子各6g，5剂水煎服。服完3剂，体温正常，咳嗽减轻，肺部啰音减少。5剂服完，咳止，肺部啰音消失，胸片炎症已吸收，病愈。

【按语】 本案为流感病毒性肺炎。患儿高热，痰多咳嗽，咽痛胸闷等肺系症状，有口周稍青、舌质暗红血瘀之证，辨为痰热闭肺，气滞血瘀。治以清热解毒，活血化瘀，化痰止咳而取效。

3. 气血凝滞，阳气外脱证

【验案】 杨某，男，3岁。患儿因咳嗽7天，发热5天入院。7天来因着凉致咳嗽，5天来咳嗽日渐加重伴喘憋，体温持续在39℃～40℃，伴寒战，纳呆，大便稍稀日1次。曾静脉滴注先锋6号3天，口服枇杷止咳露病情无好转，因突然喘憋加重，面色灰白急收入院抢救。入院体格检查：T 37℃，R 62次/min，P 108次/min，BP 90/50mmHg，精神委靡，嗜睡，面色灰白，呼吸急促，鼻扇、三凹征阳性，口唇发绀，右肺叩诊浊音，双肺闻多量中小水泡音，心率108次/min，心音较低钝，腹较胀，肝脾无肿大，四肢较凉。舌绛，脉细弱。血常规血红蛋白123g/L，白细胞4.1×10⁹/L，中性粒细胞0.36，淋巴细胞0.57，单核细胞0.06，血小板70×10⁹/L。急查DIC全套化验TT（部分凝血活酶时间）延长，XDP（第三聚体）增高。胸片双肺多发斑片阴影，边缘模糊，以右肺明显，心膈无异常。血气分析 PO_2 43.6mmHg，SAO_2 90.8%，咽拭子病毒分离为腺病毒

3 型。西医诊断：腺病毒肺炎，合并早期 DIC。证属气血凝滞，阳气外脱。急用独参汤 3g，煎水 100mL，灌服，配合多巴酚丁胺持续静脉滴注强心、改善微循环，用面罩吸氧纠正呼吸衰竭。10 分钟后患儿面色好转，口唇发绀明显减轻，四肢转暖，血气分析 PO_2 70mmHg，SaO_2 96%，加用化瘀汤（药物组成见前）破血消瘀。第 2 天复查 DIC 全套正常，血小板升至 115×10^9/L。第 3 天体温降至 38℃ 左右，精神好转，喘憋减轻，肺部中小水泡音减少。第 5 天体温正常，第 8 天喘憋及肺部啰音消失，复查胸片双肺炎症基本吸收，停用化瘀汤，病情平稳出院。

　　【按语】　本案为腺病毒肺炎，患儿因突然喘憋加重，面色灰白，辨为气血凝滞，阳气外脱。急用独参汤 3g，煎水 100mL，灌服，发绀明显减轻，四肢转暖，再予以生脉散益气养阴，桃仁、红花破血消瘀而取效。

参考文献

杨春霞，闫田玉. 病毒性肺炎与血瘀证. 中国医学研究与临床，2006，4（10）：46 - 49

周信有 肺炎治疗重在排痰

周信有，男，山东省牟平县人，甘肃省名中医。师从李景宸、顾德有，曾任甘肃省中医学会名誉理事、全国内经专业委员会顾问。擅长治疗肝病、血液病、冠心病、肺心病、痹症等。著《内经讲义》《内经类要》《内经精义》《决生死秘要》《中医内科急症证治》《老年保健》《周信有临床经验辑要》等。

周氏临床上坚持中西医结合，对于肺炎认为控制感染的有效措施应在中医辨证论治的基础上，以排痰为主。痰出不利，感染难以控制，因此，使痰排出通畅是控制感染的重要环节。排痰之法应在辨证的基础上，较大剂量应用千金苇茎汤，对痰液的排出大有助益。痰多不易排出，可使用大剂利肺、化痰、平喘之品，如半夏、杏仁、桑皮、紫菀、款冬花、白前，以利于痰液的排出。若痰少而黏稠，咯出不易，亦可酌加甘寒苦润之品，如沙参、麦冬、知母等，可使痰液增加，由稠变稀，容易咯出。清热解毒之法，亦是控制感染所必需，多用金银花、连翘、鱼腥草、蒲公英、大青叶、败酱草、黄芩等，具有较强的抑菌与抗病毒作用。

风热犯肺，热毒壅盛证

【验案】 陈某，男，13岁，1996年4月12日初诊。来诊时咳嗽频剧，气粗，声音嘎哑，咳痰黄稠，黏腻不爽，伴烦躁，口渴，头痛，肢楚，胸痛，恶风，舌苔薄黄，脉浮数。体温39℃。中医辨证属风热犯肺，热毒壅盛，肺失宣肃。治宜清热解毒，宣肺化痰止咳。处方：金银花15g，连翘15g，鱼腥草15g，桔梗9g，玄参15g，知母15g，生石膏30g，浙贝母9g，黄芩9g，前胡9g，桑皮9g，杏仁9g，瓜蒌仁9g，赤芍9g，牡丹皮9g，服药3剂后，体温下降为37℃，咳痰减少，无烦躁。原方加板蓝根15g，继服5剂后，症除而愈。

【按语】 本案春季风木当令发病，易感受风热之邪而成病，患儿有发热、恶风、咳嗽、口渴、脉浮等风热犯肺卫证候，发热、咳嗽频剧、声哑，痰黄稠热毒壅之症。治宜清热解毒，宣肺化痰止咳。方中银翘散与白虎汤解表清热，金银花、连翘、鱼腥草、黄芩清热解毒，杏仁、桑皮、紫菀、款冬花、前胡利肺化痰，以排痰，加玄参、浙贝母清化痰热，桔梗化痰，赤芍、牡丹皮清热凉血以防气入营血。

参考文献

张文康．中国百年百名中医临床家丛书·周信有．北京：中国中医药出版社，2007

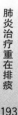

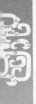

高辉远　温热病用清透法

　　高辉远，男，湖北省蕲春县人。师从蒲辅周，曾任中华全国中医学会副会长、中国中西医结合研究会常务理事、中医老年医学会主任委员、中国中西医结合研究会常务理事及《中医杂志》《中医药学报》《中西医结合杂志》编委会副主任。擅长老年病的治疗保健与抢救疑难危重病症。著有《蒲辅周医案》《蒲辅周医疗经验》《中医对儿科传染病的辨证法》。

　　高氏精研医籍，博览群书，私淑仲景，效法叶、吴，广益众智，对温热病素有研究。高氏认为治温热病首辨新感气伏，温热病过程中辨是否有其他兼夹证，如痰浊、水饮、食滞、血瘀等，用主方治疗同时，巧施佐使药解决兼夹证。治疗掌握时机，早治急治，喜用清透，透能开通闭郁，宣畅气血，使邪热从卫分透出，以达到祛邪之目的。清透不仅为祛散表邪所必需，尚能使内伏之邪外透，适用于卫分、气分及营血分证。方药取银翘散、桑菊饮、麻杏石甘汤、栀子豉汤、银翘白虎汤、加减葳蕤汤、新加香薷饮、新加白虎汤等。药多取轻清宣透之品，慎用大剂苦寒清热解毒滋腻之品，认为苦寒太早太过反增寒凝之弊，苦寒滋腻碍胃，致热邪因冰伏而内闭，变生他证。温热病伤阴耗气，伤阴耗液为主要矛盾，但阴阳互根，阴虚及阳，阴阳俱虚，此时不可专养阴滋液，应于滋阴药中加入益气之品，取"阴生阳长"之义，临证常以人参白虎汤、王氏清暑益气汤、沙参麦冬汤、三才汤等随机化裁以达到益气养阴的目的。恢复阶段，余热未尽，胃土未醒，脾运不良更宜于益气养阴。

1. 暑热郁肺证

　　【验案】　宋某，男，70岁，1988年6月14日会诊。患者有糖尿病、脑梗死等病史。近因发热咳嗽5天入院。胸片提示：左下肺肺炎。经用抗生素治疗1周，仍发热、体温持续在38℃～

39℃，遂请中医会诊。证见发热恶寒，头面部出汗，咳嗽痰白黏难咯，口干渴。尿黄，大便2天未行，舌质红，少苔，脉浮大而数。查血白细胞 $8.9 \times 10^9/L$；尿检：蛋白（＋＋），上皮细胞 $0\sim3/H$，白细胞 $0\sim3/H$，红细胞 $0\sim3/H$，尿糖（＋＋）。红细胞沉降率 78mm/h，空腹血糖 9.63mmol/L。痰培养：甲型链球菌、奈氏链球菌。高老结合病史，四诊合参，辨证为暑热郁肺，宣发清肃失合，治宜祛暑清热，宣肺透表。方用黄连香薷饮加味。药用香薷 8g，扁豆衣 10g，厚朴 8g，黄连 8g，杏仁 10g，桑白皮 10g，地骨皮 10g，豆豉 10g，淡竹叶 10g。服药3剂后遍身微微汗出，热始退，续服3剂热退清，咳嗽好转，咯痰较易，二便通畅，进食稀粥。舌质红，苔薄白而少，脉大微弦。尿常规（－），空腹血糖 5.4mmol/L，表邪已解，体质未复，余热未尽。守上方去香薷、扁豆衣，加玉竹 10g，薏苡仁 10g，玄参 10g，以滋养肺阴。再服6剂，咳嗽已消，诸症好转。红细胞沉降率 23mm/h，尿糖（－），复查胸片示：左下肺炎吸收期。

【按语】 本案发病时值夏日，患者发热恶寒，头面部出汗暑热，舌质红，少苔，脉浮大而数之症，辨为暑热郁肺，治以祛暑清热，宣肺透表。案中透法采用香薷饮透邪外出，微微汗出表解，热退。恢复阶段，余热未尽，以滋养肺阴，兼清余热，终使此病治愈。

2. 痰恋肺络证

【验案】 田某，男 31 岁，1988 年 10 年 14 日会诊。患者于去年夏季纳凉感冒后渐生咳喘之疾，曾住院治疗月余才愈。今年8月咳喘复发，门诊治疗月余无效，遂收治住院。经用抗生素及激素治疗二十余日，咳未止，喘未平，夜间尤甚，乃延请高老会诊。症见咳嗽、痰量较多，色白呈泡沫状，形寒恶风，胸闷憋气，喉中痰鸣漉漉，喘息发作则张口抬肩，白睛赤丝满布，舌质暗红，苔黄腻，脉弦数。胸片示：双肺间质性改变。血白细胞 $11 \times 10^9/L$，中性 0.63，淋巴 0.27，单核 0.02，嗜酸性 0.08。证属痰恋肺络，宣肃失令，肺气上逆。治宜宣肺化痰，止咳平喘。药用麻黄 6g，杏仁 10g，茯苓 10g，薏苡仁 10g，法半夏 10g，化橘红 8g，百部 10g，诃子 6g，炙甘草 3g，生姜 3 片，大枣 5 枚。服药 2 剂后，患者大汗淋漓，哮喘悉减，不恶风，胸闷好转。续进 4 剂，遍身微汗出，咳嗽缓解，痰量大减，白睛充血消，舌苔薄黄，脉弦。原方麻黄易麻黄根 8g，另加五味子 6g，炙枇杷叶 10g，再服 6 剂，患者数日未咳，咳喘已平，纳增，气色渐润，舌质淡红，苔薄白，脉微弦，守上方 6 剂以巩固疗效。

【按语】 患者咳嗽哮喘病程近 2 个月，但仍咳嗽，色白呈泡沫状，形寒恶风等证，为风寒外束，肺气壅遏，气机不畅，津液失布，聚而成痰；又有苔黄腻，脉弦数之痰恋肺络，肺气郁闭，久郁化热病机。辨为痰恋肺络，治当宣肺化痰，止咳平喘，方用三拗汤加味。方中三拗汤宣肺解表；杏仁、法半夏、橘红、百部化痰止咳；茯苓、薏苡仁健脾化痰；诃子敛肺平喘；姜、枣调和营卫，健运中州。药后汗出，哮喘悉减，不恶风，痰量大减，舌苔薄黄，脉弦，故易麻黄为麻黄根，加五味子以收敛肺气，枇杷叶清热。

3. 痰、食、热郁证

【验案】 罗某，男，3 岁。发热咳嗽 13 天，在发病第 5 天后，体温曾一度恢复正常。至第 7 天又发高热，夜益甚而入院，西医诊断为病毒性肺炎。会诊时，患儿神志清楚，重病容，颜面皮肤干燥，眼无神，咽红，颈稍强，心音弱，两肺后背散在中、小水泡音，肝大肋下 1.5cm，脾未触及，腹胀满。胸透：两肺纹理增多，右下野较甚。血白细胞 8.5×10^9/L，中性 0.74，淋巴 0.26，即行输液。见胸前硬满，咳嗽，气不喘促，3 天无大便，不思食，舌红苔黄，脉沉数。分析此证初起原属冬温，现为变局，病机在胸中，为痰、热、食所阻，治拟开胸中之结，以宣通肺卫。方用小陷胸汤加味。药用瓜蒌仁 9g，枳实 4.5g，尾连 2.4g，薤白 6g，天花粉 6g，豆豉 12g，麦芽 6g，炒莱菔子 6g，煮取 100mL，分 3 次服。药后大便 1 次，色黑，胸硬满亦减，舌苔减退，低温尚有，无汗，脉弦滑。仍宜和解表里，原方去尾连，天花粉增 3g，再加葱白 2 寸。服 2 剂药，至会诊之第 4 天，有黏汗，大便通利，内有涎沫，尚不思食，亦不思饮，舌苔白腻，脉滑数，右甚。治法调和肺胃，兼清湿热。药用瓜蒌仁 9g，薤白 6g，尾连 1.5g，厚朴 4.5g，炒莱菔子 6g，麦芽 6g，建曲

6g，通草 3g，服 2 剂。再越 3 日复诊，身热已退，唯有时轻咳，胃纳尚差，唇干，舌苔厚，脉缓。再以开胸利膈，理湿降痰之法。药用全瓜蒌 9g，薤白 6g，法半夏 6g，橘红 3g，连皮茯苓 6g，白前 6g，莱菔子 4.5g，蛤壳 9g，桑皮 6g，麦芽 6g，枳壳 3g，竹茹 3g。连服 3 剂，诸症皆平，调理善后而痊愈出院。

【按语】 患儿初病属冬温，但迁延日久已成变证。温病过程中兼夹痰、食、热郁于胸中，气机不畅。患儿已成变证，不仅仅是温病，针对主要矛盾变化，以痰、食、热郁于胸中，气机不畅为主要临床表现，治当开胸之结而宣肺卫，方以小陷胸汤加减行气化痰，开胸中郁结。方中瓜蒌仁、枳实、薤白行气化痰，开胸中之郁结；仍用豆豉清热透邪以解热郁；黄连、天花粉清热解毒；麦芽、莱菔子健脾消食解食郁。二诊痰食热邪气尚未得清化，表现发热，痰涎，不思食饮，舌苔白腻，脉滑数，故以调和肺胃，痰湿互生，加通草清热利湿。再诊时，胃差，唇干，舌苔厚痰浊未化，故加重化痰之力，连服 3 剂，调理而愈。

参考文献

王发渭. 高辉远临证验案精选，北京：学苑出版社，1995

何炎燊 六经和卫气营血辨证论治肺炎

何炎燊，男，广东省名老中医。东莞市中医学会理事长、广东省中医学会顾问。创立肝、脾、胃并重的脾胃思想，岭南温病学的主要医疗发扬者。创立"伤寒温病融合论"。擅长各种疑难杂症诊治，如肝硬化、胃及十二指肠球部溃疡、慢性胃炎、功能性消化不良、慢性结肠炎、肝炎、肝胆管结石等。著有《常用方歌阐释》《竹头木屑集》。

何氏治疗肺炎，强调辨证，部位表与里或肺与胸膈；性质实与虚；病程短与长，急性与迁延期；年长与年幼；诱因与加重因素。用药则喜用历代经验方原方，如用"陈氏升泄法"（黄芩、桔梗、煨葛根、豆卷、橘皮、甘草）治风热内迫肺胃，表里皆受，此等证颇常见，尤以儿童为然。用陈氏原方为基础，按其原文所列证候加味，常获良效。身热，表证较重，无汗，微恶风寒，或发热弛张者，加柴胡、防风。身热，里热较重，口渴甚，心烦，溺辣者加金银花、淡竹叶、芦根。咳嗽痰稀，喉痒者加前胡、北杏；痰稠难排者加桑皮、瓜蒌。下利黄秽，肛热后重者加黄连、白头翁；下利溏滞，腹痛者加厚朴、山楂。胸痞气逆者加瓜蒌皮、郁金；胸痞脘闷欲呕者加竹茹、半夏。用喻氏清燥救肺汤（桑叶、石膏、人参、麦冬、甘草、阿胶、胡麻仁、北杏仁、蜜炙枇杷叶）甘凉养胃阴，甘寒清肺燥治小儿麻疹合并肺炎，尤其是中后期，麻毒久羁，伤津耗气，半数以上出现肺叶焦枯危候，若再进苦寒清热解毒，极易导致心衰。方中人参以用西洋参为佳。

1. 暑热痰阻肺络证

【验案】 陈某，女，5 岁，1996 年 6 月 20 日初诊。家人诉说已起病 10 天，初时低热轻咳，3 天后体温升至 39℃，咳嗽加剧。X 线照片：右肺中下大片浸润影；PCR 检测肺炎支原体阳性。西医诊断为支原体肺炎，先后用青霉素、红霉素等治疗，曾一度好转。1周后又反复发热，喘咳，中医用麻杏石甘汤、银翘散等不效。患儿神色尚可，胃纳极差。身热持续（38.5℃左右），上、下午温差不大。阵发性呛咳，甚则持续不止，咳至面红汗出，胸痛，小便黄，大便实，舌苔黄厚而浊，脉滑数。询知平素父母溺爱，饮食不节，是内有蕴热，复感暑邪，与内热相搏，热痰阻遏肺络，病属里实而非表热，故辛凉之剂不效。予苇茎汤、泻白散合薛氏治暑邪闭肺之方：苇茎 30g，冬瓜仁 25g，薏苡仁 25g，桃仁 15g，桑白皮 15g，地骨皮 15g，甘草 5g，黄芩 12g，葶苈子 15g，滑石 20g，枇杷叶 10g。2 剂后复诊，身热弛张下降（上午 37.2℃，下午 38℃），呛咳，胸痛大减，能排出黄痰，大便通畅转溏黄，舌苔退薄，脉数滑亦减。唯仍脘痞恶食，去桑白皮、地骨皮、葶苈子，合温胆汤分消走泄：苇茎 30g，冬瓜仁 25g，薏苡仁 25g，瓜蒌仁 15g，半夏 12g，橘皮 5g，茯苓 20g，竹茹 15g，枳壳 7g，黄芩 10g，滑石 20g，枇杷叶 10g，甘草 5g。又 3 剂，热净身和，咳止八九，改用清养肺胃善后，8 月 3 日 X线照片病灶消失。

【按语】 患儿发热，呛咳，面红汗出，胸痛，小便黄，大便实，舌苔黄厚而浊，脉滑数为痰热内蕴之证。无恶寒、头痛、身疼等表证，结合饮食不节史，其病机为内有蕴热，复感暑邪，与内热相搏，热痰阻遏肺络，病属里实而非表热，故辛凉之剂不效。予苇茎汤、泻白散合薛氏治暑邪闭肺之方。方中苇茎汤肃肺涤痰，泻白散泻火止嗽，葶苈枇杷叶六一散治痰热里实之喘咳，故能迅速荡涤痰热实邪而收捷效。

2. 燥邪伤津证

【验案】 1996 年 11 月 2 日清晨，一黄姓夫妇，抱 2 岁男孩来求诊。述初起发热咳嗽，在当地中西医治疗 3 天，病情加重，第 4 天在某医院住院治疗，经 X 线及化验检查，诊断为腺病毒肺炎，多方治疗 7 天，病情反复，时轻时重。其间私自出外就诊于某中医，说是"肺热咳"，用麻黄、金银花、连翘、栀子、黄芩、芦根、猴枣、牛黄散等，病情加重，故来求诊。患儿面色苍白，口唇干焦而红，精神委靡，闭目思睡，身热（38.6℃），头

颈汗出，咳嗽气促，咳声不扬，鼻翼微扇，舌质深红，苔薄黄而
燥，脉细数（120 次/min），此风燥时邪，犯肺化火，火炽伤津
耗气之候，即予清燥救肺汤加味，嘱其仍须住院治疗。西洋参
10g，麦冬 10g，石膏 20g，阿胶 10g，甘草 5g，火麻仁 15g，北
杏仁 10g，桑叶 10g，枇杷叶 10g，川贝母 10g，玄参 12g，2 剂
后复诊：患儿精神大有好转，能言笑，热降（37.5℃），喘咳减，
鼻翼不扇。前方去石膏，加北沙参 15g，2 剂后复诊：病孩已于
昨日出院，热净身和，仍时有咳嗽气怯，排痰不易，脉细数（98
次/min），舌苔退薄大半，此余邪未净，津气仍虚，用麦门冬汤
合补肺阿胶散加减：西洋参 10g，麦冬 12g，川贝母 10g，甘草
5g，粳米 1 小撮，阿胶 10g，北杏仁 10g，牛蒡子 10g，鱼腥草
15g，北沙参 15g，怀山药 15g，橘皮 3g，又 3 剂而诸恙悉愈，
用五味异功散加怀山药、北沙参、川贝母、麦冬等清补肺胃，善
后而安。

【按语】 患儿面色苍白，口唇干焦而红，精神委靡，闭目思
睡，咳声不扬，神疲气怯，脉细舌燥，为气阴两虚之证，亦有发
热，汗出，咳嗽气促，鼻翼微扇，舌红，苔黄，脉数余热未清之
证，结合发病时令秋末冬初，天肃气燥，其病机为风燥时邪，犯
肺化火，火炽伤津耗气。治以清燥润肺，方用清燥救肺汤加味，
方中桑叶、石膏清燥热；阿胶、麦冬、胡麻仁、玄参清热润肺养
阴；川贝母、杏仁、枇杷叶化痰止咳，诸药合用有清燥热，养肺
阴之功。继用麦门冬汤合补肺阿胶散扶正祛邪而愈。

3. 邪留三焦，久热迁延证

【验案】 张某，男，14 岁，初中学生，1981 年 8 月 10 日门
诊。病者于 5 月初开始发热咳嗽，经中西医门诊治疗未效，于 5
月 4 日在某院治疗，经 X 线检查确诊为"大叶性肺炎"。治疗 4
周，诸恙悉减，唯低热不退（38℃左右），咳嗽未止，乃转院治
疗。据述第 2 次 X 线照片显示右下肺病灶尚未消散。此后缓慢
好转，延至 7 月底，热退至 37.2℃，咳嗽尚余多少。第 3 次照
片，病灶已大部分消散，只余少许淡薄阴影。乃回家调理，继续
在该院门诊治疗。出院后第 6 天（8 月 5 日）又发热，多方治疗
数天，持续不退，自晨至暮，稽留于 37.8℃～38.6℃。8 月 9

日，X线复查：右下肺有散在不均匀之片状影。血白细胞 8.5×10^9/L，中性 0.89，淋巴 0.11，红细胞 2.8×10^9/L，血红蛋白 92g/L。家人认为已遍用抗生素、激素，不愿再行入院，乃来我院门诊。病者形瘦色悴，短气懒言，体温上午 37.8℃，下午 38.5℃，深夜 38℃，无头痛恶寒，皮肤干涩无汗，咳嗽声低，痰白而黏，胸脘痞闷，按之濡，右胁翳胀，间有隐痛，纳呆食少，大便数天一行，但不干结，腹软无压痛，小便微黄，口苦微渴。舌正红，苔白不燥，舌心略厚，脉弦细数，右寸略浮。当时辨证为风邪犯肺，久病伤气，正虚不能达邪外出。昔东垣治外感风寒，内虚蕴热，咳而吐血者，用麻黄人参芍药汤，今仿其意：麻黄 5g，党参 15g，白芍 15g，麦冬 12g，五味子 5g，炙甘草 5g，黄芪 12g，桂枝 5g，川贝母 6g，1 剂后复诊，昨服药后，下午热升至 38.8℃，咳嗽频，胸痞胁痛反增，余恙依然，脉舌同昨。此病正虚邪实，昨药偏于温补，未中病机，经云"二虚一实，偏治其实"，转方用葶苈汤合泻白散，以清肃肺金，涤痰撤热：桑白皮 15g，地骨皮 15g，甘草 5g，黄芩 12g，葶苈 30g，冬瓜仁 30g，薏苡仁 25g，瓜蒌仁 10g，川贝母 6g，南沙参 15g。1 剂后复诊，热仍未降（38.7℃），咳虽略少，但排痰乏力，胃纳更差，时作干呕，舌上反遍布白苔，中心厚向边尖渐薄，转方用小柴胡汤加味：柴胡 10g，半夏 10g，黄芩 10g，太子参 15g，杏仁 10g，生姜 3 片，大枣 4 枚，茯苓 15g，陈皮 5g，厚朴 6g。1 剂后复诊，昨暮得微汗，热降（38℃）。家人谓病经 3 个月，虽炎夏亦少出汗，昨日汗后，患者稍觉轻快，咳减，排痰较易，舌苔略退，效不更方，柴胡增至 12g，11 剂后复诊，昨午微汗续出，热续降，舌苔续退，胸胁渐舒，胃纳稍振，得大便 1 次，仍用前方，柴胡增至 15g，11 剂后复诊，昨午后得畅汗，热退身凉（36.6℃），病者神气盎然，舌苔退薄过半，咳嗽大减，胁脘舒和。前方去厚朴，加石斛 15g，糯根须 20g，柴胡减为 10g，又 3 剂而诸症悉退，改用六君子汤加黄芪、芍药、怀山药、石斛等培补肺脾，遂日渐康复，月底 X 线复查阴性。

【按语】 《伤寒论》云："伤寒瘥后，更发热者，小柴胡汤主之。"徐灵胎云："此复症也，非劳复，非女劳复，乃正气不充，余邪未尽，留于半表半里之间，故亦用小柴胡汤。"（见《伤

 寒论类方》小柴胡汤条下）患者第2次出院时，虽未痊愈，亦已向瘥，唯久病迁延百日，正气未充，余邪未尽，故数日后更发热，即徐氏所云"复症"也。来诊时，既无太阳表证（无头痛恶寒），又无阳明里证（虽不大便，但腹软不痛），更无三阴之虚寒与营血之炽热，可知病邪仍在气分，正如徐氏所谓"留于半表半里之间"也。患者主诉之口苦，胸胁痞胀，脘闷食少及脉弦细，皆少阳证。虽无寒热往来，然仲景明言："伤寒中风，有柴胡证，但见一证便是，不必悉具。"且身有微热，或咳者，亦是小柴胡汤所主。但初诊为X线检查确诊之"肺炎"二字所左右，临床思维，囿于"肺经"，以致初诊犯"实实"，二诊犯"虚虚"之禁，三诊吸取教训，排除干扰，仔细辨证，病情始有转机。此病服小柴胡汤得畅汗而解，仲景于少阳病禁汗而重任柴胡，可知柴胡非发汗药也。其所以得汗之机理，仲景曾于《伤寒论》阳明篇第230条申明小柴胡汤之功效："……上焦得通，津液得下，胃气因和，身濈然汗出而解也。"正是小柴胡汤能扶正祛邪，调和内外，疏畅气机，故正气复，邪外达，汗出而解。叶天士治温病邪留三焦，如伤寒中之少阳病者，畏忌柴胡不用，改用杏、朴、苓等类及温胆汤之走泄，望其战汗而解，实乃从仲景书脱胎而来，其法亦轻灵可师。今病者苔白不燥，故立方时兼采叶氏之长，于小柴胡汤中加杏仁开上，陈皮、厚朴宜中，茯苓导下，既和解表里之半，又分消上下之势，相得益彰，故收捷效。

4. 冬温伏热证

【验案】周某，男，82岁，某工厂退休职工。年前曾患胃病甚重，来本院门诊，何氏用《金匮要略》麦门冬汤治愈，健康良好。1973年初冬，去广州旅游，感受冬温，复因饮食不节，甘肥炙煿无度，遂发大病。在广州经X线检查确诊为大叶性肺炎，中西药物治疗经旬，势频于危，家人护送返莞，来院门诊，其人神志尚清，面目下肢浮肿，发热持续不退（38.5℃～39℃），喘咳不已，痰涎如白胶，言语难出，胸膈痞塞，胃脘疼痛，汤水只能缓进，时有呃逆，尿短便窒。脉数时止，寸关浮滑，舌质老敛干绛，舌苔黄滑腻浊。家人诉说已有医者说，老年喘咳，面肿，呃逆，脉歇止，皆不治之症，故已准备后事。拟用小陷胸汤荡涤胸膈热痰，苇茎汤肃肺宣络，合温胆汤和胃降逆。黄连 9g，半夏 9g，全瓜蒌 15g，苇茎 30g，冬瓜仁 24g，薏苡仁 24g，北杏仁 9g，陈皮 6g，云苓 15g，竹茹 15g，枳壳 6g，次日复诊，热降至 37.6℃，呃除，脉无歇止，喘咳减，得溏便 1 次，前方再进 1 剂，热净痰喘大减，能食稠粥，唯浮肿未消，小便未畅，仿叶天士治邪干阳位，喘而肿胀之法：枇杷叶 9g，北杏仁 9g，焦栀皮 9g，香豉 9g，茯苓皮 30g，滑石 30g，通草 9g，薏苡仁 24g，瓜蒌皮 9g，白茅根 30g。1 剂即小便通畅，3 剂浮肿全消，能食软饭。但仍有咳嗽，牵引胁痛，咽干口燥，舌苔退薄七八，舌质仍干红，用俞根初桑丹泻白汤法，以清肺泻肝。桑叶 12g，牡丹皮 9g，桑白皮 15g，地骨皮 15g，甘草 4.5g，川贝母 6g，竹茹 15g，橘络 6g，南沙参 15g，紫菀 9g。3 剂胁痛全止，咳嗽尚余些少，唯咽干口燥，气怯神倦，改用清养肺胃，一星期而愈。至今经年，健康如常，每餐进食 200g（4 两），能步行 5 千米。

【按语】 患者有痰涎如白胶、舌苔黄滑腻浊、脉滑痰浊证；有发热、舌质干脉数冬温阳邪表现；有面目下肢浮肿水湿溢于肌表，喘咳、胸膈痞塞，胃脘疼痛提示病位于胸膈；结合诱因感受冬温与饮食不节，甘肥炙煿无度，其病机为冬温阳邪与饮食积热，内外交蒸，烁液成痰，阻遏气机，肺失清肃，胃失通降，治以荡涤胸膈热痰，肃肺宣络，和胃降逆，方用小陷胸汤宽胸散结涤痰，苇茎汤清肺祛痰，化瘀排脓，合温胆汤理气化痰，和胃理气化痰。

5. 燥邪伤阴证

【验案】 李某，女，87 岁。1974 年 8 月下旬，感受秋温之邪，发热喘咳，在某院门诊 X 线检查诊断为大叶性肺炎。以年老，不愿住院，医用抗生素 2 天，发热喘咳如故。改服中药，用辛凉轻剂 4 天，未效，病情日重，又延误 3 天，病趋危，故抬来我院门诊。患者神志昏瞀，似醒非醒，似睡非睡，耳失聪，口失语，给水尚能吞咽，身灼热（39℃），气喘促，时作呛咳，大便秘结，小便失禁，肢体时作震颤。脉弦细数，时时歇止，唇焦，舌干绛无苔。处方用三甲复脉汤合清燥救肺汤加减：生地黄

24g，阿胶 12g，胡麻仁 9g，甘草 4.5g，麦冬 15g，白芍 15g，牡蛎 24g，龟板 24g，珍珠壳 24g，石膏 30g，北沙参 15g，北杏仁 9g，桑叶 9g。此方连服 2 天，体温降至正常，咳疏喘减，神志渐清，乃去石膏、桑叶，加石斛、怀山药、百合、橘皮善后调理，胃纳日佳，活至 90 余岁，临终前，尚能步行四五里（2～2.5 千米）。

【按语】 患者有脉细，唇焦，舌干绛无苔阴虚之证并有肢体时作震颤阴虚风动之象，有阴虚阳亢而孤阳则上冒为厥症见神志昏瞀，似醒非醒，似睡非睡，耳失聪，失语；温邪犯肺见发热，气喘促，呛咳，舌绛；兼阳明腑实则大便秘结。其病机为高年患者，平素脏阴不足，阳气独亢，加之温邪上受，燥火重劫其阴；阴竭于下，则上燥愈甚。治以育阴潜阳，处方用三甲复脉汤合清燥救肺汤加减。用三甲复脉汤育阴潜阳，清燥救肺汤清热化痰，双管齐下，故虽高年重病，亦能速效。然此与邪陷心包不同，故不用牛黄、至宝及清营凉血之剂。

参考文献

何炎燊. 何炎燊临床经验. 广州：广东高等教育出版社，1991

焦树德 肺炎见热莫攻热

焦树德，男，河北省辛集市人。受蒲辅周、黄竹斋、杨树千、秦伯未、余无言教诲，曾任中国中医药学会顾问、中国中医药学会中药学会理事、中国中医药学会急诊医学会顾问、中国老年学会中医研究委员会顾问、中国中医药学会内科学会副主任、中国中医药学会内科学会心病专业委员会主任、中国中医药学会中医风湿病学会副主任。著有《焦树德用药经验十讲》《从病例谈辨证论治》，编《简明中医内科学·下卷》《痹病论治学》《实用中医风湿病学》等。擅治内科疑难重病。

焦氏在学术上强调用中医理论指导临床实践，特别重视辨证论治，主张用整体观和动变制化思想去分析观察疾病发生、发展、传变、合并、转归的规律。要求理、法、方、药，丝丝入扣。对高热不退疾病，谨遵"见热莫攻热"古训，活用清、疏、滋、降、和等法以解热。

内有伏火，风寒外袭，肺气失宣证

【验案】 赵某某，女，42 岁，1967 年 1 月 7 日初诊。患者自昨天发热咳嗽，周身疼痛，体温 39.2℃，头痛，无汗，咳吐白痰，右胁痛。舌苔薄白，脉象浮滑数。查血白细胞 26×10^9/L。X 线胸片：右下肺阴影。中医辨证为内有伏火，风寒外袭，皮毛束闭，肺气失宣，发为外感咳嗽。西医诊断为大叶性肺炎。治宜解表宣肺，清肃肺热。处方：生麻黄 10g，杏仁 10g，生石膏 45g（先煎），生甘草 4.5g，薄荷 9g（后下），荆芥 9g，金银花 10g，连翘 10g，黄芩 9g，豆豉 6g，鲜芦根 25g。服药 2 剂后，热已退，尚咳，吐铁锈色痰，尿黄，右胁痛。舌苔薄白，脉略数。病已减轻。守上方减薄荷为 6g（后下），去荆芥，加淡竹叶 6g，再进 2 剂后，诸症渐除。续服上方 4 剂（薄荷减为 3g）。16 日 X 线胸透，右肺阴影消失，17 日痊愈出院。

【按语】 患者有发热咳嗽，周身疼痛，发热，头痛，无汗，咳吐白痰。舌苔薄白，脉象浮滑数为内有伏火，风寒外袭之症，辨为外感咳嗽。治以宣清合用，解表宣肺、清肃肺热法为法。方用麻杏石甘汤合银翘散加减。银翘散辛凉解表，麻杏石甘汤宣肺清热，加黄芩清肃肺热。由于解表宣肺之力全，透邪外出之效捷，故肺中阴影很快消除，不但热退咳止，而且肺炎亦全消。

参考文献

焦树德. 跟名师学临床系列丛书·焦树德. 北京：中国医药科技出版社，2010

王静安　宣肺化痰汤治肺炎

王静安，男，成都人，国医大师。先后师从廖里癸、李辉儒等12位蜀中名中医，曾任中国中医药学会终身理事、中国中医药学会儿科委员会名誉会长、四川省中医药学会常务理事、四川省中医儿科学会名誉会长、成都市中医药学会名誉会长。精于儿科。著有《静安慈幼心书》《王静安临证精要》。

王氏审症极为精详，立法组方切中病机，变化轻捷灵巧。处方以平淡见长，遣方用药平淡轻灵，绝不弄险逞怪，哗众取宠，于平淡之中见神奇。临床选药喜用轻灵之品，绝不轻用偏激壅塞之剂，药质轻味薄，既不损伤正气，又能灵动气机，药味清淡。王氏认为肺炎喘咳的病理基础是外邪侵袭，痰热壅肺，肺失宣降，治疗一要祛邪外出，二应宣肺降气，三宜清热涤痰，重在宣肺，化痰，自拟"宣肺化痰汤"（芦根、荆芥、麻绒、桔梗、旋覆花、橘络、黄芩、黄连、炙百部、炙白前根）。若风寒束表加苏叶散寒解表，风热者加金银花疏风散表邪，痰热甚者加半夏、枳实、浙贝母、瓜壳、竹茹涤痰降逆，苔黄厚腻者加姜黄、郁金除湿活血，湿热甚者加冬瓜仁、车前草、木通利水渗湿。气虚弱者加太子参、百合、知母益气养阴，虚热伤阴者加地骨皮、桑白皮，喘甚者加苏子、葶苈子降逆化痰，发热者加紫雪丹凉血退热以防动风。同时顾护脾胃。一为脾为后天之本，脾失健运，正气难复，易再感外邪，使病进难治。二为"脾为生痰之源，肺为储痰之器"，脾运则杜绝生痰，故处方中可加入炒谷芽、炒麦芽、炒山楂、建曲、鸡内金等健脾开胃之品。

【验案1】 李某某，女，3岁，2000年12月5日就诊。咳嗽气粗，痰鸣，发热，烦躁不安，时有吵闹，尿黄，大便干结，舌质红，苔黄，脉数。此为风热袭肺，热邪炽盛，治以清热解表，理气宣肺，以宣肺化痰汤加减：荆芥、枳壳各6g，石膏30g，芦根、橘络各15g，炙麻绒、炙旋覆花、炙百部、炙白前根各12g，胖大海10g，黄芩、桔梗各9g，黄连3g。药服2剂，嘱少量频服，并加服紫雪丹，每天4次，每次0.75g，连服3天。复诊时诉热退，烦躁不安减轻，大便已不干结，咳嗽气粗减轻。原方继服3剂，后予健脾和胃、宣肺化痰之法而愈。

【按语】 患儿有咳嗽，痰鸣，发热尿黄，大便干结，舌质红，苔黄，脉数痰热壅肺之证，烦躁不安，时有吵闹有热入营分之势但仍未入营。病机为风热袭肺，热邪炽盛。治以清热解表，理气宣肺。以宣肺化痰汤加减，方中炙麻绒、荆芥解表祛邪，宣肺止咳；旋覆花、炙百部、炙白前根化痰止咳；桔梗、橘络调理气机；芦根清热生津利尿；黄芩、黄连清热泻火解毒。同时，芩、连与炙麻绒、荆芥、旋覆花互为反佐，寒热并举，使水火既济，加服紫雪丹以清热通腑。

【验案2】 叶某，男，2岁，2001年1月4日就诊。咳嗽，气促痰鸣，嚷甚即吐，发热，有汗，纳呆，尿黄，大便溏，舌质红，苔黄厚腻，指纹青紫。此为湿热郁肺，肺气闭郁。治以开胸解郁，清热除湿。"宣肺化痰汤"加减：苇根、滑石各30g，荆芥、黄连、陈皮、姜汁、竹茹各6g，炙麻绒12g，桔梗、木通、郁金、姜黄各9g，炙旋覆花、橘络各15g，药服2剂，嘱少量频服。紫雪丹每次服0.75g，每天2次，连服3天。复诊时诉热退，不吐，咳嗽气促减轻。上方去陈皮、姜汁、竹茹，加枳壳6g，丝瓜络10g，苏子9g，服药2剂。再予清热除湿、宣肺化痰、健脾和胃之法而愈。

【按语】 患儿咳嗽，气促，痰鸣，发热，有汗，尿黄，舌质红，指纹紫等痰热闭肺之证，有纳呆，大便溏，苔黄厚腻湿热内蕴之证。病机为湿热郁肺，肺气闭郁。治以开胸解郁，清热除湿，方用"宣肺化痰汤"宣肺化痰、止咳定喘，加滑石、木通清热利水渗湿，姜汁、竹茹涤痰降逆，加姜黄、郁金除湿活血。

【验案3】 江某，女，5岁，就诊时间为1990年2月4日。患儿1个月前因不慎外感风寒，反复咳嗽、哮喘，曾在多处医院治疗，效果不佳。今日来我科就诊，患儿咳嗽，精神欠佳，纳差，舌质红、苔黄厚、指纹紫滞。处方如下：苏叶10g，前胡10g，黄连10g，木通10g，滑石30g，芦根30g，炙麻绒12g，炙旋覆花15g，炙款冬花12g，炙百部12g，冬瓜仁30g，炙紫菀

12g，炒麦芽 30g，炒谷芽 30g，上方服 2 剂后，患儿于 2 月 7 日来复诊。咳嗽明显减轻，精神好转、食欲增加、苔白、舌质淡红、指纹紫。即于上方去前胡、加白豆蔻 3g，连翘 9g，服 2 剂后，即告痊愈。

【按语】 患儿以咳嗽，精神欠佳，纳差，舌质红、苔黄厚、指纹紫滞之湿热证，病机为湿热郁肺，肺气闭郁。治以开胸解郁，清热除湿。方用"宣肺化痰汤"宣肺化痰、清热止咳，加冬瓜仁、木通、滑石清利湿热，炒麦芽、炒谷芽健脾和胃、杜生痰之源。

参考文献

1. 冯韧，袁春梅. 王静安中医学术思想阐微. 光明中医，2008，(6)：739－740
2. 张吉. 王静安治疗小儿肺炎喘咳的经验. 四川中医，2001，19 (11)：1－2

张 琪 肺炎的辨证论治

张琪，男，河北乐亭县人，国医大师。任中国中医学会、《中医杂志》《新中医》顾问，黑龙江省中医学会名誉会长。精通中医内科、妇科、儿科，尤其擅长中医肾病。著有《脉学刍议》《中医基础》《中草药学》《临床经验集》《张琪临床经验荟要》《张琪临床辑要》《中医临床家张琪》等。

张氏认为对病毒性肺炎及肺部感染一类疾病，必分风寒、风温、里热、里寒，风热肺热用辛凉宣肺与清热，方用银翘散或麻杏石甘汤加川贝母、鱼腥草、黄芩、金银花，尤对小儿肺炎，石膏剂量大于麻黄10倍以上，舌红少津者为肺阴亏耗，加沙参、麦冬、玉竹、生地黄。风寒闭肺用辛温宣肺，射干麻黄汤加减，药用麻黄、射干、干姜、细辛、半夏、紫菀、款冬花、苏子、生姜、五味子、桂枝。外寒里饮夹热用小青龙汤加石膏。

1. 气阴亏耗，痰热内结证

【验案】徐某，男，13个月，1977年8月10日会诊。患儿在某市某医院住院，发热2个月，时起时伏，经用抗生素如红霉素等。热虽一时下降。但不久又上升，体温一直稽留在38.2℃～39.4℃，咳喘甚剧，听诊双侧肺上野细小水泡音甚多，心率140次/min，化验血白细胞 $13.2 \times 10^9/L$，中性粒细胞0.48，淋巴细胞0.60，诊断为病毒性肺炎。中医诊查，发热，喘满膈动，咳嗽气促，烦躁不安，唇焦齿燥，手脚灼热，口渴，舌绛少津，大便干，小便黄，脉疾如釜沸，形体消瘦已极，目紧闭奄奄一息，势甚危笃。综合脉症分析，此系发热日久，肺阴亏耗。肺主气，气阴两虚不能宣化，痰热壅结失其清肃下行之顺，于是以上诸症丛生，然病势垂危，阴竭防厥脱出现。急当益气滋阴，润肺化痰以资挽救。处方：红参5g，麦冬10g，五味子2.5g，玉竹5g，沙参10g，川贝母10g，橘红5g，桑叶5g，甘草2.5g，瓜蒌5g，水煎，频频饮之。8月13日复诊：服药1剂热稍减，体温38℃、咳喘稍轻，继服2剂，体温37.4℃，咳喘气憋俱大减，已不烦躁，能吮乳，精神转佳，脉数已减，心率100次/min，舌红有津，听诊水泡音减少，继以前方增减图之，连服4剂，喘咳基本消失，体温36.5℃，心率90次/min，白细胞$9.0×10^9$/L，中性粒细胞0.55，淋巴细胞0.44。停药观察1周，痊愈出院。

【按语】 患儿有发热，喘满膈动，咳嗽气促，口渴，舌绛，小便黄，便干气分实证夹痰与里结阳明，有烦躁不安，舌绛入营分表现，有气促，唇焦齿燥，手脚灼热，少津，脉疾如釜沸气阴耗伤症状。辨为气阴两虚，痰热壅结证。治以益气滋阴，润肺化痰为急，方用生脉饮合沙参麦门冬汤佐以清润肺金化痰。生脉饮益气养阴，沙参麦门冬汤滋养肺胃之阴，川贝母、橘红、瓜蒌清肺化痰止咳。

2. 风寒郁阻，内蕴痰湿证

【验案】 刘某，女，9个月，1976年2月25日会诊。患儿发热喘咳入大庆市某医院治疗，经用抗生素等药，热仍不退，十余天来体温一直波动在38.5℃～39.5℃。病情无转机，因而转入哈市某医院。住院检查摘要：体温38.6℃，脉搏160次/min，左肺叩诊有浊音。听诊：左肺有湿性啰音。实验室检查：血白细胞$11×10^9$/L，中性粒细胞0.68，淋巴细胞0.32。胸X线透视可见右肺下野呈片状阴影。诊断为病毒性肺炎。经用抗生素效果不显，邀张氏会诊。患儿发热无汗，喘憋膈动，呼吸困难，咯痰不利，喉中痰鸣甚明显，口周围色青，面青唇淡，手脚发凉，腹胀便溏，一日5～6次，指纹青紫透命关，精神委靡，眼不欲睁，时而烦躁，舌白不燥，辨证：此属风寒闭阻，内蕴痰湿，肺气不宣之证。治法：辛温宣肺，和胃化痰。处方：麻黄4g，白前5g，细辛3.5g，生姜2.5g，五味子3.5g，苏子2.5g，射干5g，半夏5g，紫菀2.5g，麦冬5g，甘草3.5g，水煎频服。2月27日复诊，连服3剂，全身微汗，体温降至37.8℃，口唇及面青已退，面色转润，咳喘大减，吐出痰涎甚多，大便日4～5次，稠黏，脉搏100次/min。精神转佳，有时在床上玩耍，手脚转温，能喝稀粥半小碗，舌苔已退。此外，邪已透，肺气开，痰湿化，

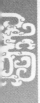
继用前方增减以散余邪。处方：麻黄 4g，五味子 3.5g，白前 5g，细辛 2.5g，射干 5g，苏子 2.5g，半夏 5g，橘红 5g，沙参 5g，麦冬 5g，生姜 2.5g，甘草 2.5g，紫菀 5g，水煎频饮之。3 月 1 日复诊：继用前方 3 剂，喘咳已平，体温降至 36.5℃，痰鸣音消失，两肺听诊啰音亦消失，大便日 2～3 行。脉滑不数，舌苔已退。于本月 2 日出院。

【按语】 患儿发热无汗提示风寒犯表之证未解；喘憋膈动，呼吸困难，咯痰不利，喉中痰鸣甚明显为风寒犯肺，肺气闭阻表现；腹胀便溏，一天 5～6 次，为指纹青紫透命关为内蕴痰湿之证；口周围色青，面青唇淡，手脚发凉，精神委靡，眼不欲睁，时而烦躁，舌白不燥，为寒闭表，阳气不得外舒表现；可知本例非热而属寒，病机为风寒犯肺，肺气闭阻，内蕴痰湿，肺气不宣。故治以辛温宣肺，和胃化痰。方用麻黄射干汤加减，方中麻黄、细辛辛温宣肺；白前、细辛、苏子、射干、半夏、紫菀温肺化痰；五味子敛肺平喘，又防诸药辛温太过伤及肺气，麦冬养阴。连服 3 剂而得微汗身凉，痰湿得化而肺气通利，故咳喘减，痰多，口唇及面青已退，继用原方化裁以散余邪。

参考文献

滕久祥，贺泽龙. 中医临床案例教学系列丛书·名家医案·妙方解析·呼吸病. 北京：人民军医出版社，2007

钱育寿 治疗小儿发热 8 法

钱育寿，男，江苏常州人，中医世家，江苏省名老中医。曾任江苏省中医学会理事、江苏省中医儿科学会副主任委员、常州中医学会秘书长。擅长儿科、内科。尤其对小儿外感热病、发疹病、脾胃证、肺系疾患等的诊治经验丰富。

钱氏临证 50 载，医术精湛，学验宏丰，对小儿发热辨治尤多心得。首辨外感现内伤发热，再从外感、内伤中分析不同原因，根据证候的具体情况结合患儿体质因素，有选择进行治疗。①解表透热法适于外邪侵袭肌表的表证。外感风寒，方用葱豉汤、香苏饮、麻黄汤；外感风热，方用桑菊饮、银翘散等；暑邪外感常用新加香薷饮、新加白虎汤；燥气外感则用桑杏汤加减；发疹病欲出未透阶段则用蝉衣宣透饮、葛根解肌汤等；风水交搏发热水肿，则用越婢加术汤、苓桂浮萍汤等。②清气退热法分轻宣清气、甘寒清气、解毒清气、苦寒清热等法。轻宣清气适用邪热初入气分，常用栀豉汤、银翘散去荆芥牛蒡加石膏；甘寒清气适于邪入胃肠，用白虎汤加味；解毒清气适用于瘟疫火毒蒸腾气分的痄腮、丹毒等证，常用五味消毒饮、普济消毒饮增损；苦寒清热适用于里热炽盛出现烦懊谵语等症时，可用黄连解毒汤直泻三焦之火。③清化退热法治疗湿热证。湿热蕴于上焦气分，湿偏胜时用藿朴夏苓汤、三仁汤加减透邪清化；热偏胜时则用甘露消毒丹、连朴饮增损；湿热并重可用苍术白虎汤。湿热阻遏中焦，用葛根芩连汤、香连丸、白头翁汤化裁；湿热熏蒸肝胆而致黄疸，用茵陈蒿汤化裁；湿热蕴于下焦，用八正散。④通便退热法选用《温病条辨》诸承气汤。⑤清营退热法适用于温病之邪或伤寒化热入营血的发热证候。邪热初入营分，用黑膏汤合白虎汤加味；气血两燔，用银翘散去豆豉、荆芥，加鲜生地黄、牡丹皮、玄参及化斑汤；温热深入营血，用清营汤、犀角地黄汤。神昏烦躁加紫雪丹、牛黄清心丸。⑥和解退热法用于邪在少阳之半表半里证及肠胃不和的寒热兼杂证。热邪在少阳用小柴胡汤；邪在少阳，湿热内蕴，胆胃不和，蒿芩清胆汤；湿热郁于胃肠用黄连温胆汤。⑦消导退热法用于饮食不节，积滞内阻，化浊生热证候，用保和丸加减。⑧理虚退热法针对各种内伤虚证而使用的方法。阴虚发热用清骨散、青蒿鳖甲汤，血虚发热则用秦艽鳖甲汤，气虚发热用补中益气汤。

痰热闭肺证

【验案】 李某，男，2 岁，1992 年 10 月 12 日初诊。近 2 天来发热，汗出不彻，咳嗽作呛，咳声不爽，痰鸣气吼，口干喜饮，尿黄赤，大便尚可，食欲欠香。舌偏红、苔薄黄腻，脉细滑数。查体温 39℃，咽红，双侧扁桃体Ⅱ度肿大，两肺呼吸音粗，可闻及大量的湿性啰音。全胸片示：两肺纹理增粗，右下肺可见小片状模糊阴影。血常规正常。中医诊断：小儿喘嗽（痰热闭肺）；西医诊断：小儿支气管肺炎。治拟散邪清热，宣肺平喘。处方：金银花 10g，连翘 10g，炙麻黄 5g，北杏仁 10g，生石膏（先煎）30g，生甘草 3g，薄荷尖 5g，净蝉衣 5g，葶苈子 10g，浙贝母 10g，嫩射干 10g，炒竹茹 10g，鱼腥草 30g，白茅 30g，芦根 30g，甜广皮 5g，煎汤频服。另服紫雪散，每天 3 次，每次 1/3 瓶。服药 3 剂后，热退身凉，口干好转，精神转佳，咳声已爽，喉中痰鸣漉漉，气稍促，胃口稍开，二便调，舌偏红，苔薄腻，脉细滑。查：咽红转淡，双侧扁桃体Ⅰ度肿大，两肺呼吸音粗，可闻及少量干湿性啰音。治宜肃肺清化痰热。原方去金银花、连翘壳、炙麻黄、生石膏，加苏子 10g，苏梗 10g，停紫雪散，加服猴枣散，每天 3 次，每次 1/3 瓶。再服 3 剂后，咳嗽、痰鸣大为减轻，饮食转香，舌偏红，苔稍花剥，脉细。查：咽红已消，两肺呼吸音粗，已无干湿性啰音。治拟养阴润肺，清化余邪。上方停猴枣散，去苏子、甜广皮、葶苈子、薄荷尖、净蝉衣，加南沙参 10g，玄参 10g，肥玉竹 10g。续服 3 剂后，诸症消失，复查胸片正常。

【按语】 肺炎属中医"风温"范畴，本案病位在卫，但温病传变迅速，务宜早治，辨为痰热闭肺，治以清解透邪，药用银翘散合新加白虎汤。银翘散辛凉透邪，新加白虎汤表里双解。新加白虎汤为薄荷加白虎汤，薄荷疏散风热，白虎汤解肌清热。加用紫雪散内服，清热散邪，以防邪热内陷厥阴。

参考文献

黄瑞群，邓雅玲. 钱育寿治疗小儿肺炎的经验. 江苏中医，1996，17（4）：6

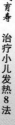

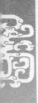

随建屏 疏风解表、宣肺化痰治小儿肺炎

随建屏，男，江苏省南京市人，江苏省名老中医。中医世家，早年师从其父随翰英习医，曾任江苏省中医学会儿科分会常务理事、南京市中医学会副主任委员。擅长治疗中医内科、儿科疑难病，尤擅长治疗脾胃慢性疾病。

随氏认为小儿肺炎多以风邪侵袭为主，其间可夹寒、夹热、夹痰湿，用药多取疏风解表类，佐以温宣、清宣化痰之品。风寒束肺多用荆芥、防风、白前、陈皮、杏仁、苏子、苏叶、紫菀、款冬花等，风热犯肺，多用金银花、连翘、桑叶、桑白皮、牛蒡子、贝母、前胡、百部、枇杷叶等；风痰伏肺、因脾失健运者，除祛风外，加用健脾燥湿，消食化痰之品，如茯苓、白术、法半夏、桑白皮、瓜蒌皮、大腹皮、莱菔子、豆卷、楂曲等。同时使用过程中注意药性与斡旋气机升降，针对患儿年幼，痰涎不易咯出，喜用苏子、白芥子、莱菔子三子养亲汤加减治疗，重在化痰。

风邪犯肺证

【验案】 李某，男，5岁，1995年5月23日诊。因咳嗽1周，发热5天，曾在市儿童医院诊治，摄胸片示：右下肺炎，经西药抗菌治疗3天未效。刻诊：低热，咳嗽阵作，涕浊而少，喉有痰鸣，未见气促唇绀，纳少，大便偏干，小便尚调，舌苔薄白腻，脉浮数。随老辨证为风邪犯肺，肺气失宣。中医诊断为咳嗽；西医诊断为右下肺炎。治宜宣肺化痰，佐以助运。处方：桑叶9g，前胡9g，杏仁6g，苏子9g，牛蒡子6g，大贝母6g，紫菀9g，豆卷9g，茯苓9g，炙鸡内金6g，焦楂曲各9g，服药3剂后，发热已退，咳嗽较重，咳白色黏痰，大便偏干，仍以宣肺化痰、解表助运法治之。上方去桑叶、豆卷、茯苓，加炙款冬花9g，葵皮9g，枳壳6g，再服5剂而愈。并嘱注意饮食起居，以巩固疗效。

【按语】 本案抓住脉浮数，咳嗽，痰鸣，辨为风邪犯肺，肺气失宣。治以宣肺化痰，桑叶、前胡、杏仁、牛蒡子、贝母疏风解表，宣肺化痰，豆卷、茯苓、炙鸡内金、焦楂曲健脾燥湿，消食化痰，苏子、紫菀润肺化痰。

参考文献

李向东. 随建屏治疗小儿咳嗽经验. 江苏中医，1998，19（10）：13

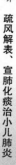

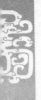

印会河　抓主症治肺炎

　　印会河，男，江苏省靖江市人。中医世家，全国首批中医教授。曾任中日友好医院副院长、专家室和学术委员会副主任、中国中西医结合研究会理事、全国高等医药院校中医专业教材编审委员、世界肝病研究交流中心学术委员、美国《中医研究杂志》编委。擅长治疗内科肝胆疾病、泌尿系及肺炎等疾病。主编《中医学概论》，著有《中医内科新论》。

　　印氏诊疾看病的特点是善于抓住主症，并有一套成熟的方法。抓主症就是抓住病证之关键所在，识别本质，防止泥于表面，不分主次。

1. 邪热壅肺证

　　【验案】叶某某，男，4 岁。感冒 3 天，恶寒发热，鼻塞咽痛，咳嗽痰出不爽，经某公社卫生院门诊诊治，汗出热退，但 6 小时后续发高热，并见咳喘加重，喉间痰鸣，注用青霉素、链霉素等药物治疗，效果不显。延经 2 天，仍喘促痰鸣，不能平卧，烦躁口渴，体温高达 40.6℃，咳嗽渐呈犬吠样，语音嘶哑，神疲嗜睡。舌质红，苔黄，脉滑数。胸片提示为大叶性肺炎。辨证为邪热壅肺。治宜宣降肺热：麻黄 9g，杏仁泥 9g，生甘草 6g，生石膏（先煎）30g，桑白皮 12g，葶苈子 9g，金银花 12g，连翘 9g，水煎 1 剂，煎 2 次，分 4 次服。药后，汗出热退，咳喘随减，痰鸣亦不复作，继用桑菊饮清理余邪，病情很快即行恢复。

　　【按语】本案为大叶性肺炎患儿，主症喘促，高热，烦躁口渴，辨证为邪热壅肺，兼见恶寒发热表证。故宣降肺热为主，结合清热解毒，方用麻杏石甘汤清热宣肺平喘，加葶苈子、桑白皮以降肺平喘，金银花、连翘清热透表。

2. 痰瘀滞肺证

【验案】 高某某，男，19 岁。患者高热 2 天，寒热往来，胸痛窒塞，不能平卧，张口呼吸，息而抬肩，咳吐痰腥，夹有铁锈色血痰。舌质青紫，苔如积粉，脉数有力。辨证为痰瘀滞肺。中医诊断为肺痈；西医诊断为大叶性肺炎。治宜祛瘀清肺。药用：活水芦根 30g，桃仁泥 9g，生薏苡仁 30g，冬瓜子（打碎）30g，杏仁泥 9g，广郁金 9g，鱼腥草 30g，橘络 3g，降香 9g，服药 3 剂后，吐出大量腥臭脓血，胸痛减轻，舌苔消退，续用原方加生甘草 6g，桔梗 9g，以加强解毒排脓作用，病情很快恢复。

【按语】 患者以胸痛、铁锈色血痰、舌质青紫、咳吐痰腥、高热之热、痰瘀为主症，辨为痰瘀滞肺，治以祛瘀清肺利湿，痰湿互生，利湿即化痰，凡外感热病，咳吐痰腥，引胸作痛者，均可以千金苇茎汤加减，加用鱼腥草清热解毒，橘络、杏仁泥化痰、广郁金，降香活血通络止痛。

3. 肺燥津枯证

【验案 1】 邓某某，女，35 岁。患者高热 3 天，经用白虎类方后，热退，但自觉胸痛窒塞，呼吸不畅，病情渐次加重，呼吸困难，不能平卧，口中时有白沫上涌，状如皂泡，胶黏不易吐出，渴喜凉饮，西医诊断为肺炎，用磺胺类药物及青霉素等效果不显，病体日渐消瘦，出现潮热颊红，毛发枯瘁，渐次下肢痿废，不能任地。舌质红，苔黄，脉滑数。辨证为肺燥津枯。中医诊断为肺痿；西医诊断为大叶性肺炎。治宜生津润肺。药用：沙参 15g，麦冬 12g，石斛 15g，甜杏仁 9g，桑叶 9g，瓜蒌皮 12g，阿胶 9g（化冲），生石膏（先煎）30g，黑芝麻 15g（捣），枇杷叶 9g，黛蛤散 12g（包煎），梨皮 9g，生甘草 6g。服药 3 剂后，喘及吐沫基本消退。再服 6 剂后，潮热止而病愈。

【验案 2】 孟某某，男，56 岁。发热咳喘 2 月余。患者感冒后高热咳喘，连续 2 月余不退，西医诊断为肺炎，多方采用西药治疗，但体温一直不退，每天都有 1～2 次高潮，先有寒战，继则高热达 40℃以上，伴发咳喘痰鸣，口燥咽干，吐白沫严重不爽。舌质红，苔黄，脉滑数。辨证为肺燥津枯。中医诊断为肺瘘；西医诊断为大叶性性肺炎。治宜生津润肺：沙参 15g，麦冬 12g，石斛 15g，甜杏仁 9g，桑叶 9g，瓜蒌皮 12g，阿胶 9g（化冲），生石膏（先煎）30g，枇杷叶 9g，生甘草 6g，柴胡 30g，五味子 9g，鱼腥草 30g，山豆根 30g。服药 10 剂后，体温已基本控制在 38℃以下，咳吐白沫减少而爽，早晨见少量黄痰，追问其病中曾出现咳血及胸膜刺激征等病史，故即在前方中加用桃仁 9g，生薏苡仁 30g，冬瓜子 30g，以肃肺祛瘀。再服 7 剂后，体温已基本正常，咳喘吐白沫明显减轻，口燥渴、胸闷、掌烫等情况，已不复存在。舌苔有时甚清，但亦易出现黄苔，脉动已降至 80 次/min 以下，但自汗恶风明显，食欲恢复尚不理想，故改用益气固表之剂，取黄芪汤加味，以促进病后正虚之恢复。

【按语】 以上两案均抓住肺痿所吐出之白沫为肺燥所生，吐白沫上涌，胶黏不易吐出，伴口燥咽干，喜冷饮，舌质红，苔黄，脉滑数，一派燥象。而非痰湿咳喘之泡沫。治以生津润肺，方用清燥救肺痰甘凉滋润以清金保肺。

参考文献

印会河. 中医内科新论. 北京：化学工业出版社，2010

吴熙伯 吴少清 同中求异治肺炎

吴熙伯，男，江苏六合人，南京市名老中医。师从朱小南、秦伯未、程门雪、金寿山等。曾任江苏省中医学会理事、中华医学会南京分会理事、六合县医学会副会长。擅长诊治杂病，尤以肝系疾病见长。

吴少清，男，江苏六合人。中医世家。师从胡春初。1987年被授予"全国优秀医务工作者"称号，并获得"五一劳动奖章"和证书。擅长治疗妇女不孕症等。

吴氏弟兄临床注重"辨证论治"、"审证求因"的治疗原则，强调同病异治、异病同治。肺炎为中医温病范畴，根据不同临床表现，进行辨证施治。

1. 风热犯肺证

【验案】 章某某，男，57岁。身热数日不退，体温39.2℃，咳嗽痰稠黄，气促咽嗌，口干咽燥，咳时右胸疼痛，胸透示："右中上叶肺炎"，血常规检查示：白细胞总数 6.2×10^9/L，中性粒细胞0.60，淋巴细胞0.40，用抗生素过敏，求治中医。现症见：身热，咳嗽痰热稠黄，气促咽嗌，口干咽燥，咳时右胸肋疼痛，舌质红，苔色黄，脉数。辨证为风热犯肺，表未解而里热炽甚，灼伤肺金，治以银翘散加味：净连翘10g，金银花15g，粉甘草5g，生石膏50g，正杏仁10g，秋桔梗10g，淡淡竹叶6g，麦冬10g，研牛子12g，鲜芦根50g。服药6剂后，痛止热清，咳减痰白，守原方加京川贝母6g，再服4剂后，胸透复查示：右中上肺炎症病灶明显吸收。续服原方6剂而愈。

【按语】 患者身热数日不退，表明风温表邪未彻，口干咽燥、质红，苔色黄，脉数表明入里化燥，病由卫渐入气，与卫分证和气分证有差异，辨为风热犯肺，表未解而里热炽甚，灼伤肺金。故选用麻杏石甘汤去麻黄清气分热，银翘散辛凉透表热，加甘寒麦冬退肺中伏火，止渴益津，是清凉甘寒合剂之方。

2. 痰热壅肺证

【验案】 蒋某某，男，24岁。近因劳累过度，附加细雨淋身致身热恶寒，咳嗽胸痛，住某医院治疗，体温 39.8℃，血常规检查：血红蛋白 120g/L，红细胞 4.1×10^{12}/L，白细胞 8.4×10^9/L，中性粒细胞 0.84，淋巴细胞 0.16。胸透示"右下肺见片状阴影"，诊为右肺肺炎。住院予以青霉素、链霉素及麦迪霉素并输液，治疗 3 天，症状仍存。请中医会诊。症见：身热，咳嗽痰黄，气急不畅，咳甚为喘，右胸引痛，口干，大便秘结。舌红苔黄，脉滑数。辨证为痰热壅肺，治宜宣肺泻热。方以白虎汤加味，药用：肥知母 10g，生甘草 10g，炙桑白皮 12g，葶苈子 15g，连翘 10g，生石膏 50g（先煎），正杏仁 10g，大贝母 6g，薄荷 6g。服药 4 剂，每日服两剂后，体温已下降至 37℃，咳喘平，右胸仍痛，大便秘结，再拟瓜蒌旋覆花汤加味。药用：瓜蒌衣 15g，旋覆花 6g（布包），川郁金 10g，秋桔梗 5g，苏梗 10g，正杏仁 10g，桃仁 10g，大贝母 6g，前胡 10g，桑叶络 10g。服药 4 剂而愈。

【按语】 患者表现为高热、痰黄、喘、口干、便秘为气分证夹痰、便结有形之邪，辨证为痰热壅肺。方用白虎汤清气分以宣肺泻热；连翘、薄荷以祛邪；桑白皮、葶苈子泻肺化痰。热退首诊未予通腑故仍便结，改投瓜蒌、旋覆花、郁金、苏梗、桔梗等品涤痰宣肺化浊通腑，下气宽胸；加桃仁化瘀止痛，故能奏效。

参考文献

吴熙伯，吴少清. 吴熙伯弟兄临床治验集锦. 南京：东南大学出版社，2006

章真如　滋阴清热治肺炎

　　章真如，男，江西南昌人，师从许寿仁。曾任中华全国中医学会理事、湖北中医学会副理事长、武汉中医学会理事长、国家级中医药专家。擅长治疗肺系疾病、肝胆疾病，糖尿病等。著有《医学十论》。

　　章氏潜心于朱丹溪学说的研究，根据自己多年临证经验，颇有发展，创著《滋阴论》；其主要学术思想，重点研究"阴"，其基本点在"阴虚"，认为"阴精为人身之本"、"阴虚为百病之因与果"、"滋阴为临床常用手段"。阴虚导致的疾病，临床屡见不鲜。阴虚疾病必须采用滋阴疗法，章氏常以三子养阴汤养心阴；以加味一贯煎养肝阴；以香砂益胃汤养脾（胃）阴；以养阴清肺汤等养肺阴；以知柏地黄汤等养肾阴等。对肺炎，由气入营易伤营阴，故主张滋阴清热。

阴虚热蓄，风痰迫肺证

　　【验案】　患者于半月前因感冒引起咳嗽，当时并不发热，医务室给予麦迪霉素口服，并肌内注射青霉素，1周后咳嗽仍不减，并出现低热，午后较甚，最高体温38℃，咽痒，痰咯不出，胸闷不适，至某医院检查。X线胸片提示：右下肺纹理增强，并一片模糊，为炎症所致。诊察：脉细数，舌暗淡，苔薄黄，体温：38℃，血常规：白细胞 $9.6×10^9/L$。辨证：阴虚热蓄，风痰迫肺，肺气不畅，日晡发热。治法：育阴清热，肃肺宁嗽。处方：桑叶10g，杭菊10g，沙参15g，玉竹10g，生地黄10g，麦冬10g，地骨皮15g，桔梗10g，白薇10g，牛蒡子10g，大贝母10g，马兜铃10g，白茅根30g。服药3剂后，午后已不发热，咳嗽减轻，痰易咯出，精神好转，脉细微数，舌淡，苔薄白。治以肃肺止咳，处方：桑叶10g，杏仁10g，大贝母10g，沙参15g，栀子10g，淡豆豉10g，前胡10g，牛蒡子10g，玄参15g，麦冬

223

10g，桔梗 10g，生甘草 8g。再服 5 剂后，按上方加射干 10g，麻黄 8g，继服 7 剂后，咳嗽止，诸症消失，纳食增加，脉沉细，舌暗淡，苔薄白，暂停煎剂，用养阴清肺膏调理，停药 1 个月后，复查 X 线胸片结果；右下肺阴影已全部吸收。血常规检查：白细胞在正常范围，临床治愈。

【按语】 患者低热，午后较甚，痰咯不出，脉细数，温病热伤营阴表现，其病因病机为风热犯肺，病邪由卫分转入营分，营阴受邪，致日晡发热，缠绵难退。辨为阴虚热蕴，风痰迫肺，治以育阴清热，肃肺宁嗽，使阴复热退，肺降嗽止而病愈矣。

参考文献
章真如. 章真如临床经验辑要. 北京：中国医药科技出版社，2004

刘弼臣 辛开苦降治肺炎

刘弼臣，男，江苏扬州人，全国名老中医。中医世家，师从孙谨臣，曾任中华中医药学会理事、儿科学会副会长、名誉会长、中国中医高等教育学会儿科分会理事长及北京中医药学会理事长、《医学百科全书》中国医学编委。擅长治儿科多发病、常见病及小儿重症肌无力、小儿心肌炎、儿童抽动秽语综合征等疑难杂证。主编儿科专著10余部。

肺炎是小儿肺部疾患中常见的一种病证，其发病机制多因肺气郁闭，化热生痰，痰随气逆，所以喘咳多痰。因此，治疗小儿肺炎，解除热、痰、喘是临证诊治的关键，常能及时控制病情发展，防止变证丛生。刘氏治疗小儿肺炎多从气营分入手，涤痰肃肺，辛开苦降。

1. 肺胃郁热证

【验案】 洪某，男，10个月。于1986年7月23日就诊。曾因发热2天于7月17日入院诊治。自入院后体温逐渐自38.4℃上升到40.4℃，发热无汗，查白细胞8×10^9/L、中性粒细胞0.37，淋巴细胞0.60，大单核细胞0.01，嗜酸性粒细胞0.02、X线等之诊断为"肺炎"。入院5天来经用青霉素、链霉素、四环素加氢化可的松静脉滴注，中药清热解毒剂，大便干燥3天未排，舌苔薄白腻、指纹稍紫，两肺布满干啰音及哮鸣音。随改处方为：黄连1g，黄芩5g，干姜0.5g，半夏1g，枳壳3g，杏仁6g，生石膏20g，大黄1.5g。服2剂后汗出，便通，体温下降到37.8℃。随后以此方为主加减出入，因其体质较差，复加用5%的葡萄糖注射液300mL、维生素C 100mg静脉滴注。又服3剂后，体温逐渐降至正常，诸症消失。于7月28日出院后，未再发。

【按语】 患儿发热无汗，喉中痰鸣，舌苔薄白腻，指纹稍紫

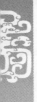

肺热内闭之证，大便干燥为肺热入阳明胃，故辨为肺胃郁热，方用泻心汤苦辛开降，豁痰宣闭，方中芩、连苦降，治疗肺胃郁热，解除内闭之邪；姜、夏之辛开，祛除胸中痞满，宣通内郁痰浊；枳壳、郁金、莱菔子逐痰水，破结实，直导胸中之滞，使里结客邪无所依附而自解。收开中焦疾实，通宣肺气之闭的功效。临床运用时注意不宜过量，大苦沉寒能使脾胃受伤；辛温大热，有导致口燥咽干之弊。

2. 气营两燔证

【验案】 秦某，男，3 岁。身热 4 天，体温 38℃（腋），心烦不安，面赤唇干起裂，咳嗽不畅，呼吸不平，鼻赤流涕，口渴嗜饮，大便泄泻稀溏，小便浑赤，腹部膨胀，左侧颈下痰核如豆大，苔腻质赤，脉象细数，听诊肺呼吸音粗糙，左肺啰音明显。辨为外感温热之邪，蓄遏肺胃，热甚津伤，气营两燔之象，治当清营透气。处方：玄参 6g，生地黄 10g，生石膏 25g（先煎），薄荷 3g，连翘 6g，炙枇杷叶 5g，杏仁 10g，桔梗 3g，生薏苡仁 10g，旋覆花 5g（包煎），莱菔子 10g，天竺黄 6g，另：5 粒回春丹 1 瓶，分 2 次服之。二诊：药后热退（腋下体温 36.5℃），神爽，自欲饮食，泄泻亦止，唯听诊左肺仍呈湿性啰音，喉中痰鸣，苔薄脉滑，气营两燔向解，痰热恋肺未清，治当清热养阴，化痰导滞。玄参 5g，连翘 6g，生石膏 25g（先下），生地黄 6g，杏仁、薏苡仁各 6g，蛤粉 10g，莱菔子 3g，炙枇杷叶 5g，海浮石 10g，大贝母 5g，全瓜蒌 6g，另：小儿百寿丹 2 丸，早晚各 1 丸。

【按语】 患儿外感温热之邪表现发热，面赤唇干，咳嗽，气促，鼻赤，口渴嗜饮气分证，由气入营伤阴见心烦不安，苔腻质赤，脉象细数。兼大便泄泻稀溏，小便浑赤，左侧颈下痰核如豆大，喉中痰鸣痰证，病机为外感温热之邪，蓄遏肺胃，热甚津伤，气营两燔。治以清营透气，养阴涤痰，迅即获功。

3. 痰浊恋肺证

【验案 1】 郝某，女，2 个月。婴甫二月，4 天来身热不扬，咳喘憋气，日趋严重。刻下身热，体温 37.2℃（腋），短咳不爽，呼吸气促，喉中痰鸣，面色㿠白，山根口周泛青，少腹膨胀，大便自利，苔色白腻质红，纹暗不明。外邪遏肺，痰滞停中，肺胃传输失职，宣降之令不行，故喘咳气促，腹膨痰鸣不已，治当涤痰肃肺，苦辛开降法。黑栀子10g，淡豆豉10g，薄荷2g，葛根5g，川黄连1g，淡干姜1g，橘皮、橘络各1.5g，半夏1.5g，枳壳2g，桔梗2g，莱菔子2g。药后证情大减，痰鸣气促均轻，腹膨胀满亦减，2剂而安。

【按语】 患儿发热，婴儿喘咳，短咳不爽，呼吸气促，喉中痰鸣为多因感受外邪，肺失宣降；夹乳滞不运，壅阻胃气见山根口周泛青，少腹膨胀，大便自利，苔色白腻，其病机为感受外邪夹乳滞不运，壅阻肺胃，宣降失司。病在上中二焦，治当涤痰肃肺，苦辛开降法。故用泻心汤加减，方中干姜以辛开，黄连以苦降，加枳壳以宽中，开中焦之痰食，正所以通宣肺气之闭。本方体现《临证指南医案》"微苦以清降"，"微辛以宣通"，加栀子、淡豆豉以清透。

【验案2】 李某，女，1岁零8个月。初诊日期：1984年12月9日。3天前发热咳嗽，鼻流涕，形寒，曾服麦迪霉素、阿鲁片、小儿止咳糖浆等未见好转，体温38.5℃，收住院治疗，症见咳逆鼻扇。检查：咽红，两肺有细密集水泡音。血白细胞15.8×10^9/L，诊断为支气管肺炎。给以输氧、输液、维生素及退热药等支持疗法，并肌内注射青霉素、链霉素，兼服中药麻杏石甘汤加味。日来复感外邪，体温降而复升，气喘，痰涎壅盛。胸透：两肺炎变未见吸收。遂请刘老会诊。就诊时症见：身热不解，汗出肢端微凉，咳痰不爽，气喘不已，面色发青，倦怠嗜睡，不思纳食，大便稀黄，舌苔白而微腻，脉细而无力。证属病久体虚，阴阳稚弱，湿痰内蕴，肺失宣达，治当扶正达邪，肃肺涤痰，宗参苏饮加减：太子参10g，紫苏叶5g，橘皮3g，半夏3g，五味子10g，桔梗3g，苏子10g，枳壳5g，莱菔子3g，淡干姜1g，大枣5枚，每日1剂，水煎，分3～4次服。服药3剂，痰化喘平，身热已解，面转红润，精神佳，食纳振。唯咳嗽气弱，苔白脉缓，再宗原方加减：党参10g，苏子5g，茯苓10g，炙甘草3g，橘皮3g，半夏3g，砂仁米（打）1.5g，桔梗3g，杏仁10g，生姜2片，大枣5枚。服法同上。6剂后则诸症告平，胸透肺部炎变明显吸收，继以益气理脾和中之剂，调理半月而愈。

　　【按语】　患儿有气喘，面色发青，倦怠嗜睡，不思纳食，脉细而无力气阴两虚之证，又见外有身热不解，汗出肢端微凉，咳痰不爽风寒证，内有纳差、便稀，舌苔白而微腻痰湿内蕴之证。其病机为病久体虚，阴阳稚弱，湿痰内蕴，肺失宣达，故治以扶正达邪，肃肺涤痰，方用参苏饮加减。方中太子参、干姜、大枣益气温阳；苏叶解散外邪；枳壳、桔梗开提肺气；苏子、莱菔子、橘皮、半夏降气止咳化痰；五味子以定喘。全方扶正祛邪，表里兼顾，故收捷效。

参考文献

1. 徐荣谦. 刘弼臣教授学术思想及临床经验简介. 中国农村医学. 1997，25（5-11）：22-24，20-21，11-13，23-26，30-31，19-21，21-23
2. 史宇广，单书健，袁世华. 当代名医临证精华·小儿咳喘专辑. 北京：中医古籍出版社，1998

孟仲法 "益肺方"治小儿间质性肺炎

孟仲法，男，汉族，浙江省诸暨市人，上海市名中医。曾任中国中医药学会药膳专业委员会顾问、上海市国际医学交流中心特约专家、上海儿童营养食品学会理事。著有《儿童肺炎》《中国食疗学》《药膳与健康》，参编《中医饮食营养学》《中国疑难疾病诊治》《实用营养手册》《名医名方录》等。

孟氏认为正气虚弱，复感外邪，久咳不愈，肺阴耗损，肺脏气阴两伤为小儿迁延性间质性肺炎特点。自拟"益肺方"治疗小儿迁延性间质性肺炎（北沙参、麦冬、枸杞子、生黄芪、五味子、炙紫菀、光杏仁、蒸百部、天竺子、白僵蚕、当归、川芎、绿梅花、白花蛇舌草、甘草）。其中沙参、麦冬、枸杞子润肺养阴，以滋肺阴不足；炙紫菀、杏仁、蒸百部、天竺子、僵蚕止咳化痰治其标；当归、川芎活血化瘀；生黄芪益气固表，五味子收敛肺气以治其本；绿梅花行气；白花蛇舌草清热解毒；甘草调和诸药。

【验案】 李某，男，2 岁。1994 年 6 月 23 日初诊。母亲代诉：病儿咳嗽已持续 14 个月，其间曾 3 次住院。诊断为"间质性肺炎"，使用多种抗生素及中药治疗，病情缓解出院。但每遇感冒诱发咳嗽，反复不愈，现以干咳为主，日轻夜重，晨起加剧，痰少，伴面色㿠白，纳呆，乏力，盗汗，大便干结，小便色黄。舌质红，舌苔花剥，指纹紫滞。胸部 X 线片示肺纹理增粗，有条索状及点状阴影。血常规：红细胞 3.6×10^{12}/L，血红蛋白 102g/L，白细胞 4.1×10^9/L，中性粒细胞 0.39，淋巴细胞 0.57，单核细胞 0.4。体征：咽部红，扁桃体不大，颈部可触及淋巴结数枚，活动度好。心率 88 次/min，心律齐。肺部听诊：两肺呼吸音粗。中医辨证：患儿禀赋不足，感受外邪，咳嗽不愈，耗伤肺气，肺气虚弱，则血行不畅，脉道壅滞。治宜润肺止咳，益气化法瘀。用益肺方治疗，病儿诸症悉除。随访 2 周，一切正常，胸部 X 线片提示肺纹理清晰。

【按语】 患儿干咳，痰少，伴面色㿠白，纳呆，乏力，盗汗，大便干结，小便色黄，舌质红，舌苔花剥气阴两虚之证。病机为禀赋不足，复感外邪，咳嗽不愈，耗伤肺气，肺气虚弱，则血行不畅，脉道壅滞。治以润肺止咳，益气化瘀。方用自拟"益肺方"取效。

参考文献

闵伟福. 孟仲法治疗小儿间质性肺炎经验介绍. 江西中医，1996，17（3）：7-8

邵长荣 从肝治咳

邵长荣，男，浙江省慈溪人，上海市名中医。曾任全国中西医结合呼吸病专业委员会委员顾问、上海市中西医结合学会呼吸病专业委员会主任委员。擅长治疗肺系疾病。

邵氏早年攻读西医，后又学中医，熟谙中西两套医学模式。临床上主张辨"证"和辨"病"的结合。对肺炎外寒内热的病证，采用祛风宣肺，疏肝泄热的方法，以"荆防败毒散"加平地木、牡丹皮、芍药等治疗。方中荆芥、防风、羌活、独活之类乃温而不烈的轻扬之品，长于祛散风邪，可俾寒随风而去。而肺与肝同主气机，喜用柴胡配前胡，以柴胡疏散少阳郁热，转动少阳枢机；前胡宣达肺气，润肺化痰，并可防柴胡燥烈伤津；且肝为风木之脏，主动主升，最易受风火相扇而升发太过，导致"木火刑金"，牡丹皮、芍药、平地木则可凉血、柔肝、降火；诸药相伍，则祛寒而热不扬，泄热而寒不盛。对痰湿恋肺，采用健脾化痰之法，方用陈皮 4.5g，姜半夏 9g，苍术、白术各 12g，黄芪 12g，川芎 9g，旱莲草 12g，车前子 12g，陈葫芦 30g，江剪刀草 30g，或加用健脾燥湿的四君、六君、二陈汤、平胃散、参苓白术散等祛湿又不伤正气的方药，使得湿化，正气振作，取效明显。对久咳伤肺、肾不纳气，宣肺纳肾以平之，喜用黄荆子宣肺平喘，射干和胡颓叶及川芎和石菖蒲为两对对药：肾阳不足者，常选用补骨脂、淫羊藿，肾阴不足为主者，常选用桑椹子、桑寄生、杜仲、牛膝、女贞子等以填精、纳气平喘。对气郁痰壅、腑气不畅，加入通泻药物解郁通腑以顺之。

1. 阴虚肺热证

【验案】 谈某某，男，50 岁。1973 年 7 月 16 日初诊。患者 1971 年初因发热、胸痛、咳嗽时带痰血而就诊。X 线示左中肺附近肺门处有一个团块状阴影，经一般抗感染处理，阴影无变化，乃疑为肺结核病，用链霉素 100g 和对氨基水杨酸钠及异烟肼等治疗近 2 年。1972 年年底肺片复查，左中块状阴影依旧存在，进一步做肺部分层摄片及碘油支气管造影术等检查，诊断为机化性肺炎，需手术切除。患者对此有顾虑，要求中药治疗。来诊时患者体质一般，伴有咳嗽、痰血、胸痛、胸闷等症，纳食尚可，苔薄黄腻，舌红少津，脉小滑。辨证为阴虚痰热，治宜清肺化痰。方药：因交通不便，用邵长荣自拟的治疗肺结核有效中成药芩部丹（黄芩、百部、丹参）和三草片（鹿衔草、鱼腥草、夏枯草）带回交替使用。服药一年后，诸症改善。胸片复查左中肺块状阴影大小如前，阴影密度已变淡疏解，继续用上述两方，3 年后左中块状阴影基本吸收消散，仅留少许纤维条状阴影。1980 年停药随访 10 余年情况良好。

【按语】 患者以久咳，痰血，舌红少津，脉小、脉滑，苔黄腻，胸闷等痰热见症，辨为阴虚痰热。中成药服用方便，久病长时间见效为丸药或中药片剂优势。方中黄芩苦寒，善泻上焦肺火，是肺科疾患的要药，百部清热润肺杀虫；丹参活血化瘀，祛瘀生新，鱼腥草化痰排脓，夏枯草除清热解毒，软坚散结，鹿衔草清肺祛湿清肺热化脓痰，长达 3 年时间，块状阴影仅留少许纤维条状阴影。

2. 风邪犯肺证

【验案】 李某，男，28 岁。1998 年 10 月 20 日初诊。主诉：咳嗽痰多 3 个月。两天前曾发热，咳痰又增多，痰多黄脓，伴胸痛畏寒，大便干结，纳食一般，舌苔薄白，质干，脉细滑小弦。胸片示肺慢性炎症。中医诊断：咳嗽（风邪犯肺）；西医诊断为肺部感染。辨为风邪外袭，痰热内蕴。治以祛风解表，清肺化痰。处方：荆芥 9g，防风 9g，羌活 9g，独活 9g，柴胡 9g，前胡 9g，赤芍 18g，白芍 18g，细辛 5g，辛夷 5g，桑叶 9g，射干 9g，胡颓叶 9g，桃仁 9g，冬瓜子 9g，车前子 12g，款冬花 9g。7 剂后，痰量减少，胸痛未作，发热已退。舌苔薄腻脉小弦。治以疏肝化痰。处方：柴胡 9g，前胡 9g，赤芍 18g，白芍 18g，细辛 5g，川芎 9g，石菖蒲 9g，嫩射干 9g，藿香 9g，枳壳 9g，石决明 30g，广郁金 9g，白茅根 15g，山豆根 9g，蒲公英 30g。7

剂后咳嗽缓解，诸症悉除。前方七剂巩固。

【**按语**】 患者咳嗽痰多，舌干，脉滑弦等痰热内蕴见症，又有发热、畏寒、苔薄白等风邪外袭之象。辨为风邪外袭，痰热内蕴。治以祛风解表，清肺化痰。方用荆防败毒散加减。方中荆芥、防风、羌活、独活祛散风邪，可令寒随风而去；而肺与肝同主气机，方中柴胡、枳壳、前胡、桔梗肝肺同治，肺之郁热得以疏散；芍药凉血、柔肝、降火；射干利咽降气，胡颓叶敛肺平喘，两药相配降气平喘；桃仁、冬瓜子、车前子活血祛湿化痰。诸药相伍，则祛寒而热不扬，泄热而寒不盛。

参考文献

夏以琳，张颖，施红. 邵长荣肺科经验集. 上海：上海科学技术出版社，2004

李孔定　肺炎之治重在润、化、通

李孔定，男，四川省蓬溪县人，四川省名中医。受教于李全武、全桑挥、任应秋、胡光慈等。擅长内科、妇科、儿科，对治疗杂病尤有经验。著有《新编药性歌括》《中医入门辅助读物》《常见病中草药防治手册》《温病三字经》《五运六气学说便读》《李孔定论医集》《新方实验录》等。

间质性肺炎是一种突发且病因不明的弥漫性实质性肺疾病。临床以干咳、气急、肺部特殊啰音（细捻发音）为主要特征，胸部 X 线检查为毛玻璃状阴影，病变进展出现结节状；血液检验血沉增快；肺功能测定肺容量减少。西药抗生素或激素治疗效果不佳。李氏认为本病多属中医学"风温夹湿"之病，其来也速而热重，故属风温；其去也缓，而舌腻，故云夹湿。然风温之邪，延日即去，后遗肺燥脾湿之证则难速已，因而创立清润化解汤：南沙参 30g，黄精 30g，黄芩 30g，连翘 30g，崩大碗 30g，赤芍 30g，枳壳 15g，浙贝母 15g，甘草 10g，鱼腥草 50g。加减法：汗多加桑叶 15g，牡蛎 30g；胸痛胸闷加香附 15g，旋覆花 15g；口干甚加知母 30g，天冬 30g；潮热加青蒿 30g，牡蛎 30g；苔厚腻加草豆蔻 12g，白术 15g。

1. 阴虚痰凝证

【验案】　杜某，男，56 岁。1991 年 9 月 9 日就诊。1 月前日车祸致右胸部第 4～第 5 肋骨线型骨折，住院治疗 2 天后出现恶寒，咳嗽，鼻塞流涕。因遵嘱加强营养以利骨折愈合，即服食甲鱼等高蛋白营养品，随即咳嗽加重，吐白色黏稠痰涎，痰中带血，血色鲜红，体温在 39℃ 左右。口服抗生素及化痰止咳西药，汗出热退。但咳嗽未减，呈阵发性剧咳，痰少而黏稠难咯，咳引胸及头痛，时发潮热，午后为甚，伴烦躁，多汗，经某中心医院胸部拍片及 CT 检查结论为："左下肺间质性肺炎"。痰培养见：

聚团肠杆菌、卡它珠及甲号溶血性链球菌。药敏试验后选用氯霉素、吡哌酸治疗1周不见好转，遂转李师处诊治，症如前述，舌红无苔，脉弦细。证属阴虚肺燥，痰凝气滞。治以滋阴润肺，清热化痰，行气通络。药用：沙参、知母、麦冬、海浮石、桔梗、浙贝母、黄芩、连翘、神曲各30g，枳实、甘草各15g，枇杷叶12g。服药2剂后咳嗽大减，觉心中灼热，脚痛，舌上已微布薄白苔。原方又服4剂，仅见轻微干咳，胸部窒闷不适。舌红，苔薄白，脉左沉弦细，右沉缓。拟健脾益气，行气通络善后，处方：黄精、党参、山药、女贞子、神曲、鱼腥草各30g，茯苓、郁金、枳壳、黄芩各15g，佛手、甘草各10g。

【按语】 患者有咳嗽，阵咳，痰少而黏稠难咯，咳引胸及头痛等痰凝气滞、肺失肃降表现，时发潮热，午后为甚，伴烦躁、多汗，舌红无苔，脉弦细为肺阴虚证，病机为阴虚肺燥，痰瘀阻滞，肺络不通。辨为阴虚痰凝证。治以滋阴润肺，清热化痰，行气通络。用沙参、麦冬、知母滋阴润肺，黄芩、连翘清肺泄热、海浮石化痰，枳壳行气通络，诸药配合，相辅相成。俾清热化痰不伤阴，行气通络不留邪，故获显效。

2. 肺燥脾湿证

【验案】 李某，男性，43岁，2003年6月6日初诊。患者咳嗽、胸痛1年余，经X线胸片、CT等检查，诊断为间质性肺炎，反复住院3次，输注氨苄西林、先锋霉素V等药物均无明显疗效，他处服中药治疗亦罔效。刻诊：阵作剧咳，直至咯出少量白色泡沫痰咳嗽方止，每日阵咳十余次，伴胸痛，胸部满闷不适，气紧，汗多，饮食、二便如常。舌质红，苔白厚腻，脉弦细。诊为肺燥咳嗽兼脾湿内蕴、气机不畅。治以润肺理气化痰，清热除湿。施以清润化解汤加桑叶15g，草豆蔻12g，香附15g，旋覆花15g，水煎服，每天1剂。6月21日再诊：阵咳次数明显减少，咯痰易出，已不气紧，胸微痛，汗出仍多，舌暗红，苔前薄后厚乏津，脉细。仍遵前法，原方去草豆蔻继服。半月后来诊，仅微咳，背部偶感疼痛，余无不适，前方继进半月，诸症悉除，复查胸部X线片已无异常。

【按语】 患者有阵作剧咳，直至咯出少量白色泡沫痰咳嗽方止，伴胸痛，气紧肺燥表现兼有汗多，舌红，脉细燥邪伤阴表现，有胸闷，苔白厚腻，脉弦等痰湿内蕴之证，辨为肺燥咳嗽兼脾湿内蕴、气机不畅。治以润肺理气化痰，清热除湿。方用清润化解汤，以南沙参、黄精、浙贝母润肺解燥；黄芩、崩大碗、连翘、鱼腥草清热解毒；枳壳行气，赤芍活血，使气机调畅，有利湿毒之化解；黄芩苦燥，鱼腥草清利，有利湿毒之排除。

参考文献

1. 张耀．李孔定主任医师疑难病治验举隅．中国农村医学，1998，24（10）：56
2. 沈其霖．清润化解汤治疗间质性肺炎35例．中国中医急症．2006，15（2）：199‐200

王宝恩　泻下通腑治肺炎

王宝恩，男，河北昌黎县人。著名的内科学专家，师从郁需龄，任中华医学会名誉理事、中华肝病名誉主委、中国中西医结合学会常务理事、肝病学会名誉主委、急救医学会副主委、国际肝病学会会员。主编《现代肝脏病学》《肝胆疾病的命名与规范、诊断要点及预后》《肝脏病学新进展·基础与临床》《肝脏病学进展》《内科感染性疾病的中西医结合治疗》。

王氏认为肺炎中医清热解毒作用慢，比不上抗生素。但中医有中医的优势。中医可通过大剂量大黄泻热，减少血液毒素，从而达到降温的目的。所创的"泻热汤"为医院重症病房的常备药。

【验案】　耿某，男，88岁。2005年5月19日初诊。患者10天前受凉后出现喘憋，就诊于当地医院无好转，来我院急诊。现症见：喘憋，伴咳嗽，咳少量白色黏痰，自感有痰不易咳出，偶有头晕，头痛，无心慌，无发热，夜间不能平卧，舌红，苔黄，脉弦数。胸片示：左侧肺炎，左侧胸腔积液。实验室检查：血常规：白细胞 $7.78\times10^9/L$，中性粒细胞 0.77，血小板 $306\times10^9/L$，Hgb $157.1g/L$；血生化：Na^+ $131.9mmol/L$，Cl^- $94mmol/L$，K^+ $5.3mmol/L$，Cr $1.1mg/dl$；血气分析：pH 7.465，PO_2 $94.9mmHg$，PCO_2 $30.9mmHg$，此为风热毒邪犯肺，热壅肺气，肺失清肃所致。治宜清热宣肺平喘。处方：败酱草30g，虎杖30g，蒲公英30g，半枝莲15g，川贝母10g，淡竹叶15g，熟大黄6g，桔梗10g，甘草6g，焦三仙各30g，服药5剂后，症状明显缓解，继续治疗以巩固疗效。

【按语】　患者舌红，苔黄，脉弦数为热毒之象，喘憋，伴咳嗽，咳少量白色黏痰提示病位在肺。病机为风热毒邪犯肺，热壅肺气，肺失清肃所致。以清热宣肺平喘为法，并配虎杖、熟大黄通便泻热，通过行大肠而达到降肺气的目的，这样一宣一降，收到明显疗效。

参考文献

贺兴东，翁维良，姚乃礼. 当代名老中医典型医案集·内科分册（上册）. 北京：人民卫生出版社，2009

田玉美　清气解毒法治病毒性肺炎

　　田玉美，男，湖北省仙桃市人，湖北省名中医。师从童万金、王国瑭，曾为《中华大辞典》编审、湖北省委保健委员会中医保健专家组成员。从医60余年，擅长内科常见病、多发病及其他各科疑难杂症，尤其是乳腺肿瘤妇科疾病的诊断与治疗。

　　田氏认为病毒性肺炎属中医喘嗽范畴，病因主要是正虚与邪实两个方面。初起在肺卫，证见风寒闭肺、风热闭肺或暑湿闭肺。继而外邪入里，证见外寒里热，痰热壅肺，热毒炽盛，甚者热毒内陷或心阳虚衰。本病后期主要表现气阴耗伤，证见阴虚肺热，或肺脾气虚等。气分热盛为本病的病机关键治疗以清气解毒为基本原则。

　　此法适用于病邪直入气分或新感引动肺经伏热，初起即见气分症状，表现出高热，少汗，烦渴，面赤，咳吐黄痰，喘促气粗等。气分热盛既可是痰热壅肺证，亦可见热郁少阳证、阳明腑实证，还可见痰热结胸证，痰热血瘀证等。治以清气解毒，以金银花、连翘、黄芩、芦根、败酱草、全瓜蒌、川贝母、杏仁、甘草为基本方。若新感风寒引动肺经伏热者加麻黄、石膏，取麻杏石甘汤外解风寒内清里热；若痰热结胸者加黄连、半夏与全瓜蒌配伍为小陷胸汤，以清热化痰，宽胸散结；痰热血瘀出现舌暗、舌下脉迂曲、两颊口唇暗红、指端青紫时加赤芍、川芎、没药，以活血祛瘀；如热在少阳改用蒿芩清胆汤加减；若热在阳明出现腑实之证急投大承气汤以除肠而泻肺热。

　　【验案】董某，男，35岁。患者于1997年2月初突然起病，发热、咽痛、咳嗽、胸闷1个月入院。入院时体温37℃～39.5℃。每晚开始发热，夜间汗出，凌晨热退，伴咽痛，咳嗽少痰，胸闷，头痛，便稀，舌红，苔黄厚，脉弦数。西医查血常规正常，全胸片示右下纹理增粗，右下小片点状阴影，胸部CT与胸片结果大致相同，纤支镜未见明显异常，连续5次痰培养未见

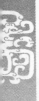
细菌生长，亦未找到抗酸杆菌。经院外会诊多次，以抗感染、抗痨治疗 1 个月无效。拟诊断为病毒性肺炎，停用西药，请田老诊治。田老认为热在气分，湿热邪犯少阳。治以清气解毒为主。因兼有湿邪，故治用清化透邪的蒿芩清胆汤化裁。药用：青蒿、黄芩、枳实、茯苓、全瓜蒌、杏仁各 15g，法半夏、陈皮、竹茹、川贝母各 10g，金银花 30g，连翘 20g，2 剂，分 4 次温服。两天后体温开始下降，守上方加藿香 10g，赤芍 15g，每天 1 剂，连服 4 剂，热退病减。继用方加减 6 剂后，患者痊愈出院。

　　【按语】　患者诊断为病毒性肺炎，证见发热，夜间汗出，凌晨热退，伴咽痛，咳嗽少痰，胸闷，头痛，便稀，舌红，苔黄厚，脉弦数。热在气分，湿热邪犯少阳。治以清气解毒为主。兼有湿邪，故治用清化透邪的蒿芩清胆汤化裁。

参考文献

刘青，熊家平. 田玉美辨治病毒性肺炎经验. 湖北中医学院学报. 1999，1(3)：49

黄明志 理肺止咳散治小儿支原体肺炎

黄明志，男，全国名老中医。中医世家，曾任河南中医药儿科委员会主任委员。擅长小儿腹泻，发热，咳喘，积滞的中医治疗，应用自行配制的"暖脐粉"等外敷治疗小儿腹泻疗效甚佳。其研究的用于小儿外感高热的"退高热童乐浆"获河南省科研成果奖2项。

黄氏认为，小儿咳喘分为虚、实两大类。实证临床常分为外寒内饮证，痰热壅肺证，及痰食互结证等；虚喘主要表现为气虚精亏证。痰热壅肺，喜用定喘；寒痰伏肺，独善青龙；久喘难愈，益气填精；治肺未效，医胃收功。对小儿支原体肺炎采用宣肺化痰、止咳平喘，方用经验方理肺止咳散：炙麻黄、杏仁、桑白皮、陈皮、茯苓、桔梗、僵蚕、蝉蜕、细辛、五味子、款冬花、半夏等。共为细面，每次3g，1天3次，开水冲服。

【验案】 患儿，男，6岁，2001年10月8日初诊。患儿于1周前出现发热，咳嗽，经外院治疗无效，故来我院就诊。查血常规：白细胞$8.9×10^9$/L，中性粒细胞0.73，淋巴细胞0.27；胸部听诊未闻及干湿性啰音。胸片示：双肺纹理增粗紊乱，中内带可见散在的点片状阴影。支原体抗体阳性，诊断为支原体肺炎。予以静脉滴注阿奇霉素，口服理肺止咳散18g/次，每天3次。3天后，体温降咳嗽减，但仍有低热，阵咳，咽痒，有痰不易咳出，予以口服阿奇霉素及理肺止咳散继服3天，热净咳消。半个月后复查胸部X线：点片状阴影全部吸收，疾病痊愈。随诊半年无反复。

【按语】 患儿发热，咳嗽，咽痒而无相应的舌脉象，风热、风寒不明，主要表现为肺失肃降，风痰内蕴，故治以宣肺化痰、止咳平喘。方用经验方理肺止咳散，方中炙麻黄、杏仁、桑白皮、桔梗宣肺止咳，伏苓、陈皮、半夏健脾化痰，僵蚕、蝉蜕、细辛解痉止咳，五味子收敛肺气，款冬花清热解毒。配合支原体针对性强的抗生素阿奇霉素，疾病痊愈。

参考文献

邢新婵．中西医结合治疗小儿支原体肺炎 60 例．中医研究，2006，（5）：50－51

周仲瑛　肺炎治疗十一法

周仲瑛，男，江苏如东人，国医大师。师从周筱斋，曾任中华全国中医药学会理事、江苏省中医药学会副会长、江苏省中医药科学技术委员会副主任委员。擅长对中医内科的各种常见病，尤其是急难病症，如心、肺、脑血管病，肝胆、脾胃疾病，免疫性疾病及肿瘤等，创立了以脏腑为疾病系统分类的内科学总论，创建"中医内科急症学"分支学科。编写《中医内科学》等教材、专著 27 部。

　　周氏认为肺炎多属风温，应从卫、气、营、血辨证，但也有少部分病例，并不具备风温特征，在治疗时，必须针对病的个体特殊情况，才能发挥辨证施治的特长。

　　卫分证：风温初起，治疗风热在于"宣"、"透"。乘袭肺卫：治宜辛凉解表，疏风透热，轻宣肺气。轻者桑菊饮为主，较重者银翘散。由卫入气，卫气同病证，治当解表清里，宣肃肺气，麻杏石甘汤酌加辛散之品或用荷杏石甘汤（薄荷、杏仁、石膏、甘草）加味。

　　气分证：痰热壅肺治宜清热泻火，泻肺化痰。气分初热用麻杏石甘汤；气分大热选白虎汤；夹湿者选苍术白虎汤；痰热较甚配千金苇茎汤清化痰热；痰热结胸予小陷胸加枳实汤，以苦辛通降；若热郁少阳可用小柴胡汤、蒿芩清胆汤；少阳阳明同病则选柴胡白虎汤；邪热从肺传胃者，酌用凉膈散泄热通腑；肺热传至阳明而见腑实，通过泻下；痰热内蒙心包趋势者，急以三黄石膏汤宣表清里。

　　心营证：治以清营泄热，化痰开窍。热灼营阴用清营汤；若肺热发疹，银翘散去荆芥、豆豉，加牡丹皮、赤芍等药；邪入心包，酌选菖蒲郁金汤、万氏牛黄丸，病势重者用安宫牛黄丸、至宝丹。肺胃阴伤证用养阴清肺之法，方用沙参麦冬汤；气阴两伤者加太子参、五味子；胸痛配旋覆花、瓜蒌皮、橘络。

余热不清，络气不和宜用清化肃肺和络之法调治善后，药如杏仁、薏苡仁、冬瓜仁、郁金、南沙参、瓜蒌皮、竹茹、枇杷叶、丝瓜络等。邪恋正虚，清肺化痰养阴法适当配伍活血通络之品如桃仁、红花、郁金、旋覆花之类。

有部分肺炎病例不表现风温证候，临床上诊断有时感、咳喘、类疟。时感属风热者，与风温卫分证同；属风寒者，辛温解表法，方用荆防达表汤加减。

痰浊（热）壅肺的咳喘证，治予解表清里，宣肺化痰，方如华盖散、越婢加半夏汤、定喘汤。痰浊盛者合葶苈大枣泻肺汤、三子养亲汤。"类疟"病例实为少见，开达膜原，宣化痰浊。方用达原饮出入。

1. 气分证

【验案】 史某，男，39 岁，病程 5 天。始觉恶寒，身热，无汗，继则寒罢，身热有汗不解，入暮因热盛而见谵语，咳嗽，咯痰黏黄欠爽，夹有铁锈色，呼吸不利，稍有气急，左胸疼痛，咳则尤甚，左唇角簇生疱疹，头疼身楚，大便每天 2 行，质稍溏，色褐，小溲色黄，舌苔中后部黄腻，质较红，脉滑数。检查：体温 38.5℃，急性病容，呼吸急促，胸部左下叩诊音浊，语颤增强，听诊呼吸音低。胸片示左肺中下部见有一片浓密暗影，左肋膈角消失。诊断为左肺部炎症。血白细胞计数 12.8×10^9/L，中性粒细胞 0.92，淋巴细胞 0.08。痰培养 3 次均为甲型溶血性链球菌。辨证施治：时值春令温暖多风之季，风热犯肺，肺气郁闭，宣降失常，热蒸液聚为痰，痰热壅阻，肺络为伤，且有热传心包趋势，治予辛凉重剂，清热宣肺化痰。麻杏石甘汤加味，处方：水炙麻黄、甘草各 3g，光杏仁、连翘、黑栀子、瓜蒌皮各9g，鱼腥草 18g，生石膏、鲜芦根各 30g，日服 2 帖。药后汗出量多，经 6 小时后身热降至正常。查白细胞及分类已趋正常，继因咳嗽、痰黏色黄夹有血色，胸痛，汗多，表现痰热壅肺之候，转用清肺化痰法，上方去麻黄、连翘、瓜蒌皮，加广郁金、知母、炒黄芩各 6g，炙桑白皮、金银花各 9g，白茅根 15g，连服 3天，咳轻，痰转黏白，痰血消失，胸痛缓解，仅有闷感，苔腻亦化，续以止咳化痰和络之品调治善后。经治 5 天，胸片复查，左肺下部炎症已完全吸收。

【按语】 患者身热有汗不解，谵语，小溲色黄，舌苔中后部黄腻，质较红，脉滑数为气分证，谵语提示有热传心包趋势，邪热壅肺，灼津为痰，以致肺气郁闭，肃降无权，热伤肺络故见咳嗽，咯痰，夹有铁锈色，气急，胸痛，舌苔中后部黄腻，质较红，脉滑数。治以清热泻火，泻肺化痰。药用麻杏石甘汤宣肺平喘，连翘、黑栀子、鱼腥草清热解毒，瓜蒌皮、鲜芦根清肺化痰，阻断病势发展。

2. 气营同病

【验案】 张某，男，24 岁。月初因感寒而致恶寒发热，经投辛凉解表剂汗出热不衰，乃住院治疗。证见壮热有汗不解，不恶寒，咳嗽气急，胸闷，右胸作痛，痰多色白质黏起沫，面赤心烦，口干苦，喜饮但饮水不多，入暮时有错语，溲黄，大便近数日下稀水，色深黄气臭，日 2 行，舌尖红、苔淡黄浊腻，脉浮滑数。检查：体温 40.5℃，脉搏 120 次/min，血压 90/60mmHg。胸片：右肺第 1～第 2 前肋间可见大片状密度增加阴影。血白细胞 11×10^9/L，中性粒细胞 0.85，淋巴细胞 0.15。痰培养：甲型溶血性链球菌 4 次，肺炎链球菌 1 次。辨证施治：温邪上受，风热夹痰浊痹阻于肺，邪恋气分，内传心包，热入营分，防其邪闭正脱。先予辛凉重剂清热宣肺，麻杏石甘汤加味，药后汗出蒸蒸，但夜间身热仍在 40℃～40.5℃，痰热郁阻肺气，翌晨取白虎合千金苇茎汤意，入晚身热持续，咳嗽痰黏，胸痛气粗，神识不爽，似清非清，言语应对异常，为痰热闭肺，内传心营，加宣表清里、透热转气之剂，三黄石膏汤增减，处方：炙麻黄 3g，杏仁 9g，石膏 60g，甘草 3g，黄连 3g，黄芩 6g，豆豉、栀子、连翘芯、天竺黄、郁金各 9g，胆南星 3g，另万氏牛黄丸 1 粒化服。第 3 天体温 39.6℃，神清，邪热从营转气，再投大剂清化痰热法，处方：葶苈子、全瓜蒌各 9g，川贝母 6g，天竺黄 9g，连翘 5g，金银花 30g，黄芩 9g，黄连 2g，郁金、桑白皮、栀子各 9g，鱼腥草、芦根各 30g。次晨热降至 38.6℃，气急得平、咳嗽亦减，原方去川贝母、桑白皮，加荸荠 7 枚，海蜇 60g，暮夜神情安静，胸痛得减，至第 5 天热平，即继而转予清宣泄化。

周仲瑛 肺炎治疗十一法

245

1 周后透视、胸片复查：右上肺部炎症吸收。

【按语】 患者为温邪上受，初因感寒而致恶寒发热，经投辛凉解表剂汗出热不衰，温邪上受入气，表现为气分证壮热有汗不解，不恶寒，面赤心烦，口干苦，舌尖红、苔淡黄，脉数；兼夹痰多色白质黏起沫痰浊，喜饮但饮水不多，大便近数日下稀水，色深黄气臭，苔浊腻，脉滑痰浊证；并由气入营表现入暮时有错语，故辨为风热夹痰浊痹阻于肺，邪恋气分，内传心包，热入营分。因痰热郁阻肺气，内传心包，需防其邪闭正脱。故投麻杏石甘汤加味清热宣肺，热重药轻，药后汗出热不退，为气分热盛，痰热郁阻肺气，白虎合千金苇茎汤清气分痰热，仍未见效且痰热闭肺，内传心营，痰热有内蒙心包趋势者，急以三黄石膏汤宣表清里，万氏牛黄丸清营泄热，化痰开窍，从而达到热减，神清。为邪热从营转气，再投大剂清化痰热之品。

3. 开达膜原，宣化痰浊法

此法适用于痰浊素盛，复感时邪，遂成湿热秽浊深伏少阳、膜原、锢结难解之证，开达膜原，宣化痰浊。方用达原饮出入。

（1）类疟证

【验案】 刘某，男，65 岁。嗜酒 20 余年，3 年前曾有一度头晕昏倒，此后时或有短时间的神情呆钝，不言不语。最近咳嗽 5～6 天，伴右侧胸胁疼痛，入院前 1 天突然恶寒发热，因热盛而一度神昏，曾去某医院就医，肌内注射青霉素治疗，今日仍然恶寒阵作，身热不衰，寒重热轻，无汗，头痛，间有微咳，无痰，呼吸气粗，右胸疼痛，胸闷，恶心，口中黏腻，不欲饮水，口喷秽气，大便少行，尿少色黄，面色潮红，舌苔厚白浊腻，脉浮滑带数。检查：体温 39.4℃，胸部透示右中大片状影，边缘模糊，右中水平叶间胸膜增厚，诊断为右下叶尖段炎性变，伴右下胸膜改变。白细胞计数 22.3×10^9/L，中性粒细胞 0.95，疟原虫（一）。辨证入院后先从风寒外束卫表，痰湿蕴阻肺胃论治，用麻黄汤、杏苏散、二陈平胃汤等加减，虽得畅汗而寒热不解，舌苔水滑白腻，第 4 天转从湿遏卫气，痰浊阻于上中二焦治疗，藿朴夏苓汤去猪苓、泽泻，加苏叶、佩兰、枳壳，再服 2 天，仍然寒热往来，起伏不定，改从邪伏少阳，湿浊内蕴治疗，用和解少阳，宣化湿浊法。柴平汤合不换金正气散加减，又服 2 天，寒热不罢，身热弛张，热低时仅 37.5℃左右，热高时在 39.6℃以上，热前先有恶寒，甚则寒战，继则热起发无定时，或 1 天两度发作，有汗不多，右胸闷痛，时或微咳，泛恶，口有热秽气，舌苔满布浊腻，脉弦滑数。复查白细胞计数 $14.8×10^9$/L，中性粒细胞 0.94，淋巴细胞 0.06，疟原虫（一）。再次分析病情，认为证属痰湿秽浊之邪，伏于少阳、膜原，乃系类疟之候，治以和解少阳，开达膜原，宣化痰浊，小柴胡汤合达原饮出入。炒常山、柴胡各 4.5g，炒草果、炒黄芩、陈皮各 6g，青蒿、炒苍术、法半夏、光杏仁、薏苡仁各 6g，生姜 2 片。日服 2 帖。另玉枢丹 0.6g，吞服。药入寒热不复再起，仅有微热不清，咳引右侧胸胁疼痛，翌日上方加炒白芥子 4.5g，再服 2 天，每天 1 剂，身热得平，但痰湿秽浊不化，胸闷苔厚，转予燥湿化痰，宣利肺胃，取二陈平胃汤去甘草，加杏仁、薏苡仁、白芥子、旋覆花等，连服 4 天后，胸闷胸痛、咳嗽基本消失，唯舌苔浊腻化而不净，可能与平素嗜酒，痰湿偏盛有关。胸透复查：右肺中部炎症已消散吸收，残留纤维条影，叶间胸膜增厚。治从原法出入调理 5～6 天而愈。

【按语】 患者嗜酒引起脾胃受损，痰湿内生，并有痰蒙脑窍表现史。受凉发病，先从风寒外束卫表，痰湿蕴阻肺胃论治，得汗而寒热不解，舌苔水滑白腻，水湿不去；从湿遏卫气，痰浊阻于上中二焦治疗，仿藿朴夏苓汤之意治疗后仍寒热往来；从邪伏少阳，湿浊内蕴治疗，用和解少阳，宣化湿浊法仍热起发无定时，泛恶，口有热秽气，舌苔满布浊腻，脉弦滑数湿热证。其因为痰浊素盛，复感时邪，湿热秽浊深伏少阳、膜原成锢结难解之证，故治以和解少阳，开达膜原，宣化痰浊，方用玉枢丹化痰开窍，辟秽解毒；小柴胡汤和解少阳，达原饮中草果苦温而燥，除伏邪盘踞，黄芩清燥热之余，达到开达膜原，秽浊之邪方化。

（2）结胸证

【验案】 张某，女，57 岁。病已 3 天，因沐浴乘凉，而致恶寒，头痛，继而发热，无汗，肌肤如灼，入夜热盛则神志欠清，微有咳嗽，咳痰色黄，量少不爽，昨起又增左胸疼痛，咳则引痛尤甚，胸闷脘痞，时时呕恶痰涎，口苦，渴欲凉饮而不多，大便质干量少，舌苔淡黄白腻，上有黏沫，质暗红，脉小滑数。检查：体温 39.4℃，脉搏 105 次/min，急性病容，胸部左下第 7～第 8 肋间叩诊音浊，语颤增强，呼吸音减弱。胸透：左下肺见大片状模糊阴影，边缘不清。诊断为肺部炎症，肺脓肿？查白细胞计数 $41.2×10^9$/L，中性粒细胞 0.90，淋巴细胞 0.10，痰培养 3 次均为非溶血性链球菌。辨证施治：入院头 2 天，以风暑夹湿袭表，邪犯肺卫治疗。用新加香薷饮、桑菊饮加减，不效。第 3 天身热 39.5℃，汗出不解，热势不扬，时有恶风，咳嗽不著，左胸疼痛，胸闷，心烦，泛恶，呕吐多量痰沫黏水，脘部痞塞胀满，按之作痛，大便先后 3 次，干溏相杂，舌苔淡黄黏腻，底白，质暗红，脉细滑。据症分析，是属病邪由卫入气，从上传中，热郁胸膈，痰热中阻，湿食互结，肺胃同病，病理重点在于胃腑，表现为结胸证候。治拟清宣郁热，化痰开结。取栀豉汤合小陷胸汤加味。淡豆豉 12g，姜黄连 2.4g，全瓜蒌 15g，川厚朴 3g，光杏仁、炒枳实、黑栀子、炒莱菔子各 9g，法半夏、广郁金、旋覆花（包煎）各 6g，橘皮、姜竹茹各 4.5g，日服 2 帖，汗出遍体，胸部闷痛得减，咳嗽咯痰亦爽，但仍呕恶白色痰涎，大便 4 次，干溏相杂，舌苔转为淡黄腻，翌日身热递降，午后正常，守原法续进，日服 2 帖，第 5 天胸痛消失，脘痞胀痛及呕恶均已，知饥思食，仅有微咳，痰白排出爽利，大便又行多量溏褐粪 4 次，苔腻化薄，原方去栀、豉，再服 2 天，诸症均平。查白细胞已趋正常。乃去莱菔子，加冬瓜子继进，巩固 3 天，胸透复查正常而出院。

【按语】 患者恶寒，头痛卫分证消失，表现气分证发热，无汗，肌肤如灼，入夜热盛，舌红；又有邪热犯胃，痰热中阻，湿食互结，肺胃同病表现胸闷脘痞，呕恶痰涎，口苦，渴欲凉饮，大便质干量少，舌苔淡黄白腻，上有黏沫，脉小滑数。其病机为病邪由卫入气，从上传中，热郁胸膈，肺胃同病，重在胃腑，表现为结胸证候。参照杂病的辨证方法，治以清宣郁热，化痰开结。取栀豉汤合小陷胸汤加味，身热始平。

（3）风寒证

【验案】 袁某，男，31 岁。春节旅途跋涉，当风冒寒，1 周前始恶寒，发热，无汗，咳逆痰少，不易咳出，咳甚则引起胸部作痛，且欲泛吐，咽痒，鼻塞，流清涕，头疼，全身骨节酸楚，口唇觉干，欲饮不多，舌苔白腻，脉紧而数，身热不退。检查：体温 39.3℃；胸片：左上肺内带有大片状阴影延及左侧肺门，诊断为左上肺部炎症。查白细胞总数 18.3×10^9/L，中性粒细胞 0.86；痰培养 2 次，均为肺炎链球菌。辨证风寒客于为表，肺气郁而不宣，治拟疏散风寒，宣肺化痰。仿荆防达表汤加减。豆豉 12g，法半夏、苏叶、光杏仁各 9g，炒枳壳、桔梗、陈皮、前胡、荆芥、防风各 4.5g，生姜 2 片。药入身得畅汗，汗罢，体温降至 37.5℃左右，鼻塞流涕亦已，唯仍咳嗽气急，舌苔白腻，表邪虽解，肺经痰浊不清。原方去荆、防、豆豉、苏叶、生姜，加薏苡仁、冬瓜子各 12g，茯苓 9g，每天 1 剂。3 天后低热已平，1 周后复查白细胞总数及分类正常。除偶有轻微咳嗽外，余无不适，共治疗 12 天痊愈出院。胸透复查，左上肺炎基本吸收。

【按语】 患者当风冒寒，有恶寒，发热，无汗，咽痒，鼻塞，流清涕，头疼，全身骨节酸楚，口唇觉干，欲饮不多，舌苔白腻，脉紧而数风寒表实证。辨为风寒客于为表，肺气郁而不宣，治拟辛温解表，宣肺化痰。荆防达表汤加减治疗，不但汗出热退表解，咳嗽气急，舌苔白腻，肺经痰浊不清故去辛温解表药加用薏苡仁、冬瓜子、茯苓以化痰祛湿。

（4）胸痹证

【验案】 田某，男，49 岁。有肝大及肺气肿病史，常感右侧胸胁胀痛。此次病起 1 周，恶寒，发热，汗少，日来热重寒轻，面部潮红，咳嗽，咯痰白沫量多，偶或混有紫暗血色，并曾咯吐紫色血块 3～4 口，胸部胀痛，右侧尤甚，口干欲温饮，大便 3 天未行，小便黄赤，舌苔淡黄底白浊腻，尖边质暗红，脉滑数。检查：体温 39.5℃，脉搏 118 次/min，左下肺叩诊音较浊，听诊呼吸音较低，未闻及湿性啰音。透视：左下肺可见片状模糊阴影，诊断为左下肺炎。白细胞总数 14.5×10^9/L，中性粒细胞

0.95。辨证施治：先从风温上受，邪犯肺卫施治，用辛凉解表，清宣肺气法，银翘散去荆芥、淡竹叶，加杏仁、浙贝母、栀子、黄芩、郁金、旋覆花等，连投2天，第2天午后体温高达40℃，症情不减，胸部痞闷疼痛殊甚。再度辨证分析，认为患者平素痰浊偏盛，胸阳不展，复加感受外邪，而致内外相因，肺气郁闭不宣，表现胸痹之候，治当解表宣肺，通阳泄浊，予葱豉汤合瓜蒌薤白半夏汤加味。豆豉、苏梗、杏仁、薏苡仁、薤白各9g，全瓜蒌、浙贝母各12g，法半夏、广郁金各6g，旋覆花6g（包煎），橘红、姜竹茹、炒枳壳、桔梗各4.5g，葱白3支。经加服上方1剂，肌肤得有微汗，身热递降，第3天上午热平，咳嗽胸痛均减，但仍有闷感，咯痰呈沫，色白夹黄，偶混暗红血色，腑气通行，脉亦转静。复查白细胞已达正常值，表证虽解，肺中痰浊内蕴不化，上方去豆豉、薏苡仁、葱白，加厚朴3g，日服1剂，至第9天透视复查，除两下肺纹理增加及肺气肿外余正常，原左下片状阴影已吸收。

【按语】 患者表现恶寒，发热，日来热重寒轻，汗少易误认风温卫分证，面部潮红、高热、口干、便结，小便黄赤，苔黄，舌红，脉滑数亦可易误认气分证。忽视咯痰白沫量多，口干欲温饮，黄底白浊腻，脉滑等痰浊证，结合肺气肿病史其病机为痰浊素盛，胸阳不展，感邪发病之后，痰浊与邪热交结胸中，可以形成痰热结胸，表现胸痹之候。治当解表宣肺，通阳泄浊，予葱豉汤合瓜蒌薤白半夏汤加味而取效。本案已不属风温的一般规律和常用治法，必须参照伤寒、杂病的辨证方法融汇变通。

参考文献

周仲瑛. 中医临床家·周仲瑛. 北京：中国中医药出版社，2004

王智贤 治小儿肺炎三法

王智贤，男，山西省方山县人。曾任山西省中医学会理事、吕梁地区中医学会副理事长。注重疏肝解郁、活血化瘀，擅长中医内科、妇科等疑难病症。著有《三十种病治验录》《舌面青紫点（斑）的研究》等。

王氏认为小儿肺炎属中医"温病"范畴，病的过程中可出现卫、气、营、血方面的一些证候。小儿肺炎的临床表现复杂而快速，主要表现为发热，痰、咳、喘；脉象多浮而滑数；病在初期，舌质红，苔薄白或黄燥，病情加重时，舌质红绛，苔黄或焦黑，亦可出现青紫舌或舌质紫绛；指纹与青紫与病情轻重有关，唇甲或指纹青紫，射关透甲均病情危重；神志以烦躁、嗜睡多见；并发症可出现肺痈、痰饮、心阳虚衰。临床常用表里同治法、清热解毒法、养阴益气法。同时注意中西结合治疗，伴发病的治疗，慎用补药与香燥药，注意选择养阴益气药的时机与用药剂量。

1. 温邪犯肺，卫气郁闭证

【验案】 秦某某，女，2周岁。因发热咳嗽，抽风不止，于1995年4月1日就诊。查患儿面赤身热（体温39℃），呼吸急促（42次/min），舌红有黄苔，指纹深红，粗而直，近抵命关。前囟未闭约2cm×2cm，尚不能行走，有8颗牙齿。听诊两肺布满水泡音。血液白细胞$14.2×10^9$/L，中性粒细胞0.88，淋巴细胞0.12，X线检查两肺有片状模糊阴影，以右侧为重。曾用青霉素、链霉素见效不著。此系温邪犯肺，卫气郁闭之症。治宜表里同治，息风止喘。处方：麻黄3g；杏仁4g；甘草3g；葛根6g；石膏15g；知母6g；蝉蜕5g；黄芩5g；桔梗4g；桑白皮4g；连翘6g；钩藤6g；僵蚕6g；鱼腥草8g；十宣点刺放血。服药2剂后，热度稍降（体温38℃），抽风停止，精神安稳，喘促转轻

（呼吸 40 次/min），脉仍浮数（已减为 98 次/min），舌仍红，有少许白苔，指纹色红，但较前细淡。听诊两肺仍有水泡音。前方得效，暂不作更。再服 3 剂后，身热已退（37℃）。化验检查血常规正常，咳喘大减，精神委顿，唇干，舌红，脉细数。病情稳定，尚有热后伤阴之伏。处方：西洋参 3g，麦冬 5g，五味子 3g，沙参 5g，枇杷叶 5g，连翘 6g，天冬 6g，山楂 5g。续服 4 剂，隔日 1 剂，并建议加强营养，服用维生素 AD 丸。

【按语】 患儿发热、咳嗽、抽风气促，舌红苔黄，指纹深红、粗而直，近抵命关，病情重，为温邪犯肺，卫气郁闭之症且有风动之象。治以表里同治，熄风止喘。方用麻杏石甘汤加减，方中麻黄宣肺平喘；石膏辛可解肌，甘可除热，寒可泻火；杏仁平喘止咳，祛痰利肺；黄芩清肺经热邪；蝉蜕清热宣透，止咳解痉；桔梗开宣肺气，止咳祛痰，排脓清热；桑白皮清热祛痰，清利肺中水气；大青叶、鱼腥草清热解毒；钩藤、僵蚕熄风止痉，后以益气养阴收功。

2. 温邪入营，肝风内动证

【验案】 吕某某，男，3 周岁。因高热咳喘，抽风不止入院治疗。查：昏睡不醒，抽搐频发，体温 40℃，呼吸 60 次/min，脉搏 130 次/min，两肺布满水泡音，口唇青紫。形体虚弱，营养不良，有鸡胸、串珠肋。白细胞 $22 \times 10^9/L$，中性粒细胞 0.94，淋巴细胞 0.06。X 线检查：两肺有片状不清之阴影。诊断为重症小儿肺炎，并发心力衰竭。曾用青霉素、链霉素、强心剂及吸氧等治疗。会诊时患儿高热无汗，呼吸急促，神昏不醒，抽风时发，唇甲青紫，舌绛红，无苔，指纹深红，弯曲而粗，已出命关，尚未透甲。此乃温邪入营，肝风内动之证，应清热解毒，解惊熄风。处方：金银花 8g，连翘 8g，黄芩 8g，干地黄 8g，石膏 20g，知母 6g，蝉蜕 6g，大青叶 8g，麦冬 3g，地龙 5g，僵蚕 5g，鱼腥草 8g，钩藤 8g，浙贝母 6g，葶苈子 3g，西洋参 3g，五味子 3g。服药 2 剂后，仍高热昏睡，但体温已降至 39℃，抽风有减，喘促转轻。呼吸减慢至每分钟 50 余次，脉仍浮数，但每分钟减至 110 次，舌仍红绛，稍有润泽。指纹尚粗且色红，但由转直退至命关以内。病势有退，但毒邪尚重，原方不动，加入人造牛黄 2g，再进 2 剂后，神清惊止，咳嗽大减，呼吸每分钟 30 次，体温已降至 37℃，脉细而数（98 次/min），舌红少津，指纹细而淡红，精神不振，形体瘦弱，一派气阴不足之象。处方：西洋参 5g，麦冬 5g，五味子 5g，连翘 6g，百合 5g，玉竹 5g，沙参 6g，枇杷叶 5g，甘草 3g，生地黄 6g。并建议加强营养，服用维生素 AD 丸。再服 2 剂后，病势已去，精神振作，只是微有咳嗽，两肺底有少许小水泡音，经久不消，嘱其在两下背部拔火罐 3～5 次，5 天后消失，咳嗽停止。

【按语】 患儿发热、气促、神昏、抽风、唇甲青紫，舌绛红，无苔，指纹深红，弯曲而粗，已出命关，尚未透甲。为温邪入营，肝风内动之证，应清热解毒，解惊熄风。方用白虎汤、银翘散合生脉饮加用蝉蜕、地龙、僵蚕、钩藤平肝熄风解痉。

3. 气阴两虚证

【验案】 杨某某，男，4 岁。因低热不退，干咳不止，精神不振就诊。患儿于 20 天前因患肺炎住院，治疗好转后出院，但咳嗽一直不止，常有低热，午后为重。精神不振，饮食不进，索水至前又不欲饮。体瘦肤干，精神委顿，咳声低微，脉细数无力，舌红无苔。此系久热不退，烁煎肺阴，渐至正气被耗，法宜气阴双补，固金止咳。处方：西洋参 5g，黄芪 8g，百合 5g，五味子 6g，炒山药 8g，沙参 5g，山楂 10g，枇杷叶 5g，干地黄 5g，麦冬 5g，甘草 2g，知母 3g，玄参 5g。服药 4 剂，隔日 1 剂后，因经济情况，再未就诊，2 个月后路遇家属，言及病儿已愈。

【按语】 患儿为小儿肺炎后期，表现体瘦肤干，精神委顿，咳声低微，脉细数无力，舌红无苔气阴两虚之证。为余热尚存或热邪久羁，灼伤肺阴，或素体虚弱，正气被耗者。治以养阴益气，生津敛肺，止咳化痰，健脾化痰，方用生脉饮加减。

参考文献

王智贤. 王智贤老中医六十年杂病治验实录. 山西：山西科学技术出版社，2007

王智贤 治小儿肺炎三法

叶景华　肺炎之治，重在清通并用

叶景华，男，上海市人，上海市名中医。师从名医丁济万，曾任上海市中医药学会常务理事、上海市中医肾病专业委员会主任委员、全国中医肾病专业委员会委员。擅长于对外感热病和内伤伤寒杂证的治疗。著有《叶景华医技精选》。

叶氏提出临床辨证论治五要：一要局部和整体结合；二要注意病变的阶段性；三要在共性中找出个性；四要抓住主证；五要分清主次，把握虚实先后。治疗肺炎须清通并举。

1. 风温犯肺，热传大肠证

【验案】　陆某，男性，25岁，农民。因恶寒、发热3天，咳嗽、胸痛1天，于1979年9月25日住院，入院前3天起，恶寒发热，鼻塞，头痛。2天后咳嗽时左侧胸痛，口渴喜冷饮，纳呆，大便秘结，4天未解，舌苔薄黄，脉滑数。辨证：风温之邪犯肺，肺热传于大肠。治法：清解通腑。方药：金银花30g，鱼腥草30g，鸭跖草30g，野荞麦根60g，黄芩15g，细柴胡9g，广郁金9g，生大黄9g（后下），1天服药2剂。另用黄连5g，研末装胶囊，分3次吞服，并用黄芩苷30mL加入5％葡萄糖注射液中静脉滴注。服药第2天大便解，热退至37.9℃，停用黄芩苷滴注，前方去生大黄，加连翘15g，甘草5g，第3天热退至36.9℃，咳嗽咯铁锈色痰，胸痛减轻，舌苔薄黄质红。邪热未清，再以前方去细柴胡，改每天1剂，连服3天，咳嗽少，胸痛减轻，肺部体征消失，纳增，胸部X线复查，肺部炎症已基本消散，于10月5日病愈出院。

【按语】　患者为风温在卫表，见恶寒发热，鼻塞，头痛；风温犯肺见咳嗽、胸痛、口渴喜冷饮；便秘为肺热下移大肠；舌苔薄黄，脉滑数为痰热壅盛之象。辨为风温之邪犯肺，肺热传于大肠。治以清通，清肺热，通肠腑。方中金银花、鱼腥草、鸭跖草、野荞麦根、黄连、黄芩清热；柴胡药性平和，疏泄腠理，伍金银花清热透邪；广郁金行气开郁，生大黄通腑泻热。清通并举，药后腑气即通，热即下降，故与泻下之大黄，加连翘、甘草以加重清解之力。

2. 浊痰蕴阻，肺失肃降证

【验案】 陈某，男性，2岁。因发热、咳嗽、哮吼，于1964年10月23日住院。入院后诊断为肺炎，用抗生素、激素治疗，发热已退咳嗽亦减，但仍哮吼，于11月6日住院用中医诊治。低热37.8℃，咳嗽不甚但哮吼，喉中痰鸣如曳锯，舌苔薄腻尖红，脉数。治以肃肺涤痰，方药：蜜炙麻黄2g，射干5g，甜葶苈子9g，前胡6g，杏仁3g，象贝母9g，桔梗5g，另肺风药5g，分2次蜜调服。药后呕吐出不少黏痰，大便2次，色褐，哮吼明显减轻，喉中痰亦少，身热退，纳佳，一般情况好。连服3天，哮吼除，病愈出院。

【按语】 患儿有低热，舌尖红，脉数之余热未清症状，有咳嗽，喉中痰鸣如曳锯，舌苔腻之痰浊内蕴症状，咳嗽，喉中痰鸣为肺失宣降所致。治当肃肺涤痰，方用射干麻黄汤加减，蜜炙麻黄宣肺止咳；射干、葶苈子、前胡、杏仁、象贝母、桔梗清宣肺气，化痰止咳；另服肺风药，其中主药为黑白丑及大黄清热涤痰。诸药合用具镯化痰浊，清肃肺气功效。药后余热清，痰浊化，故热退，哮吼平。

3. 阴虚发热证

【验案1】 陶某，女性，78岁，农民。因发热咳嗽3天，于1973年12月20日住院。咳嗽左侧胸痛，痰不多，并有心律失常。胸透示左上肺片状模糊阴影。诊断为肺炎、冠心病。住院后用抗生素、激素治疗2周，低热不退，乃以中医药治疗。体温38℃，咳不甚，痰少，纳呆，舌光红，脉细，大小便尚可。胸透复查，左上肺炎仍存在。血白细胞$7.6×10^9$/L。治以滋阴退热。方药：清骨散加减，北沙参12g，地骨皮15g，银柴胡10g，炙鳖甲30g，青蒿15g，白薇15g，牡丹皮10g，冬瓜仁30g，野荞麦根30g，白花蛇舌草30g，胡黄连3g，服药1周，低热渐退，咳少，脉不匀。前方加丹参 15g，全瓜蒌 15g，又服药 2 天，热退，舌尚光红，脉细不匀，胸透示肺部炎症渐消散。患者出院，原方带回 4 剂。

【验案 2】 患者，女性，70 岁，农民。因发热、咳嗽、咽痛 4 天而住院治疗。胸部 X 线透视为右上肺大叶性肺炎。入院后经青霉素等治疗后情况好转，肺部炎性病变渐消散。但低热不退，每天在 38℃ 左右，加庆大霉素、链霉素等治疗，低热仍不退，乃请中医诊治。症见：低热盗汗已 3 周，口干引饮，咳痰不多，右侧胸部隐痛，舌光红，脉细，大小便如常。治以滋阴清热。处方：北沙参 12g，麦冬 9g，炙鳖甲 15g，地骨皮 12g，甘草 4g，银柴胡 6g，青蒿 5g，白薇 15g，桑白皮 12g，桃仁 9g，服药 4 剂，低热渐退。又服 2 剂，热退，口干减，咳少，胸痛消失。舌光红较淡，原方加太子参 12g，继续调理 1 周而出院。

【按语】 以上两案患者皆为年高，低热，咳不甚，痰少，舌光红，脉细，具有阴虚发热特点，辨为阴虚发热证。这是共性，故均法以滋阴清热，方用清骨散加减。案 1 中左上肺炎仍存在，故用冬瓜仁、野荞麦根、白花蛇舌草、胡黄连加强清热解毒，化痰祛湿。其冠心病心律失常，为血脉不畅，故加丹参养血活血，全瓜蒌宽胸理气。案 2 中阴虚盗汗明显，胸痛明显为肺气不利，血行不畅，故加桃仁活血化瘀止痛，麦冬、太子参益气养阴。两者服药后阴液得养，虚热得清，故很快痊愈。

参考文献

滕久祥，贺泽龙. 中医临床案例教学系列丛书·名家医案·妙方解析·呼吸病. 北京：人民军医出版社，2007

张代钊　清热解毒、健脾润肺治放疗性肺炎

张代钊，男，四川自贡市人，中西医结合治疗肿瘤的专家。师从段馥亭，曾任中国中西医结合学会理事及肿瘤专业委员会副主任委员、中国癌症研究基金会常务理事兼中医药肿瘤专业委员会主任委员、中国抗癌协会传统医学委员会副主任委员。擅长中西结合治疗肺癌、肠癌、卵巢癌、肝癌及良性肿瘤等。著有《中西医结合治疗癌症》。

肿瘤在放疗过程中，易出现放射性肺炎。张氏认为恶性肿瘤本多属热毒内盛，加之放射线亦属火毒，两热结合，日久损伤肺阴，脾胃受损，正气虚惫，气血凝滞，津液耗伤，治疗以清热解毒，养阴清肺，健脾和胃，佐以活血化瘀。

【验案】　甄某，女，48岁。主诉：右乳腺癌术后第2次放疗，剧烈咳嗽两月余。患者于1977年8月发现右乳房上方生一肿物，约有2cm×3cm大小，疑为乳癌，于同年9月初赴某医院就诊。9月21日经该院行右乳腺癌根治术，术后病理诊断为"右乳腺腺癌，右腋下淋巴结转移5/8"。术后18天起在该医院行放射治疗，总放射量：右锁骨处 D_T 40Gy，胸骨处 D_T 40Gy，右腋下 D_T 58Gy。放疗结束后曾先后进行了4个疗程的化疗，如环磷酰胺、氨甲蝶呤等药，于1981年1月9日结束。但至1981年1月12日患者无意中发现右胸骨旁第3～第4肋间有一直径0.5cm大小的结节，经手术病理切片诊断为右乳腺腺癌局部复发，1月20日又发现右锁骨上有一蚕豆大小之肿大淋巴结，质硬，不活动，右锁骨上淋巴结转移。故于1月28日开始在该院行第2次放疗，于右锁骨上野照射 D_T 60Gy，胸骨处 D_T 55Gy，胸骨旁两肺野各照射了 D_T 40Gy，放疗至3月17日结束。患者至3月中旬放疗结束后即开始出现剧烈咳嗽，干咳痰少，低热乏力，气短胸闷，至5月初咳嗽加剧，痰少色黄黏稠，口干咽

燥，低热烦热，当即赴该院行肺部 X 线片检查，诊断为双肺放射性肺炎，以右侧为重。此后曾予青霉素、红霉素等各类抗生素治疗及激素治疗，诸症未减，治疗无效，经该院放射治疗科经治医生介绍，该患者于 1981 年 5 月 25 日来我院门诊治疗。患者剧咳不止，干咳痰少色黄，上楼时气喘胸闷，心慌气短，发热（T 38℃～38.5℃），右胸痛，口干咽燥，多汗，纳差。体查：放疗野皮肤干燥脱屑无弹性，色素沉着，右乳缺如，右肺可闻及明显干啰音，肺底少量小水泡音，左肺也可闻及干啰音，两肺呼吸音均粗。理化检查：胸片提示双肺放射性肺炎，右肺为重；ESR 74mm/h，白细胞 $8.8×10^9$/L，N 0.78。舌质红绛而燥，苔黄微腻，脉细数。证属放疗后热毒炽盛，日久烧灼肺胃之阴。治宜清热解毒，养阴润肺，兼顾脾胃，佐以活血止痛。处方：金银花 30g，黄连 6g，沙参 30g，麦冬 12g，芦根 30g，枇杷叶 30g，橘皮 10g，百合 12g，生薏苡仁 30g（包煎），焦三仙各 9g，生甘草 6g，三七粉 3g（另包冲服）。服药 14 剂后，热退、剧咳、气短、胸闷诸症明显减轻，食欲渐有好转，唯大便稍干，苔薄黄、舌质红，脉细数。处方：原方加全瓜蒌 30g，继服 14 剂后，另服养阴清肺膏每天早晚各服 1 匙（10～15mL）。6 月 22 日继续复诊，以上症情进一步减轻，肺部听诊湿啰音消失，干啰音减少，ESR 23mm/h，在原医院复查胸片，肺部放射性肺炎病灶已基本消失，诸症均明显好转，偶有咳嗽，轻度口干，舌偏红苔薄黄，脉细数。又继续巩固疗效，服上方数剂。

【按语】 患者表现干咳痰少色黄，气喘胸闷，心慌气短，发热，胸痛，口干咽燥，多汗，纳差，肺阴亏虚，痰热互结症状。其病机为用放射疗法后，造成热毒内蕴，炼液成痰，肺失宣肃，脾胃受损。治当清热解毒，养阴润肺，兼顾脾胃，佐以活血止痛。方中用金银花、黄连清热解毒；沙参、麦冬、芦根、百合养阴清热，润肺止咳；枇杷叶清肺化痰止咳；橘皮、薏苡仁、焦三仙、生甘草健脾和胃；三七粉活血化瘀止痛。

参考文献

田元祥，赵建新，杨倩，等. 内科疾病名家验案评析. 北京：中国中医药出版社，2000

姚晶莹　拔火罐疗法促进小儿肺炎啰音消失

姚晶莹，女，辽宁中医学院附属医院主任医师、我国著名的中西医结合儿科专家。从医50余年，专攻小儿内科，孜孜以求，锲而不舍，擅长用中西医两法诊治儿科诸疾，誉满辽沈，福及子孙。临证用药灵活，富于创新，强调中医治病整体观念，对儿科呼吸道疾病以养阴扶正为要义，对奇难怪证多从痰瘀湿论治，屡收卓效。

姚老运用拔火罐疗法促进小儿肺炎啰音消失疗效确切，现将其经验介绍如下。

1. 肺炎患儿肺部啰音产生机制

现代医学认为，病原体侵袭下呼吸道后，孳生繁殖，引起肺泡毛细血管充血、水肿，肺泡内纤维蛋白渗出及细胞侵润。当吸气时气体通过呼吸道内的分泌物，形成的水泡破裂音；或由于小支气管壁因分泌物黏着而陷闭，当吸气时突然张开重新充气所产生的爆破音，即为听诊时的肺部啰音。小儿肺泡数量少且面积小，弹力纤维发育较差，血管丰富，易于感染，且感染时易致豁液阻塞。如感染控制不良、合并其他疾病等可致肺部啰音消失欠佳。

中医认为小儿肺炎为邪气闭阻于肺络所致。肺主气，司呼吸，肺失宣肃，则水液输化无权，凝而生痰，痰阻肺络，则肺气上逆，发为咳喘，喉中痰鸣。小儿"脾常不足"，脾失健运，则痰浊内生，外邪入里化热，痰热互结，雍于气道，则喉间痰鸣辘辘有声。因此肺部啰音的产生及迁延不愈，与肺主通调水道或（和）脾失健运功能尚未恢复密切相关。

2. 拔火罐疗法促进肺炎啰音消失的理论依据

拔火罐疗法是一种以经络循行及穴位为理论基础的中医外治

法，通过机械刺激和温热作用，促使作用部位血管扩张充血，血液供应增加，增强深层细胞的活力，增强血管壁的通透性及细胞的吞噬能力，从而促进肺内渗出物的吸收；促使汗腺和皮脂腺功能增强，改善局部皮肤组织的气体交换，致使体内新陈代谢加快，通过排除体内的废物、毒素等物质来调节全身机体状态。中医认为其具有活血化瘀，疏通经络，调整气血，平衡阴阳，抵抗外邪，保卫机体，协助诊断等作用。

经络是人体通内达外的一个联络系统，通过将气血营养输布至全身各脏腑组织器官来抗御病邪；在生理功能失调时，又是将病邪由表入里的传入途径。因此，腧穴不仅是治疗疾病的最佳刺激点，同时也是疾病发生的病理反映点。因此，拔火罐疗法不仅可以通过刺激腧穴，通过经络系统以调整机体脏腑阴阳，疏通气血，从而达到治疗疾病的目的，还能使局部组织新陈代谢加快，促进肺内炎症的吸收。

3. 拔火罐疗法的操作方法

辨证取穴：姚老拔火罐疗法选取基础穴有定喘、膏肓、肺俞及脾俞。局部取穴用合适大小的罐拔在肺部听诊啰音、痰鸣音密集处，临床肺炎患儿难易吸收的肺部啰音多位于两肺底部，故大多选取肺底穴。

具体操作：患儿取仰卧位或坐位，暴露背部，保持两肩胛部平坦，选择适合患儿背部大小的玻璃罐，采用闪火法。起罐时，一般先用右手夹住火罐，另一手拇指或示指从罐口旁边按压一下，使气体进入罐内，即可取下，取下后，对拔罐处瘀血较重的行适当按摩。或采用真空罐，将负压枪口轻轻套住罐具顶部活塞后，垂直快速提拉数次，至拔罐内皮肤隆起，患儿可耐受为度。罐具吸附于体表之后，将负压口左右轻轻旋动向后退下，轻按一下罐具活塞以防漏气，治疗结束时提一下活塞即可。3～7岁患儿拔罐时间为5～10分钟，7岁以上患儿拔罐时间为10～15分钟，可以视患儿皮肤而定，每天1次，疗程3～7天。

体会：肺炎是儿科常见的呼吸系统疾病，其外因主要责之于感受风邪，或由其他疾病传变而来；内因主要责之于小儿脏腑娇嫩，形气未充，卫外不固。姚老认为小儿肺炎的病机初期为外邪侵袭，肺气不利，无力输布水湿而出现湿锣音；肺炎实热症阶段由于邪热互结或痰痕互结，闭阻于气道而致肺部湿啰音密集；恢复期由于邪热渐退，余邪未尽，患儿肺气阴耗伤，肺主水功能仍未恢复而出现肺气阴虚症状与肺部湿啰音并见。

拔火罐疗法直接作用在背部特定穴位，具有温经通络，行气活血，恢复肺气宣发肃降功能，使脾健痰消，络通气顺，咳喘自平。姚老治疗小儿肺炎所选主穴为定喘、膏肓、肺俞、脾俞及啰音密集部位。定喘穴为经外奇穴，有止咳平喘的作用。肺俞、脾俞为肺、脾之背俞穴，可以治疗本脏本经的疾患。膏肓在第4～第5胸椎间旁开3寸处，属足太阳膀胱经，可治"上气咳逆，痰火发狂"。元朱丹溪云："善治痰饮者必先治气，气顺则一身之津液亦随气而顺，肺气顺，水自行。"这4个腧穴均在背部，为五脏六腑经气直接输注之处，可以直接通过调理脏腑阴阳达到补益肺气，宣肺平喘，健脾化湿之功。此外，根据中医五行相生规律的治疗原则，"虚则补其母"，"母能令子实"，补益母脏以促进子脏正气恢复。脾为肺之母脏，在脾俞拔火罐对肺部炎症的吸收亦有较大的辅助作用。局部取穴进行拔火罐，可令皮肤局部组织和皮肤深层组织血液循环增加，改善周围组织代谢，故可以有效促进肺部炎症吸收。

临床上，拔罐手法分为补法、泻法、平补平泻3种手法。姚老运用拔火罐治疗小儿肺炎主要以3个方面为补泻原则：一是吸拔力，较轻的为补，较重的为泻；二是吸拔的时间，尽量短者为补，尽可能长者为泻；三是操作力度，力量小、摆动幅度小的为补，力量大、摆动幅度大的为泻；平补平泻界定为介于补法与泻法之间者。对于病情轻、湿啰音较少的患儿一般采用补法、平补平泻法，对于病情较重，啰音较多、较密集的患儿多采用泻法。

现代医学认为，拔火罐治疗时罐内形成的负压具有以下作用：①使局部毛细血管充血甚至破裂，红细胞破裂，表皮出现溶血现象，随即产生组胺和类组胺的物质，随体液流入全身，以刺激各个器官，增强其功能，并能提高机体的免疫功能。②负压的刺激，能使局部血管扩张，使局部血液循环增加，加强其新陈代谢，改变局部组织营养状态，增强血管壁通透性及白细胞吞噬活动，同样能增强人体的免疫功能。③内压对局部皮肤的吸拔，能加速血液及淋巴液循环，促进胃肠蠕动功能以改善消化，加快肌肉和脏器的代谢产物的消除排泄。④拔罐产生的真空负压有一种较强的吸拔之力，其吸拔力作用在经络穴位上，可将毛孔吸开并使皮肤充血，使体内的病理产物从皮肤毛孔中吸出体外，从而使经络气血得以疏通，使脏腑功能得以调整，达到防治疾病的目的。而真空罐内的负压可调节，且负压大而持久；易于操作，无明火烫伤之虑；起罐容易、安全；经久耐用，不怕摔打；罐体质量较轻，携带方便。对于部分患儿啰音消失缓慢，迁延为慢性肺部炎症，甚至闭塞性支气管炎者，此法操作简单、痛苦小、作用直接、效果明显、且无不良反应，能减少抗生素对人体的损害，缩短病程，且易于被患儿所接受，值得推广。

参考文献

张亮，龙旭浩．姚晶莹教授拔火罐疗法促进小儿肺炎啰音消失的经验．中国中西医结合儿科学，2013.5：310-311

陆长清 治肺脾同病肺炎

陆长清，男，河北省抚宁县人，名老中医。曾任青海省中医院内科主任、儿科主任、副院长，青海省中医学会副会长兼秘书长。擅长内儿科，诊治脾胃病为其专长。多年专科研治慢性胃炎、肾病、癫痫、小儿泄泻、小儿夜啼等疾病具有显著疗效。

陆氏认为食积与小儿外感、咳嗽相关。小儿脾胃薄弱，如饮食不能自节，累进厚味，日久腻胃滞脾，形成食积，郁久化热，里热外蒸，腠理失于固密，而易感外邪；郁热灼津成痰或因食积损伤脾胃，痰浊内生，郁热痰浊上蒸于肺，阻塞气道，影响肺的宣肃功能而形成咳嗽。外感表现表寒里热型感冒或称夹食感冒，以解表清里，消食导滞法施治，方用柴葛解肌汤加消食导滞的枳实、槟榔治疗。咳嗽有虚实之分，实证兼有郁热伤津的表现，虚证兼脾胃并伤的表现，用抗生素及一般宣肺止咳药无效。治疗上应着重消积化滞兼以宣肺化痰止咳，主要以枳实、槟榔、焦山楂化积导滞，枇杷叶、瓜蒌清肺化痰，金银花、菊花清热透邪，脾肺气虚者去金银花、菊花，加玉屏风散以补益脾肺。

1. 痰热闭肺，肺脾同病证

【验案】 黄某，男，3岁6个月。2005年6月29日初诊。主诉：咳喘10余天。因受凉后，咳嗽气喘，喉间痰鸣，腹胀，腹泻，大便日4～5次，干呕不吐，纳差少食，嗜睡，在外院抗感染治疗1周，无明显效果。察其口唇发绀，双肺可闻及湿啰音，舌质淡红，苔薄黄，指纹青紫，诊其咳喘（小儿肺炎）。此为痰热闭肺，肺脾同病所致。治以祛痰平喘止咳，佐健脾利湿。方以麻黄汤合生脉饮、平胃散加减。处方：西洋参2g，麦冬3g，五味子5g，炙麻黄2g，杏仁2g，紫苏2g，荆芥2g，鱼腥草5g，五加皮3g，苍术5g，川厚朴2g，橘皮2g，甘草3g，黄芪10g。服药3剂后，咳喘减轻，仍腹泻，大便呈蛋花样稀水便，睡眠差，舌质淡红，苔薄白，指纹淡沉。考虑现为肺炎恢复期，治以健脾化湿为主法。处方：太子参 5g，麦冬 2g，五味子 5g，苍术 5g，炒白术 3g，猪苓 10g，山楂 15g，乌梅 5g，牡蛎 10g，龙骨 10g，橘红 2g，橘络 2g，车前子（另包）6g，继服 3 剂后，随访痊愈。

【按语】 患儿咳嗽气喘，喉间痰鸣等痰热闭肺表现，腹胀，腹泻，大便日 4～5 次，干呕不吐，纳差少食等脾虚湿停表现，辨为肺脾同病，痰热闭肺证。治以祛痰平喘止咳，佐健脾利湿。方以麻黄汤合生脉饮、平胃散加减。方中麻黄、杏仁宣通肺气；荆、苏宣肺散邪；鱼腥草清热化痰；平胃散健脾化湿；生脉饮、黄芪益气养阴，加强机体免疫功能，增加抗病能力。复诊咳喘减轻，腹泻依旧，故去麻、杏、荆、苏、鱼腥草之类宣肺散邪之药，加入利湿化痰、收敛固涩之品，3 剂毕其全功。

2. 痰热蕴肺，肺失宣肃证

【验案】 燕某，男，4 岁。2006 年 2 月 6 日初诊。主诉：咳嗽 1 周。患儿于 1 周前外感后出现发热、流涕、咳嗽、咳痰不利。在私人诊所静脉滴注抗生素 3 天，热退，咳未减；自服咳嗽药，效不佳。现咳嗽，咳痰不利，二便调，纳食可。查颌下淋巴结肿大，有压痛；左肺可闻及少量湿啰音。血常规正常。苔白，脉沉细。诊断为咳嗽（肺炎）。此为痰热蕴肺，肺失宣肃所致。治宜清肺止咳，方拟桑菊饮。处方：菊花 10g，桑叶 10g，鱼腥草 15g，黄芩 6g，金银花 10g，柴胡 6g，麻黄 5g，杏仁 6g，前胡 6g，白前 6g，葶苈子 3g，象贝母 3g，橘皮 3g，甘草 6g，服药 3 剂后，咳嗽减轻，现少痰，咳痰不利，颌下淋巴结肿大，压痛减轻，双肺（一），苔黄，脉沉细。继前法并祛痰止咳。处方：鱼腥草 15g，桑白皮 6g，大腹皮 6g，麻黄 5g，杏仁 6g，紫菀 6g，款冬花 6g，葶苈子 3g，枳壳 6g，枇杷叶 10g，橘皮 5g，甘草 6g，继服 4 剂后，诸症均解。

【按语】 患儿咳嗽，咳痰不利为主要临床表现，伴颌下淋巴结肿大，辨为痰热蕴肺，但外感咳嗽初期邪在表，故治以桑菊饮辛凉清宣以疏散外邪，鱼腥草、黄芩、葶苈子、象贝母清肺祛痰止咳，前胡、白前、橘皮祛痰止咳。

参考文献

贺兴东，翁维良，姚乃礼. 当代名老中医典型医案集·儿科分册. 北京：
人民卫生出版社，2009

王　烈　小儿肺炎止喘化痰八法

　　王烈，男，辽宁盖州人，全国名老中医。师从朱志龙，任中华中医药学会儿科分会名誉会长、中国中医药高等教育学会儿科分会名誉理事长，从事中医儿科医学教研临床60余年，擅长治疗小儿呼吸疾病。著有《婴童医论》《婴童肺论》《婴童病案》《婴童哮论》《婴童哮喘防治诠论》《婴童医鉴》《婴童翼集》。

　　王氏认为小儿肺炎的主证是喘，肺气为邪所闭而致。喘发之前常见有发热、咳嗽，喘之后多见咳痰，病变在"痰"。治疗必须注意咳、喘、痰3个症候，先别常异，后辨寒热虚实。喘：寒邪闭肺之喘。治以宣肺止喘，药用麻黄、杏仁、甘草、苏子、款冬花、清半夏。热邪闭肺之热型，治以清肺止喘，药用黄芩、葶苈子、苏子、瓜蒌、石膏、前胡、射干。体壮邪盛之重型肺炎，治以泻肺止喘，药用苏子、降香、紫草、寒水石、连翘、桑白皮。形虚邪弱之肺炎，治以补肺止喘，药用黄芪、党参、玉竹、五味子、紫菀、沙参、百合、麦冬。

　　肺炎后期痰壅则为邪气盛，其主证是痰。临证分为寒、热、虚、实四型。年长儿之寒痰治用温痰汤，药用麻黄、紫菀、细辛、清半夏，陈皮、白芥子。年幼儿热痰，伴食积内热者治用清痰汤，药用苏子、瓜蒌、杏仁、莱菔子、黄芩、胆南星、桔梗。体质虚弱年幼儿之虚痰治用祛痰汤，药用茯苓、清半夏、橘红、芡实、白芥子、云母石。小儿体壮火盛者之实痰治用泻痰汤，药用苏子、瓜蒌、葶苈子、射干、冬瓜子、桑白皮、莱菔子、枳实。

　　【验案】　患儿，男，10个月。咳嗽4天，发热、喘促1天。患儿于诊前4天感受风寒后出现阵发性咳嗽，无痰，并且伴有鼻塞不通，流清涕。当时无发热，家长给予口服感冒药及止咳药3天，鼻塞流涕症状有所减轻，但咳嗽加重，且于1天前出现发热，呈不规则热，体温最高达 39.5℃，而且出现喘促，咽喉间可以听到痰鸣声，有时鼻翼扇动，但无口唇周围青紫。病程中于咳嗽后出现呕吐 1 次，非喷射状，呕吐物为胃内容物，夹少许淡黄色黏痰。伴有乳食减少，夜卧不宁，睡中因咳易醒，大便干如羊粪，每天 1 次，小便色黄且少，舌质红，舌苔黄厚，指纹紫滞，隐现于风关以内。就诊时体格检查：T 39.5℃，P 132 次/min，R 44 次/min。神清，精神不振，面色红赤，鼻翼扇动，口唇干红，咽部充血。胸廓对称，呼吸急促，吸气性三凹征阳性。双肺听诊呼吸音粗糙，两肺底可闻及细小水泡音。心率 144 次/min。血常规：白细胞 $12.8×10^9/L$。胸片示双肺纹理增强、紊乱、模糊，两肺下野有小斑点状影。中医诊断：肺炎喘嗽（痰热闭肺）。西医诊断：支气管肺炎。治法：清热泻肺，止咳平喘。方药：苏子 5g、黄芩 5g、葶苈子 5g、前胡 5g、马兜铃 5g、桑白皮 5g、苦杏仁 2g、川贝母 2g、生石膏 5g、射干 5g、麻黄 1.5g、柴胡 5g、白屈菜 5g，水煎服，1 天 3 次，1 天 1 剂。服药 4 天，不喘，体温降至 37.6℃，仍有咳嗽，痰多，色淡黄，仍守前法，方药如下：原方去马兜铃，加地骨皮。4 天后热退，咳嗽减轻，有白痰，量多，更法为止咳化痰，药物如下：三子养亲汤合二陈汤加减：陈皮 5g、清半夏 5g、瓜蒌 5g、白芥子 5g、莱菔子 5g、紫菀 5g、款冬花 5g、川贝母 2g、苏子 5g，继续服药 4 剂，咳嗽偶作，体温正常，口干，食少。舌干微红，少苔，脉细数。更法为润肺止咳化痰，药物如下：沙参 5g、麦冬 5g、天冬 5g、玉竹 5g、清半夏 5g、陈皮 5g、百部 5g、石斛 5g，继服 8 天而愈。

【按语】 根据患儿的病史及临床表现发热、咳嗽、喘促，时有鼻扇，辨为痰热闭肺之肺炎喘嗽。患儿初起发病是感受风寒之邪，寒邪入里化热，煎津而成痰，所表现出来的证候都是痰热之象。治以清热泻肺，止咳平喘。方中黄芩、石膏、射干清热泻肺；杏仁、苏子、马兜铃、桑白皮、葶苈子、白屈菜止咳平喘；前胡、贝母化痰，麻黄、柴胡解表，共奏清热泻肺，止咳平喘取效。

王烈 小儿肺炎止喘化痰八法

267

参考文献

1. 安笑然，周秀玲，李光英. 王烈教授治疗小儿肺炎的经验. 中国农村医

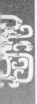

学．1997，25（4）：57

2. 王延博，孙丽平，冯晓纯．王烈教授治疗肺炎喘嗽（支气管肺炎）验案．
   中国社区医师，2005，21（9）：30－31

周耀庭 精细入微辨肺炎

周耀庭，男，浙江岱山人，名老中医。全国老中医药专家学术经验继承工作优秀指导老师。擅长治疗长期发热、紫癜、小儿肺炎、支气管哮喘、肾炎或肾病血尿、病毒性心肌炎等。主编《周耀庭讲小儿温病》《周耀庭临床经验集》等。

肺部感染高热属中医"温病"范畴，周氏认为当前有不少人认为温病学无非是卫气营血、三焦辨证以及相关的治疗，好像很快就能掌握，因此缺乏深入钻研。事实上，文字看似简单易明，但其内容极其复杂、深奥，临床疑似证很多，要求医生熟悉温病理论，临症从细微处着眼，认真分析每一个病例，还要在方药上狠下功夫，才能收到理想效果。总之，中医治疗每一个外感病例，都需要分析每一个病例的具体情况，拟定有针对性的治疗才能成功。如小儿"稚阳未充，稚阴未长"，如若发病，传变迅速，易虚易实，易寒易热，气、血、精、津等易损，经不起久病煎熬，常易迅速出现液脱阴伤甚或阴竭阳亡的危候，急需运用固涩法，固护正气，防止外泄。小儿迁延性肺炎多继发于感冒、麻疹等症之后，或者发生于其他疾病过程之中。该病常因正气不足，正不敌邪，邪毒内陷，正虚邪恋，以致病情缠绵。

1. 痰热毒蕴结于肺，并肺气虚证

【验案】 某男，80 岁。原有老年性痴呆，因肺部感染高热不退而住院，面容尚佳，痴呆表情，痰多伴咳嗽无力已 4 月余，舌质淡红，苔淡黄厚腻，脉弦。检查：肺部听诊湿啰音，已发热（39℃）2 天，脚微肿。辨证为痰热毒蕴结于肺，并肺气虚。处方：芦根 10g、薏苡仁 15g、桔梗 10g、生甘草 10g、鱼腥草 30g、败酱草 30g、黄芩 10g、瓜蒌 30g、白芍 20g、炙甘草 6g、羚羊角粉 10g，共 14 剂。服完 10 剂时，发热退，时精神欠佳，仍气虚，表现为邪去正虚之象。继续服完余下 4 剂后，上方加入

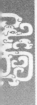

人参 5g，生黄芪 30g，服药 14 剂后，发热退，脚肿减轻，痰减少，肺部湿啰音消失。

【按语】 患者高龄，咳嗽无力为气虚明显；发热伴痰多，苔黄厚腻，脉弦。为痰热毒互结之证。故从"截断扭转"思路防病传变。以清热解毒、化痰排脓为法。取苇茎汤方与桔梗汤加减。方中芦根、桔梗与生甘草清热排脓毒，薏苡仁健脾化湿排脓；鱼腥草清肺热、化痰热排脓；败酱草清热解毒，黄芩清肺热；瓜蒌清热化痰，宽胸理气；白芍敛阴，炙甘草调和诸药；羚羊角粉凉肝熄风防热动肝风而成痉厥。次诊热退，精神欠佳，为邪去正虚之象，故加人参与生黄芪补元气与肺脾气升阳。

2. 肺脾气虚证

【验案】 高某，男，3 岁。因外感引发肺炎，但运用多种抗生素治疗均不甚理想，后又经其他中医用表散之剂，致肺气耗散，咳喘更甚。肺气已伤，脾气亦虚，肾气亦动。急宜收敛肺气，培补中气，固护肾气，防其再耗。便运用上方加味，药用：苏叶、陈皮、茯苓、甘草、太子参、法半夏、苏子、莱菔子、焦三仙、牡蛎、浮小麦、五味子、金银花，且重用五味子、牡蛎等收敛益肾之药，数剂即效。

【按语】 患儿久患肺炎咳喘之证，正气本已虚衰，加之诸医误治失治，肺气更伤，中气愈损。肾气亦动，如不及时固护肺气，培补中气，固护肾气，必致进一步重伤"三气"，而肺炎不仅不治，进一步发展为肺痿之变证，故而急当运用固涩法，敛其"三气"，定喘止咳。《寿世保元·咳嗽》中小儿咳喘的"治法当分新久虚实，新病风寒则散之，火热则清之，痰涎则化之，湿热则泻之，久病便属虚属郁，气虚则补气，血虚则补血，兼郁则开郁，滋之润之，敛之收之，则治虚之法也"。

参考文献

1. 辛海．周耀庭临床经验集．北京：人民军医出版社，2007
2. 孙波．周跃庭教授以固涩法治疗小儿常见顽症的经验．北京中医，1999，（1）：10-12

林求诚　重症肺炎重在"清"与"下"

林求诚，男，福建省莆田市人，名老中医。任中国中西医结合学会理事、福建分会副理事长。擅长治疗心脑血管病、呼吸疾病、中风后遗症、慢性心力衰竭、慢性支气管炎，以及呼吸系疾病、心脑血管疾病和中药新药的临床研究。著有《实用医学统计》《中西医结合诊疗手册》《中西医结合急难重症诊治》《新编临床医生手册》。

林氏治疗重症肺炎并多脏器功能损害，多从清热解毒合通里攻下法治疗。

重症肺炎并多脏器功能损害案

【验案】　来某某，男，48 岁。以咳嗽发热 1 周伴气促、神昏、尿失禁 12 小时入院。诊查：T 38.5℃，P 120 次/min，呼吸急促达 38 次/min，BP 100/60mmHg。神志朦胧，浅昏迷，右肺上中部湿性啰音，心率 120 次/min，律齐，神经系统检查：双膝腱反射迟钝，吸吮反射（＋）。舌质红，苔燥薄黄，脉滑数。大便干结，2 天未解。X 线胸片示：肺纹理明显增粗，右上中部肺炎。肝功能：ALT 200U；尿常规：蛋白（＋＋），红细胞（＋＋）。心电图示：窦性心动过速，V_5 导联 S 波深。诊断：重症肺炎并呼吸窘迫综合征及脑、肝、肾多脏器功能损害。中医辨证热毒内陷，肺热壅盛兼阳明腑实。给予清热解毒化痰并通里清下法治之：瓜蒌 15g，薤白 10g，半夏 10g，金银花 15g，连翘 15g，蒲公英 15g，竹茹 15g，紫花地丁 15g，鱼腥草 15g，厚朴 15g，枳实 15g，生大黄（后入）10g，芒硝 24g（分冲），丹参 15g，赤芍 15g。每天 1 剂，连用 2 天，并配合其他如吸氧、抗生素等相应治疗。药后腑气通，病情逐步好转。第 3 天患者神志清醒，呼吸平稳（18 次/min），体温降至正常，心率平稳（80 次/min），神经系统检查（－），药已中病，原方去大黄、厚朴、

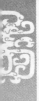

芒硝、枳实，加用益气养阴之太子参、麦冬、沙参等调摄善后治疗。1周后复查肝功能、心电图、尿常规基本正常，病情稳定，1个月后出院未再发。

【按语】 本案可诊断为重症肺炎、呼吸衰竭、肺性脑病，肝、肾等多脏器功能损害，临床死亡率极高。患者有咳嗽、发热、气促、舌质红，苔燥薄黄，脉滑数等痰热壅肺之症，有尿失禁、神昏痰热蒙窍、大便干结大肠腑实证，急则治标，清热解毒、通里攻下以祛邪实，配合西药抗生素并治获得良效。方用瓜蒌薤白半夏加五味消毒饮合大承气汤，方中金银花、连翘、蒲公英、紫花地丁、鱼腥草清热解毒；瓜蒌、薤白、半夏、竹茹等理气祛痰，畅通肺窍保护肺功能；用大承气汤等清下腑实，给邪以出路，使毒邪从便中而去，减少了毒素的产生、吸收，防止其对腑器的损害；赤芍、丹参意在腑气通后，使血气调畅，改善微循环。诸药合用，保护了肺、脑、肝、肾功能，逆转了病情。嗣后再加用补气益阴之品，调理中和毒素，提高患者机体的抵抗力，病遂获愈。

参考文献

叶盈. 林求诚治疗危难重症经验举隅. 福建中医药，1995，26（4）：1

郭子光　从三阳经辨治肺炎

　　郭子光，男，四川省荣昌县人，国医大师。中医世家，师从廖济安，曾任四川省中医学会常务理事及仲景学说研究会主任委员、四川省康复医学会副会长、四川省中医现代化研究会副会长等。擅长内科，尤其是心血管、血液、呼吸、神经、泌尿系统疾患的治疗。编著《中医康复学》《伤寒论汤证新编》《伤寒论汤证新编》《日本汉方医学精华》《中医各家学说》等。

　　郭氏认为肺炎发热多是外感引起，其特点是发病急，病程短，传变速。其治疗当以顿挫热势（尤其是高热）为急务，以免亡阴亡阳之虞。除必须明其所因，知其传变、转归以外，更立合病、并病以概括多属性、多层次的复杂传变。随自然环境改变，饮食习惯改变，医疗环境改变，这些年来的外感热病，多是寒温合邪，表里同病，很少单纯的风寒外感或温邪上受，而且以三阳合病者居多，由于对疾病过程的直接干扰，导致疾病表现的多样性、虚假性和传变的复杂性。外感内伤诸病"外证不解，当先解表"，这是定法，伤寒热病表里同病、表里双解是定法中的治法。三阳合病重在少阳、阳明，兼顾太阳之表；寒温合邪当寒温并重，不可偏废。据此，以重剂小柴胡汤、白虎汤为主，加羌活、葛根解太阳之表，金银花、连翘、牛蒡子、板蓝根清解表卫之热，组成基本方，再视兼证灵活加减，治疗外感热病初期的病证。

　　【验案】 黄某，男，56岁。1997年2月14日初诊。患者半个月前因受凉感冒，恶风、咳嗽、胸痛、咳血而住某省立医院，经X线摄片及CT等检查，均认为"右肺下部炎症"。一直应用青霉素、头孢呋酯等治疗，毫无效果。主治医生认为当排除肺癌，需要做纤支镜检，患者不愿而自动出院前来求治。现症见：一日数度轻微恶寒发热，身痛乏力，咳嗽痰少而稠，不易咳出，偶有痰中带血，咳嗽牵连两侧胸胁作痛，以右侧为甚，常主动控制咳嗽力度，口燥咽干，口渴喜饮，口苦心烦，自觉手足心热，饮食、二便尚可。查其形体中等，精神不振，呼吸尚平匀，面红唇干燥，不时呈抑制性咳嗽状。舌质鲜红，苔白中黄厚干。有长期吸烟嗜好。治宜和解太阳、少阳，辛开苦降，清逐痰热。方用小柴胡汤、小陷胸汤、苇茎汤加味。药用：柴胡20g，黄芩20g，瓜蒌壳20g，泡参15g，法半夏15g，桃仁15g，薏苡仁15g，冬瓜仁15g，防风15g，苇茎30g，白花蛇舌草30g，金银花30g，鱼腥草30g，浙贝母10g，甘草10g，浓煎，1天1剂，日三夜一，4次服完。服药4剂后，诸症大减，寒热、身痛、口苦咽干等症状消除，胸胁痛明显减轻，咳痰利落，已无痰血，痰淡黄而白稠，易出汗，手足安和。查其面唇红润，舌质淡红苔薄白，脉滑。表证已解，肺气开宣尚失清肃，继续清逐肺中痰热，以小陷胸汤、苇茎汤加味与服。药用：苇茎30g，白花蛇舌草30g，金银花30g，鱼腥草30g，薏苡仁30g，瓜蒌壳20g，黄芩20g，谷芽20g，法半夏15g，桔梗15g，浙贝母15g，桃仁15g，冬瓜仁15g，甘草6g。再服7剂后，咳嗽、胸胁痛等诸症消失，已上班工作，诊其舌正脉平。毕竟热病之后，气液有伤，尚恐余邪未尽，死灰复燃，继续清逐痰热，兼益气生津养胃，上方去浙贝母、桔梗、金银花，减黄芩、瓜蒌壳之量，加沙参20g，麦冬20g，再服7剂后，复查X线摄片与原来的摄片对照，报告右肺下部炎症消失。

【按语】 患者发热、恶风寒、身痛乏力为太阳表证未解；胁痛、口燥咽干、口渴喜饮、口苦心烦提示少阳证。胸中为太阳之里，阳明之表，而心肺居胸中，故太阳、阳明病最多心肺病，且温邪上受首先犯肺。故本案咳、痰诸证，是太阳表邪化热入里，与温邪相合，郁于胸中所致。舌质鲜红为热，苔白中黄厚干为痰，其脉滑则为痰。乃太少合病，寒温合邪，痰热壅滞之证，痰热化火成毒，使肉腐血败而形成痈脓，种种坏证由此发生。治宜和解太少，辛开苦降，清逐痰热。方用小柴胡汤、小陷胸汤、苇茎汤加味。

参考文献

佘靖. 中国现代百名中医临床家丛书·郭子光. 北京：中国中医药出版社，2009

徐经世 肺炎之治，重在标本兼治

徐经世，男，安徽巢湖人，学术继承人导师。中医世家，师从安徽省名老中医徐恕甫。任中华中医药学会诊断专业委员会、内科肝胆病专业委员会委员，安徽省中医药学会顾问、肝胆疾病专业委员会主任委员。著有《徐恕甫》《中医临床诊疗规范》《实用中医老年内科学》等。

徐氏学术上对杂症提出"治在理脾，法以兼备，巧用双向，药取平淡"的观点，治疗肺炎重在标本兼治。

【验案】 夏某，男，62岁，1976年3月10日初诊。主诉：畏寒高热，咳嗽胸痛，咯铁锈色痰，病延5天急诊入院。伴呼吸急促，口渴喜饮，饮食少进。诊查：体温39.2℃，心率83次/min，血压130/82mmHg，心音低微，右肺下叩浊音偏低，呼吸逐渐减弱，可闻及少许湿性啰音，左侧未闻异常，伴有轻度脱水。胸透：右肺见有大片均匀致密影。实验室检查：白细胞31.3×10⁹/L，中性粒细胞0.80。舌苔黄滑且腻，脉象虚浮而数。辨证：温邪伤肺，热伤津气，本虚标实，化源告竭，证为风温（大叶性肺炎）。治法：辛凉宣泄，清肺化痰，佐以益气养阴，防治虚脱。处方：西洋参5g，南沙参12g，川贝母10g，瓜蒌皮15g，杏仁10g，炙麻黄5g，生石膏25g，黄芩10g，冬瓜仁20g，鱼腥草10g，鲜芦根20g，生甘草6g，5剂。二诊：药进数剂，佐以补液（不加抗生素类药），3天后体温降至37℃，咳嗽减轻，但后陡见自汗不止，血压降至78/60mmHg以下，波动不定，呈虚脱之象。嘱加用独参汤频饮，病情好转，自汗渐止，继以益气养阴，清化痰浊。处方：西洋参5g，杭麦冬12g，川贝母10g，炒杏仁10g，炙桔梗10g，瓜蒌皮12g，化橘红10g，鱼腥草10g，冬瓜仁15g，鲜芦根20g，甘草6g，5剂。药后咳嗽减少，舌苔消退，每餐能进粥米碗许，二便正常，脉来虚缓，治以益气健脾，濡养肺胃汤方，半个月后病愈出院。

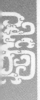

肺炎

【按语】 患者有畏寒、脉浮卫分证，有高热，口渴喜饮，舌黄，咳嗽，急促，脉数气分证；有咳嗽、咯痰、苔黄滑且腻，脉数痰热证；高龄脾虚饮食少进，急促，脉虚而数热伤津气证，为本虚标实，化源告竭，辨为温邪伤肺，热伤津气之风温。病机为高年脾虚，湿邪内生，新感温邪，痰浊热化，上壅于肺，宣通失司。治以辛凉宣泄，清肺化痰，佐以益气养阴，防治虚脱。方用麻杏石甘汤合苇茎汤加减，急治其标，但本例表现本虚标实，化源告竭之危象又立见在目，故当注意防脱，在治标之时，佐以益气养阴，使邪去正安，庶免告竭。方中麻黄宣发肺气，石膏甘寒解热，直达病所以清痰热；瓜蒌、杏仁、冬瓜仁、贝母清热化痰，肃降肺气；鱼腥草清热解毒；芦根清热养阴，濡养化源；黄芩直泻肺热，西洋参、南沙参益气养阴以防脱，全方合力，收效迅速。

参考文献
王化猛. 徐经世疑难杂病验案摭拾. 中医文献杂志，2003，2：40

朱进忠 肺炎的辨证施治

朱进忠，男，河北定州人，名老中医。中医世家，师从李翰卿，曾任中华中医药学会名医研究会理事、山西省中医药学会常务理事及内科分会主任委员。长期从事中医临床、经典著作和内科学教学，对疑难病证治规律和辨证论治方法学有深入的研究。著有《中医内科证治备要》《难病奇治》《天人相应与辨证论治》《疑难病诊治思路秘诀》等。

朱氏治肺炎首重辨证论治，四诊合参，有是证则用是方，从以下朱氏的医案中可以窥见。

1. 气阴两虚，湿痰蕴郁证

【验案1】 张某，男，74 岁。2005 年 1 月 15 日初诊。患者患糖尿病 4 年多，近 20 多天来，咳嗽，气短，纳差，心烦，嗅到油烟味则恶心、咳嗽、气短加重，喜叹气，疲乏无力，左手浮肿。某院 2005 年 1 月 11 日 CT 报告：双肺间质性肺炎，双肺肺气肿。住院 20 天后，症状不见减轻反日渐加重，舌苔黄灰厚，脉弦大紧数。诊断为暴咳（间质性肺炎、肺气肿、糖尿病）：气阴两虚，湿痰蕴郁，升降失职证。治宜：补气养阴，燥湿化痰，升清降浊。方拟清暑益气汤加减。处方：人参 10g，甘草 6g，黄芪 15g，当归 6g，麦冬 10g，五味子 10g，青皮 10g，陈皮 10g，神曲 10g，黄柏 10g，葛根 15g，苍术 15g，白术 10g，升麻 10g，泽泻 10g。服药 6 剂后，精神好转，恶心、乏力、呃逆均减，手肿消失，唯咳嗽未减，舌苔黄灰厚，脉弦大紧数。上方加紫菀 3g，以通肺络且化痰止咳。再服 6 剂后，精神增加，咳嗽减少，饮食增加，舌苔黄灰厚，脉弦大紧数。续服 7 剂后，精神、食欲增加，咳嗽减少，但停药后咳嗽又作，而且痰多，呈泡沫状；舌苔白，脉弦大紧数。辨为气阴两虚，痰饮蕴中，肝木失调。采用黄芪鳖甲散加减。处方：①黄芪 15g，地骨皮 10g，紫菀 10g，人参 10g，茯苓 10g，柴胡 10g，半夏 10g，知母 10g，生地黄 10g，白芍 10g，天冬 10g，肉桂 10g，甘草 6g。②清暑益气汤加减。以上两方交替服用，各服 4 剂后，咳嗽、痰多有减，但仍气短；舌苔白，脉弦大紧数。痰虽有减，但三焦升降失职仍较著。加减黄芪鳖甲散 4 剂，清暑益气汤 8 剂，两方交替服用。2005年 4 月 1 日来诊时云：咳嗽、气短、咳痰已解，但近 1 个月来，仍感纳呆，口淡乏味，腰背困，夜尿多，几乎每小时 1 次，气喘；舌苔白，有剥脱。脉弦紧大。此气阴两虚，湿郁不化，升降失职所致。予清暑益气汤加减 15 剂继服，配以耆老胶囊 5 盒，每天 3 次，1 次 4 粒。2005 年 5 月 1 日云：诸症消失。

【按语】　此为老年糖尿病患者，咳而气短，是肺气虚的表现，但辨证亦兼顾糖尿病阴虚燥热的体质；时时心烦，喜叹气为肝与三焦气郁夹杂其中，升达不能之实，此实为三焦与肝气郁滞之实，而非肺实；纳呆食减为脾胃失运之证，水湿不化之浮肿，为虚实夹杂之证。其虚为心肺之虚，其实为三焦决渎失职，湿水相结，故治疗上必须补心脾，健脾燥湿，升举清阳，降其浊阴。清暑益气汤本用于长夏湿热困脾之证，然究其用药组方尤重升降，而本病恰恰表现为升降失职，三焦运化不能，且本病之脉见弦大紧数亦为气阴俱虚，升降失序之脉，故将清暑益气汤用于治疗本病。

【验案 2】　郑某，男，50 岁。咳嗽发热 2 个多月。某院诊断为肺炎。始予青霉素、氨苄西林、先锋霉素等治疗 1 个多月，发热，咳嗽，气短明显改善，但在 1 个月以后，以上症状不再继续减轻，多次胸部拍片阴影一直不见缩小，又请某医以养阴清热、化痰止咳之中药配合治之，10 剂后，诸症亦不见减。细审其证，除咳嗽吐痰之外，并见疲乏无力，午后热甚，纳呆食减，舌苔薄白，脉虚大弦滑而涩。辨为气阴俱虚，痰热蕴肺，木郁化火，阳气不化之证耳。治宜补气养阴以培本，化痰清热，理气温阳以治标。处方：黄芪 15g，地骨皮 10g，秦艽 10g，紫菀 10g，党参 10g，茯苓 10g，柴胡 10g，半夏 10g，知母 10g，生地黄 10g，麦冬 10g，桂枝 10g，甘草 10g，桔梗 10g，桑白皮 10g。服药 6 剂后，诸症消失，继服 3 剂，胸部 X 线片阴影消失。

【按语】　患者既有咳嗽吐痰的痰热症状，并见疲乏无力，午后热甚，纳呆食减气阴两虚证，脉虚大者，气阴俱虚也；弦者，肝也，木火凌金也；滑者痰也，涩者，滞也，寒也。合之于症，综而论之气阴俱虚，痰热蕴肺，木郁化火，阳气不化之证。治宜补气养阴以培本，化痰清热，理气温阳以治标。炎症应用消炎药治疗本应证消而愈，但本证却长期不效，此必正气不足所致耳，正虚者为什么应用养阴而不愈，此乃夹气虚为患耳，故后以补气养阴以扶正，化痰清热，理气通阳而愈。

2. 少阳柴胡证

【验案1】 魏某，男，34岁。肺炎12天，持续高热不退，常在40℃～40.2℃浮动。遍用抗生素及中药无效。邀余诊治。审之发热呈寒热往来状，并见气短胸满，口苦咽干，烦乱不安，时或胸胁疼痛，舌苔白，脉弦滑数。余云：此少阳柴胡证也。治宜小柴胡汤加减为方。以柴胡28g，半夏10g，黄芩10g，瓜蒌30g，甘草10g，生姜3片，大枣7个。次日往诊。云：体温已降至36.8℃，且气短胸满，心烦口苦等症若失，并开始稍进饮食。3天后，诸症消失，出院。

【按语】 患者有寒热往来，气短胸满，口苦咽干，烦乱不安，时或胸胁疼痛，其证为少阳柴胡证，其脉弦中兼有滑数，滑数之脉者痰热脉。今人列麻杏石甘汤为肺炎之专方，仲景为汗出而喘无大热者设也，虽在临床上常有取效者，然其不效者甚多，医者见其不效，囿于炎者热毒之禁锢，复加清热解毒之味以治之，岂不知诸种西药清热解毒不效，怎能用杯水之中药清热解毒者可效？此病之不效者正在于此种时弊之论所致也。

【验案2】 支某，女，35岁。在过春节期间，突然出现发热咳嗽。医予抗生素、利巴韦林进行治疗后，发热虽然很快好转，但咳嗽反见加剧，有时连续不断地咳嗽，不能平卧。至某院住院治疗，诊断为支气管肺炎。医先用多种抗生素与其他止咳化痰药进行治疗5个多月不效，后又加用中药宣肺止咳、清热解毒配合治疗1个多月仍然无明显疗效。因其经济困难，不得不暂时出院。审其除咳嗽阵发性加剧，难于平卧外，并见胸满胸痛，头晕头痛，口苦咽干，不欲饮食，舌苔薄白，脉弦细涩。辨为邪在少阳，寒饮蕴肺之证也。因拟小柴胡汤加减以和枢机；干姜、五味子、紫菀以化肺饮，止咳嗽。处方：柴胡 10g，半夏 10g，黄芩 10g，干姜 4g，五味子 10g，丝瓜络 10g，紫菀 10g。服药 4 剂，诸症均减，继服 15 剂，诸症消失而愈。

【按语】 患者胸满胸痛，头晕头痛，口苦咽干，不欲饮食为少阳证，又外感之病见脉弦者乃少阳枢机不利也；涩者，寒也，滞也。因此辨为邪在少阳，寒饮蕴肺，邪在少阳就当予和解，寒饮阻肺就当用温肺化饮，方用小柴胡汤加减以和枢机；干姜、五味子、紫菀以化肺饮，止咳嗽。

3. 寒结于太阳少阳证

【验案】 任某某，男，4 岁。发热咳嗽 1 周。医院诊断为肺炎。予抗生素与中药清热解毒，宣肺止咳之剂治疗后，诸症不减。查其脉弦紧而数，纳呆食减，腹满微喘。乃云：弦紧之脉者，寒邪结于太阳少阳也。治宜达原饮加减。处方：厚朴、草果、槟榔、羌活、白芷、桂枝、柴胡、黄芩、知母。1 剂后，热退症减。继进 2 剂，诸症消失。

【按语】 患儿有发热咳嗽，脉弦紧而数；数脉主热，误认为热证而用清热解毒，但忽视其兼弦紧之寒脉则不可尽以为热也。凡寒邪外感，脉必暴见紧数。然初感便数者，原未传经，热自何来？所以只宜温散，即或传经日久，但其数而滑实，方可言热，若数而无力者，到底仍是阴证，只宜温中。故治宜达原饮加减散郁化湿，清热养阴加羌活、白芷、桂枝辛温解表。临床上非但注意数脉之主热，亦且注意数脉之主寒，数脉之主虚，数脉之主正邪交争。非但注意数脉之数，亦且注意数脉之相兼，且多以兼脉论数脉之所主。

4. 凉燥犯肺证

【验案 1】 张某，男，8 岁。咳嗽阵阵而作，喘而气短，平卧时加甚 1 个多月。某院诊为肺炎。始予抗生素治疗无功，继又配合中药麻杏石甘汤仍无效。查其体温 37.8℃，鼻翼微见扇动，口鼻微干，舌苔薄白，脉浮紧。诊为凉燥犯肺，内伏微饮。治拟杏苏饮加减。处方：杏仁 6g，紫苏 9g，半夏 9g，陈皮 6g，茯苓 6g，枳壳 6g，前胡 6g，葛根 10g，甘草 3g，桔梗 6g。服药 1

剂，发热即消，喘咳大减。继服 2 剂，愈。

【按语】　患儿发病于秋季，证见咳嗽、口鼻微干、舌苔薄白脉浮紧。相据相似相应之理，辨为凉燥犯肺，内伏微饮。治以杏苏饮加减温散表寒，宣肺化痰。

【验案 2】　黎某某，女，成人。咳嗽胸满 1 个多月。诊断为肺炎。始用抗生素等治疗无效，后又配合辛凉解表，清热解毒，宣肺止咳之中药治疗 20 多天仍无效果。细审其证，除咳嗽，胸满胸痛，疲乏无力，口鼻发干而不渴外，并见其体温 37.7℃，舌苔薄白，脉沉缓稍弦。因思病发于秋季，且见脉沉缓而弦，且久用寒凉之剂不效。必秋燥凉邪犯肺，肺气不宣，寒饮内生，且兼气郁所致也。因拟辛润化痰，理气止咳。处方：紫苏 10g，陈皮 10g，枳壳 10g，前胡 10g，半夏 10g，葛根 15g，木香 10g，甘草 6g，桔梗 10g，茯苓 10g，紫菀 10g。服药 2 剂，咳嗽即减，继服 10 剂诸症消失。X 线摄片复查：心肺膈正常。

【按语】　患者病发于秋季，口鼻发干而不渴，发热，咳嗽为秋燥凉邪犯肺，胸满胸痛，疲乏无力为肺气不宣气郁、久用寒凉之剂寒饮内生所致，故治拟辛润化痰，理气止咳。肺炎虽肺热者较多，但寒饮阻肺者亦有之。本证脉、证均符合寒、郁、饮证之合邪所致，故用辛温、化饮、理气合法而愈。

参考文献

1. 朱进忠. 中医临证经验与方法. 北京：人民卫生出版社，2005
2. 贺兴东，翁维良，姚乃礼. 当代名老中医典型医案集·内科分册（上册）. 北京：人民卫生出版社，2009

朱进忠　肺炎的辨证施治

杜雨茂 苓甘五味姜辛夏杏汤治间质性肺炎

杜雨茂，男，陕西城固人，老中医。中医世家，曾任中国中医药学会陕西分会副会长及肾病研究组组长、中国西北地区仲景学说研究会理事长。善治疑难病，擅长肾病的治疗。著有《杜雨茂肾病临床经验及实验研究》《奇难病临证指南》《伤寒论辨证表解》《金匮要略阐释》《伤寒论研究文献摘要》。

苓甘五味姜辛夏杏汤出自张仲景《金匮要略·痰饮咳嗽病脉证并治》篇，用治阳虚阴盛，水饮内停所致之寒痰水饮病。间质性肺炎属中医"咳嗽"、"喘证"、"痰饮"等范畴。多因肺脾肾虚，痰饮内生所致。杜氏用苓甘五味姜辛夏杏汤治疗间质性肺炎，胸闷加薤白、香附、苏梗等；发热用柴胡、青蒿等；胸痛明显选香附、丹参、川芎、瓜蒌等；下肢肌肉无定处痛则择黄芪、桂枝、赤芍、白芍、当归、姜枣。

1. 痰饮咳嗽兼夹郁热证

【验案】 刘某，男，11岁，学生，1978年11月6日初诊。主诉：咳嗽咯痰7年，加重8个月。患儿于1969年曾患急性支气管炎，经治好转。后每值冬季易发咳嗽、咯痰，稍事调治即愈。1976年3月由于外感引起上症复发，用青霉素、链霉素等多种抗菌药物乏效。于1976年9月2日在某部队医院摄胸片示：两肺纹理增重，以右下肺明显并见轨道影；左肺中下部明显间质影。诊断为两肺间质性感染，经中西医治疗2月余，诸症未见好转，反有加重之势，故转我院。刻诊见：患儿营养发育稍差，体瘦，时而咳嗽连声，咯多量白稠痰，时夹黄痰，难以平卧，夜间及遇冻后咳嗽加重，面部及两耳时发红、发热，以夜间为著，盗汗，时发低热，脘闷不思饮食，脉细缓略弦，舌红苔白薄。听诊心脏（一），两肺中下部可闻及细小湿啰音及干鸣音。辨证为痰

282

饮咳嗽，兼夹郁热。治拟化饮降逆宣肺，佐以清热护阴。处方：茯苓12g，炙甘草4.5g，五味子9g，干姜7.5g，细辛3g，杏仁9g，橘红9g，半夏9g，旋覆花7.5g，麻黄6g，天冬9g，贝母9g，鱼腥草24g，大青叶12g，10剂。水煎服。服9剂后，咳喘减，痰量少，已不盗汗，面耳发红发热略减，唯睡时喉中有痰鸣声，声音略嘶，余如前，脉细数，舌边尖红苔薄黄，两肺湿啰音减少。拟宗前法，减温燥，增敛肺止咳，以防辛散化饮时再耗正伤阴。上方去干姜，加沙参、诃子，水煎服。三诊时则据证减少辛散，去细辛、杏仁，加秦艽、桔梗等。后又随证化裁，服药3个月。后以补益肺肾，健脾化痰之丸剂巩固疗效。至1977年3月12日胸片示左肺间质影已大部分吸收，右肺下部条索状影较前片好转，周围浸润吸收；两肺门感染较前片好转，左肺门已近正常。后分别于1977年6月及1979年10月随访两次，诸症未再复发，身体健壮，面色荣润。

【按语】 患儿先天秉赋不足，后天调摄失宜，幼时即患咳嗽、屡发不愈，脾肾亏虚，脾失健运，聚液而成痰饮。外感引起内饮，黄痰、低热之余热未清症状；盗汗为久病阴亏；咳嗽气逆，咳吐白痰为内饮上干于肺，肺失清肃；肺脾无制，下焦冲气上逆致面部两耳时发红发热；辨为痰饮咳嗽，兼夹郁热。治以化饮降逆宣肺，佐以清热护阴。方用苓甘五味姜辛夏杏汤加减，方中干姜温肺散寒，温运脾阳，茯苓健脾渗湿；细辛温肺散寒，麻黄、杏仁宣肺平喘化痰，佐以五味子敛肺止咳，半夏降逆止呕，甘草为使，旋覆花降肺气，天冬、贝母化痰滋阴，鱼腥草、大青叶清肺热。全方共奏温肺散寒，化饮止咳之功。诸症平稳后，又以补益肺肾，健脾化痰之丸剂巩固疗效，以收全功。

2. 阳虚痰饮证

【验案】 张某，女，54岁，干部。会诊日期：1992年9月8日。主诉：咳嗽气促、气短5年半，加重1年。1987年初，患者不明原因出现发热、咳嗽，未予重视，后常咳嗽，咯吐白色痰涎，稍事活动即觉胸闷、气短汗出，经常低热。经多家医院中西医治疗，均无效。近一年来上症有加，患者不能行走，动则气促，咳嗽气逆加剧，整日只能斜倚病榻，平卧则咳喘加重，呼吸困难。X线片示：两肺中下野组织 3/5 明显纤维化，伴感染。故邀杜教授至西安会诊。刻见患者斜倚于病床之上，体瘦，颜面潮红，呼吸困难，需张口抬肩、鼻翼扇动以助呼吸，口唇紫暗，手指杵状，时咳嗽，其声不扬，咯吐稀白痰涎，或黄白相兼，不甚爽利，双下肢微肿，听诊心脏（一），双肺中下可闻及干湿啰音，患者自觉颜面、双耳潮热时发，心悸，自汗、盗汗，长期低热，胸闷脘胀，纳少口苦，右胁时痛，放射至右肩背，阵发性心前区刺痛，下肢肌肉无定处痛，局部略热，肌肉略硬，皮肤未见明显异常，视物不清，如隔翳膜，二便尚可。舌淡红略暗，苔薄白润，脉细弦数。西医诊断为：①慢性支气管炎，慢性间质性肺炎，肺纤维化。②冠心病，心绞痛。③皮肌炎。④胆囊炎（慢性）。⑤白内障。杜教授认为该患者咳喘，气逆既久，脾肺已虚，脾阳不运，停湿成饮，故见胸闷呕逆，纳呆，腹胀，下肢微肿，舌苔白滑之症。肺失宣降，清肃不司，则嗽喘、痰多清稀色白，或夹黄痰者，乃邪热所致，肺脾气虚则见呼吸困难，肺脾无制，下焦冲气上逆则颜面潮红，时发潮热。左胸刺痛者，心气虚也，胁痛至肩，肝胆湿热，视物昏蒙者，肝肾阴虚，均为兼夹之证，治当主次分明，有条不紊。辨证：咳嗽上气，阳虚痰饮。治法：温阳化饮，兼清余邪。处方：茯苓 15g，炙甘草 5g，五味子 10g，干姜 8g，细辛 4g，杏仁 10g，姜半夏 12g，川贝母 10g，橘红 10g，鱼腥草 30g，黄芩 9g，天冬、麦冬各 10g，沙参 15g，桔梗 10g，怀牛膝 12g。7 剂，清水煎服，此后宗此治法，观其脉症，随证治之。胸闷时加薤白、香附、苏梗等，发热时用柴胡、青蒿等；胸痛明显时选香附、丹参、川芎、瓜蒌等；下肢肌肉无定处痛则择黄芪、桂枝、赤芍、白芍、当归、姜枣等。服中药期间，原用西药渐减至不用。经精心调理，该患者于 1994 年已可下床活动，生活自理，有时竟可步行 1 千米购置日常用品。口唇发绀明显好转，胆囊炎及皮肌炎基本好转，心绞痛发作次数及程度均减，体重有增，神态宛若常人，被邻人誉为"起死回生"。1995 年初行白内障手术，一切顺利，体质恢复较快，近查胸片示：两肺中下野纤维化组织基本消失，感染较前好转。

【按语】 本案首先抓住胸闷呕逆，纳呆，腹胀，下肢微肿，舌苔白滑为痰饮证，病机为脾肺已虚，脾阳不运，痰湿内生。其次嗽喘、痰多清稀色白，或夹黄痰者为邪热所致，呼吸困难肺脾为气虚证。时发潮热颜面潮红为肺脾无制，下焦冲气上逆所致，左胸刺痛者，心气虚也，胁痛至肩，肝胆湿热，视物昏蒙者，肝肾阴虚。病机复杂，兼夹多症，治颇棘手，除化饮降逆宣肺，佐以清热护阴法外，择用宽胸理气止痛，散寒活血通络，补气健脾开胃，滋阴养肝明目，疏肝利胆除湿，益气滋阴清热等法，虽病机复杂错综，而治法丝丝紧扣，用药杂而不乱，终使诸症递失，痼疾得瘥。

参考文献

马耀茹. 杜雨茂教授治疗间质性肺炎肺纤维化经验举隅. 陕西中医学院学报，1999，22（4）：26

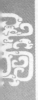

晁恩祥　军团菌肺炎治疗六法

晁恩祥，男，河北唐山人，全国名老中医。任中华中医药学会理事、中国医师协会理事、北京中医药学会常务理事、中华中医药学会中医内科学副主任委员兼秘书长、中国中医药学会急诊学会主任委员、中华中医内科肺系病专业学术主任委员、肺系病急症组组长、全国中医内科肺系病的牵头人之一。擅长哮喘、咳嗽型哮喘及多种慢性咳嗽、COPD、肺间质病变等疾病的诊治。主编《临床中医内科学》《中医内科手册》等。

军团菌肺炎是由嗜肺军团杆菌侵袭肺脏引起的一种急性细菌性传染病。其特征为肺炎伴全身性毒血症状，严重者可出现周围循环衰竭、呼吸困难。晁氏认为军团菌肺炎属中医学"温病"的范畴。邪热侵袭肺卫是军团菌肺炎的主要病因病机，病位在肺与胃，可累及肝与心包；病性以风、热、湿、痰所致的实证为主；病势多由表及里、由卫及气，甚则内陷心包。治疗重在祛邪。邪在肺卫，治宜辛凉解表、宣肺泄热，方用银翘散加减。卫气同病者，治宜卫气同治、表里双解，方用柴胡葛根汤加减。湿热困阻中焦，治宜清热化湿，以王氏连朴饮加减。肺胃阴伤，治宜滋养肺胃津液，以沙参麦冬汤加减。逆传心包，治宜清心开窍，以清宫汤送服安宫牛黄丸。阴阳欲脱，治宜回阳救阴，以四逆汤合生脉散加味。

【验案】 刘某，女性，49岁，医师。因"咳嗽、咯痰月余，发热、恶寒3天"入院。1个月前因受寒后出现咳嗽、咯痰，痰少而黏，不易咯出，伴胸闷，全身酸痛等症。查胸部X线片未见异常。自服"先锋霉素Ⅳ、复方甘草片"等药物，病情无明显缓解。3天前出现发热、寒战，体温高达40.3℃，伴周身疼痛等。入院时拍胸部X线片示：左肺中部片状阴影，边缘不清。予双黄连粉针剂6g/d，复达欣4g/d等抗感染治疗。病情未见缓解。证见咳嗽、痰色黄而黏、时有胸痛、高热、寒战、肢体酸楚、无汗出、口渴欲饮，舌质红苔黄，脉弦数。辨证为卫气同病，治宜表里双解。处方如下：生石膏（先煎）35g，知母25g，赤芍12g，牡丹皮12g，水牛角10g，连翘12g，金银花30g，玄参15g，薄荷（后下）9g，牛蒡子10g，荆芥12g，麻黄10g，杏仁10g，炒苏子10g，枇杷叶15g，黑栀子9g，黄芩10g，5剂，水煎服，每12小时1剂。患者服上药后，有汗出，体温降到37.5℃左右，寒战、头身疼痛症状有所减轻，但不能维持，旋即又发，3天后，根据军团菌血清抗体试验报告确诊为军团菌肺炎。治疗予红霉素1.2g/d，静脉滴注。当晚患者体温恢复正常，未有反复。后予养阴润肺止咳之剂调理，痊愈出院。

　　【按语】　患者有寒战、肢体酸楚卫分证，又有高热、无汗出、口渴欲饮，舌质红苔黄，脉弦数气分证夹咳嗽、痰色黄而黏痰证，按卫气营血辨证，为卫气同病，治以表里双解，方用银翘散辛凉解表、宣肺泄热，麻杏石甘汤清热宣肺，平喘止咳，白虎汤清气分证，犀角地黄汤清血分证，改善患者的全身毒血症状、预防全身脏器衰竭。

参考文献

张洪春，晁恩祥．浅谈用中医药治疗军团菌肺炎的体会．北京中医药大学学报．1996，19（2）：26-27

冯志荣 从"痰饮"论治放射性肺炎

冯志荣，男，四川岳池人，享受政府特殊津贴专家。曾任中华中医药学会喘症专业委员会秘书、全国中医心病专业学术委员会委员、自贡市中医学会理事长，现任四川省中医学会常务理事、四川省中医学会内科专业委员会委员、四川省中医学会医院管理专业委员会副主任等职务。擅长治疗消渴、心痛、喘证、肝病、肾病等疑难杂证。

冯氏认为放射性肺炎按一般思路，以养阴，清热，解毒为主。有些患者因放射性照射，引起肺的宣降功能失调，而肺为水之上源，宣降失常，水湿内停，上干于肺，则为咳为痰。从痰多清稀，绵绵不绝来看属中医"痰饮"范畴。

【验案】 吴某，女，68岁。因左侧乳癌术后放疗而致放射性肺炎。咳嗽痰多而清稀，绵绵不断，口干，精神差，舌质淡，舌苔薄白，脉细。经详察舌脉，详观病状，认为此病属中医"痰饮"范畴。"病痰饮者，当以温药和之"。予以苓甘五味姜辛汤加减。处方：干姜20g，细辛10g，茯苓15g，五味子10g，半夏10g，甘草10g。服药2剂后，即见效果，咳嗽减轻，痰量减少。连续守方服用2个月余，咳嗽咯痰基本消失，精神大好。

【按语】 患者为乳癌术后放疗而致放射性肺炎。从痰多清稀，绵绵不绝来看属"痰饮"范畴。口干，精神差，舌淡苔薄白，脉细有阴虚表现。此患者按放射性肺炎一般思路以养阴，清热，解毒为主药物治疗，收效甚微，咳嗽越加剧烈，痰越加多。以"病痰饮者，当以温药和之"之训，予以苓甘五味姜辛汤加减主治寒饮内蓄。方中干姜辛热为君，温肺散寒以化饮，温运脾阳以祛湿。细辛为臣，温肺散寒，助干姜散其凝聚之饮；茯苓健脾渗湿，佐五味子敛肺气而止咳，与细辛相伍，一散一收，散不伤正，收不留邪。使以甘草和中，调和诸药。纵观全方，开合相济，温散并行，使寒邪得去，痰饮得消，诸症日减，药到病除。

参考文献

谢席胜. 冯志荣治疗疑难杂症治验案析. 中西医结合心脑血管病杂志，2005，3（7）：656 - 657

冯志荣　从「痰饮」论治放射性肺炎

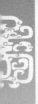

臧堃堂　咳喘七子汤治疗咳喘

　　臧堃堂，男，江苏无锡人，名老中医。中医世家，曾任第三届中华中医药学会理事、中华中医药学会中药学会副主任委员、解放军中医学会中药专业委员会主任委员。擅长中医内科疑难杂证，如咳喘、肿瘤、心脑血管病、消化系统疾病等的诊治。著有《臧堃堂医案医论》。

　　臧氏认为其肺、脾、肾、大肠等脏腑功能失调为咳喘病之根本，而感受外邪或其他脏腑功能失调为疾病发生之次要因素，治疗立法为健脾化痰、温肾纳气、润肠通便，并创立了咳喘七子汤加减治疗以咳喘为主的肺系疾病。

　　【验案】　患者，女，55 岁，1997 年 7 月 16 日初诊。外感邪恋，咳嗽月余，经口服先锋霉素Ⅵ胶囊、利君沙等药，仍咳嗽，痰多黄稠，咳呛息促，咽喉不利，胸脘胀闷，纳差，便结，舌淡红，苔黄腻，脉滑数。X 线胸部摄片示：左下肺炎。治拟咳喘七子汤止咳平喘。苏梗 10g（打碎），甜葶苈子 10g（包煎），光杏仁 10g（打碎），莱菔子 10g（打碎），五味子 10g，补骨脂 10g，车前子 10g（包煎），生白术 10g，生薏苡仁 30g，黄芩 10g，防风 10g，生甘草 10g。服药 7 剂后，咳痰缓减，息促平复，唯咽喉不利，余无不适，苔薄脉浮，治宗前法，上方加牛蒡子 15g，射干 10g，续服 3 剂后，病愈。

　　【按语】　患者咳嗽，痰多黄稠痰热内蕴症状，病机感受外邪，日久不愈，入呈伤肺，肺失宣降，津液失布，化痰。肺失所主，肃降失调，则咳呛息促，咽喉不利；胸脘胀闷，纳差，便结乃痰浊内阻，脾失运化，腑气不通，病位在肺涉及脾大肠。治以泻肺降气，健脾化痰、润肠通便。方用咳喘七子汤，方中以紫苏、葶苈子、杏子降气泻肺，止咳祛痰；以补骨脂、五味子补肾元以调脾运；杏子、苏子、莱菔子质润多脂，润肠通便，腑气得通，肺气亦将矣。生薏苡仁、黄芩以清热祛痰，药后诸症皆除，唯咽喉不利，乃肺热未尽，故以牛蒡子、射干清热利咽而病愈。

参考文献

钟洪，吴绪祥，彭康．臧堃堂医案医论．北京：学苑出版社，2007

李素卿 三期五证法辨治小儿支原体肺炎

李素卿，女，北京人，全国名老中医。任中医药高等教育学会儿科分会副理事长、中央人民广播电台医学宣传顾问。从事中西医结合儿科临床、教学、科研工作近 40 年，擅长治疗小儿热病、咳嗽、哮喘、肾病、遗尿、心肌炎、抽动秽语综合征、厌食、紫癜、肌病、幼年型类风湿病等疑难杂症。

小儿支原体肺炎大多起病较缓慢，临床表现开始热重于痰，逐渐出现高热与呛咳并重，热退后表现为肺阴不足、虚火上炎。肺部体征较少。白细胞及中性粒细胞大部分在正常范围。X 线检查肺部阴影完全消失后症状延迟 1～2 周。李氏认为初期多风热闭肺证，治宜辛凉解表，宣肺止咳，方用银翘散合麻杏石甘汤。中期为痰热闭肺证，治宜宣肺化痰、清热泻下，方用麻杏石甘汤合宣白承气汤加减。后期痰热恋肺证者，治宜清肺利气、祛痰止咳为法，方用泻白散合千金苇茎汤加减；痰湿蕴肺证者，治宜温肺化痰、健脾活血，方用二陈汤合三子养柔汤加减；肺气不足者，治以益气健脾，敛肺止咳，方用六君子汤加白果、五味子；兼见阴虚表现酌加南沙参、麦冬、玉竹、煅牡蛎、浮小麦等品。

1. 风热闭肺证

【验案】 武某某，女，9 岁。发热 4 天。西医诊断：右下肺炎（支原体肺炎），开始低热，2 天后高热。咳嗽无痰，夜间咳嗽加重，伴流涕，咽痒，口渴，咽干，纳呆，小便黄，大便干，体温 39.6℃，口唇红而干，舌质红，苔薄黄。中医辨证为风热闭肺之肺炎喘嗽，治宜辛凉解表，宣肺止咳，予银翘散合麻杏石甘汤加减：金银花 10g，连翘 10g，荆芥 6g，薄荷（后下）3g，黄芩 10g，牛蒡子 10g，桔梗 6g，赤芍 10g，炙麻黄 3g，杏仁 10g，生甘草 3g，生石膏（先下）25g，炙枇杷叶 10g，炙紫菀 10g，枳壳 10g，全瓜蒌 10g，3 剂，水煎服。服药后不流涕，咽不痛，汗出，体温降至正常，呛咳，吐白黏痰，小便黄，大便正常，口唇红而干，舌苔黄，脉滑数。再予宣肺化痰治疗痊愈。

【按语】 患儿有发热、流涕、咽痒的卫分证，又有咽干、小便黄、口干、舌红，苔薄黄气分证兼夹便干腑实，辨为风热闭肺之肺炎喘嗽，治宜辛凉解表，宣肺止咳，予银翘散合麻杏石甘汤加减，银翘散遵"在卫汗之可也"以解表，麻杏石甘方清热宣肺平喘，两方共奏疏泄腠理、逐邪外出的，收到汗出热解、嗽止的效果。

2. 痰热闭肺证

【验案】 齐某某，男，7岁。发热伴呛咳7天，西医诊断：支原体肺炎。低热3天后高热，心烦，呛咳，吐白黏痰，夜卧不安，口渴纳呆，小便黄，3天未解大便，腹胀满作痛。体温39.9℃，面红，口唇红而干，舌尖边红、苔黄而厚，脉滑数，中医辨证为痰热闭肺之肺炎喘嗽。治宜清热宣肺，通下腑气，予麻杏石甘汤合宣白承气汤加减，药用：麻黄3g，杏仁10g，生石膏（先下）25g，生甘草3g，生大黄（后下）6g，全瓜蒌10g，枳壳10g，桃仁10g，炙紫菀10g，象贝母10g，炒川朴3g，淡淡竹叶3g，第1剂后当日大便2次，开始便状如球，后泻下秽浊量多，腹胀腹痛消失，当夜身热得解，眠安。3剂后咳嗽明显好转，诊见口唇红，舌质红、苔少。再以养阴清热化痰治疗痊愈。

【按语】 患儿为肺炎中期，有面红、口干、心烦、高热、口渴、舌红、脉数气分证，夹吐白黏痰、苔厚、脉滑之痰证，腹胀满作痛、便结之阳明里结证，辨为痰热闭肺证，病机为表邪入里、归于肺之气分，邪热炼津成痰，痰热互结、闭阻于肺，肺热易移热于大肠。治以泻肺通腑，使肺热下泄，痰热得除，方用麻杏石甘汤合宣白承气汤加减。

3. 痰热恋肺证

【验案】 田某某，女，10岁。发热咳嗽11天，西医诊断：支原体肺炎。开始低热，2天后呈稽留高热，曾服先锋霉素10天未效，现仍咳嗽，有少许白黏痰，手足心热，口渴咽干，喜冷饮，下午体温较高，小便黄，大便干。体温87.8℃，神疲，面唇潮红，舌红干、无苔，脉细数。中医辨证为痰热恋肺之肺炎喘嗽。治宜养阴清肺，予泻白散合沙参麦冬汤加减：南沙参 10g，桑白皮 10g，地骨皮 10g，黄芩 10g，杏仁 10g，麦冬 10g，象贝母 10g，知母 10g，枳壳 10g，桃仁 10g，红花 10g，玉竹 10g。3剂后，手足心热消失，咽干好转，大便正常，咳嗽明显减轻。继服 4 剂痊愈。

【按语】 患儿为急性期过后，正伤邪弱，痰热恋而不解，有神疲气伤，咳嗽、少许白黏痰、手足心热、舌干无苔、脉细数阴伤之证，亦有面红，舌红，小便黄，便干等痰热未清之症，辨为痰热恋肺之肺炎喘嗽。治以养阴清肺，予泻白散合沙参麦冬汤加减清热养阴，润肺止咳，加入活血化瘀之品改善肺部微循环，促进炎症的消散与吸收。

参考文献

1. 孙安礼，李素卿．支原体肺炎的临床特点与中医辨证治疗．中国乡村医药，1996，3（2）：25 - 27
2. 王洪玲，李素卿．中药治疗支原体肺炎 20 例临床观察．中医杂志，1992，33（7）：32 - 33

王自立 苓桂术甘汤治疗小儿肺炎

王自立，男，甘肃省泾川县人，甘肃省名中医。中医世家，师从席梁丞，任中华中医药学会理事、中华中医内科学会委员、甘肃中医药学会副会长、甘肃中医学会内科委员会主任委员、甘肃省医师协会副会长等职。著有《中医胃肠病学》《中医痰病学》等。

王氏指出，幼儿素体虚弱，痰湿内盛，遵仲景："病痰饮者，当以温药和之"的治疗原则。临床常用苓桂术甘汤温化痰饮加化痰之品。处方组成：茯苓 10g，桂枝 6g，炒白术 6g，杏仁 6g，半夏 6g，陈皮 6g，白芥子 6g，炙甘草 3g，水煎服。痰饮犯肺，咳逆咯痰较甚，加半夏、陈皮；脾虚而神疲乏力，加党参、黄芪。

【验案 1】 白某，女。出生时因呛入羊水而引发肺炎，高热不退，气急，口唇青紫，白细胞计数高达 20×10^9/L。住院治疗 20 余天，西医已旋尽策术，下病危通知 2 次，家人求治于吾师。王老师诊得患儿身热烦躁，气急鼻扇，咳嗽痰鸣，脉细数而沉，舌嫩，苔白滑。王老师指出：此为饮证，宜从中焦着手。治宗"病痰饮者当以温药和之"之旨，方用苓桂术甘汤加味。服 1 剂后咳嗽、气短减轻，咯痰减少。加麦芽 6g，再服 3 剂，诸症悉除。随访 3 个月未复发。

【验案 2】 患者，男，25 天。以新生儿肺炎就住某院，治疗 20 余天，病情愈重，下病危通知 2 次，无奈之际，请王老会诊，寄希望于一线。其病起于外感之后，渐见咳嗽、气促、痰鸣而住院治疗，用进口"先锋必"等抗生素，但湿性啰音不减反增，舌苔白润，指纹在命关紫滞，证属痰湿内停，予温阳化湿之苓桂术甘汤加味治疗。方药组成：茯苓 6g，桂枝 6g，白术 3g，白芥子 3g，杏仁 3g，陈皮 3g，甘草 2g，2 剂，水煎，昼三、夜一温服。服后咳喘大减。听诊：肺部啰音明显减少。原方去白芥子，再进

肺炎

3 剂而愈。后以六君子汤调养，以资巩固。

【按语】 两案均为新生儿，案 1 有呛入羊水史、高热；案 2 起于外感但均有咳嗽、气促、痰鸣、苔白滑脉痰湿之证，一辨为饮证，一辨为痰湿内停。宗"病痰饮者当以温药和之"之旨，方用苓桂术甘汤加味。方中苓桂相伍，一温一利，通阳利水；苓术相配，健脾利水；苓草相配，既可防甘草之壅遏，又可治疗胀满；半夏、陈皮理气化痰；白芥子温肺利气消痰；杏仁宣上焦肺气，气化湿亦化；炙甘草调和诸药，配桂枝辛甘化阳。诸药合用共奏温化痰饮，健脾渗湿，宣通肺气之功。

参考文献

1. 李永新，李文艳. 王自立经方治验四则. 中医研究，2003，16（5）：46-47
2. 王煜. 王自立主任医师应用经方治验举隅. 中医研究，2008，21（9）：59-60

刘伟胜 从温病论治肺炎

刘伟胜，男，广东省兴宁市人，广东省名中医。任中华中医药学会肿瘤专业委员会常委、中华中医药学会内科专业委员会委员、广东省中医药学会呼吸专业委员会主任委员、广东省中医药学会肿瘤专业会副主任委员。临床擅长肿瘤、呼吸疾病及内科疑难杂证的治疗。编著《呼吸科专病中医临床诊治》《肿瘤科专病中医临床诊治》《中医肿瘤、呼吸病临证证治·刘伟胜教授经验集》等。

刘氏临床以治疗呼吸系统疾病著称，对于肺炎的治疗，认为属于中医"温病"的范畴，临床多从温病卫气营血辨证，常获满意疗效。

1. 邪热犯肺证

【验案】 陈某某，女，23岁。发热恶寒5天，体温39.8℃，咳嗽咯黄稠痰，伴右侧胸痛，纳呆，全身骨痛乏力，口干口渴，舌质红，苔黄厚，脉浮滑数。检查：右上肺呼吸音减弱，可闻湿性啰音，语颤增强；X线胸片示：右上肺炎症；血常规：白细胞$16 \times 10^9/L$，中性粒细胞0.92。治宜宣肺化痰，清热解毒。用药：苇茎15g，桑白皮15g，麻黄12g，薄荷6g（后下），鱼腥草30g，败酱草30g，冬瓜仁12g，桃仁12g，杏仁12g，蒲公英15g，紫花地丁15g，野菊花12g，金银花12g，石膏30g，青天葵12g，每天2剂，水煎服。第3天体温降至37.8℃，恶寒消失，痰色由稠黄转为白色，较前易咯出，且胸痛消失，全身症状减轻，上方去薄荷，再服2剂，诸症悉除而愈。

【按语】 患者有发热恶寒，口干口渴，舌质红提示风温由卫入气，咳嗽咯黄稠痰，胸痛，苔黄厚，脉浮滑数提示邪热犯肺。辨为邪热犯肺证，治以宣肺平喘，清肺化痰，清热解毒。方由合麻黄石甘汤、五味消毒饮加减而成。方中麻杏石甘汤以清热宣

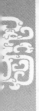

肺、定喘，千金苇茎汤中桑白皮易苇茎汤的薏苡仁清肺热除痰；五味消毒饮加鱼腥草、败酱草加强清热泻火解毒的作用，更用薄荷解表，使邪从汗泄。

2. 热入营血证

【验案】 何某某，男，39 岁。因发热恶寒 6 天，体温 39℃～40℃，痰色黄稠难咯出，近两天夹有褐色血痰，左下胸痛，气促，呼吸困难，25 次/min，5 小时前出现烦躁不安，谵语，唇周发绀，舌质红绛少苔，脉滑数。检查：左下肺语颤增强，叩诊浊音，可闻大量湿性啰音；X 线胸片示：左下肺大叶性肺炎。患者已入院 4 天，经用青霉素治疗病情未见缓解，故请中医会诊。治宜清营凉血，宣肺解毒。用药：水牛角 30g（先煎），牡丹皮 15g，玄参 15g，生地黄 24g，金银花 15g，连翘 15g，石膏 30g（先煎），知母 12g，炙麻黄 12g，杏仁 12g，青天葵 15g，黄连 12g，甘草 6g，石菖蒲 9g，大黄 12g（后下），每天 2 剂，水煎服。翌日，体温下降至 38.5℃，神志清，呼吸困难减轻，痰较易咯出，大便 3 次，烂而臭秽，上方去大黄、石菖蒲，再服 3 剂，病情明显改善，胸痛消失，体温正常，10 天后出院。

【按语】 患者在感受温邪，热传营血而出现烦躁、谵语、血痰、唇周发绀等热入营血之象。治以清营凉血，宣肺解毒。方用清营汤合麻杏石甘汤化裁，方中麻杏石甘汤宣肺平喘；清营汤清营解毒，透热养阴；石菖蒲取其助水牛角以通心窍，大黄泄气血，通腑泻热；石膏合青天葵临床退热效果甚佳，故能够使患者在较短时间内转危为安。

参考文献

刘伟胜，冯维斌. 中医肿瘤、呼吸病临证证治. 广州：广东人民出版社，1999

刘祖贻　扶正祛邪治肺炎

刘祖贻，男，湖南省安化县人，湖南省名老中医，国医大师。中医世家，曾任中华中医药管理局专家委员会委员、中草药中医药学会理事及全国中医内科学会委员、湖南省中医药学会副理事长、湖南省中医内科学会主任委员。擅长中医内科及妇科、儿科疑难杂证的诊治。

刘氏认为中医扶正祛邪法在一定的情况下，均可有提高或抑制免疫作用，但对中医药免疫需辨证论治。正虚有气、血、阴、阳之别，须补之得法；祛邪法为邪气而设，需对症而治，才可能对免疫状态起有益调整作用。非典型肺炎如肺部支原体感染患者免疫力低导致病程久延不愈，需对其进行扶正与祛邪相结合，调整机体的抗病能力达到病愈目的。

【验案】覃某，女，44 岁。2003 年 10 月 17 日初诊。咳嗽、咳痰、喷嚏 2 个月余。患者两个月前出现咳嗽、咳痰、喷嚏，以为是"感冒"，自购感冒药及消炎药如复方甲异噁唑、氨苄西林等，症状不见缓解，又在街道诊所就诊服多种中、西药物（不详），均不见效，一周前在湘雅医院做支原体抗体检查，结果：IgG（＋），IgM（－），随后在湘雅医院附二院复查，结果相同，考虑为肺部支原体感染。已连续 6 天使用吉他霉素等抗生素，现仍咳嗽、咳痰，质黏量少，神疲乏力，汗多，怕冷，打喷嚏，有时胃脘不适，口稍干，有时痰鸣气粗。既往无肝炎、结核病史。检查时见咳嗽咳痰，咽不肿，双肺呼吸音稍粗，无啰音；舌暗淡，苔白厚腻，脉滑。西医诊断：肺部支原体感染；中医诊断：咳嗽、久咳，气虚痰阻，营卫不和证。治以益气化痰，宣肺止咳，调和营卫。处方：黄芪 30g，防风 10g，白芷 10g，苏叶 10g，桂枝 8g，白芍 10g，白术 10g，矮地茶 20g，川贝母 10g，杏仁 10g，射干 10g，麦芽 30g，陈皮 6g，生姜 10g，大枣 10g。服药 7 剂后，咳嗽咳痰明显减轻，打喷嚏、口干、痰鸣气粗、胃

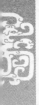

脘不适消除，纳食、睡眠、二便如常，汗多怕冷减轻；舌暗淡，苔薄白腻，脉沉略滑。原方去防风、白芷。续服 7 剂而诸症悉平。

【按语】 患者久咳不愈，用常规抗菌、抗病毒治疗无效时提示患者免疫功能低，不能杀灭致病原。神疲乏力，汗多，怕冷，喷嚏为肺气虚不能固表致营卫不和。咳嗽、咳痰，质黏量少，痰鸣为痰阻。苔白厚腻，脉滑为痰湿之象。为虚实夹杂之证，辨为气虚痰阻，营卫不和证。治以益气化痰，宣肺止咳，调和营卫。通过益气健脾扶助正气，绝痰饮之源增强机体免疫力；通过调和营卫解表，宣肺止咳化痰以祛邪抑制病理性免疫反应，达到咳痰减，表证消失的效果。

参考文献

贺兴东，翁维良，姚乃礼. 当代名老中医典型医案集·内科分册（上册）. 北京：人民卫生出版社，2009

王霞芳　肺炎治宜宣、清、润

　　王霞芳，女，上海市人，全国名老中医。师从董廷瑶。善用董氏学术经验，对急性病症、病情凶险及疑难顽症有丰富的经验。擅长哮喘、间质性肺炎、新生儿呕吐、厌食、久泻、扁桃体炎、鼻炎、癫痫弱智、肾炎、血尿、多动症、抽搐等的治疗。

　　王氏认为小儿久咳、复咳病理机制，一是邪客肺卫，肺失宣肃之外因；二是痰湿壅阻、气机不畅之内因，内外互结，相互因果，终致患儿咳嗽反复、迁延难愈。治疗上应掌握宣、清、润为主，不宜用镇摄之品，顺其病机，宣肺化痰使痰液排出而达止嗽之功。临床上喜用宣肺止咳汤。宣肺止咳汤乃基于《医学心悟》的止嗽散。程钟龄评止嗽散："温润和平，不寒不热，既无攻击过当之虞，大有启门驱贼之势。是以客邪易散，肺气安宁。"方中荆芥、桔梗上行解表利咽，宣通肺气；百部、白前、紫菀下行润肺降气，消痰止咳；橘红、甘草和中化痰，快膈。诸药配合，既能宣肺祛痰，又无发散太过，故称为外感咳嗽中的平稳之剂。方中百部对风邪袭肺，喉痒呛咳者效佳。宣肺止咳汤乃止嗽散加川贝母、象贝母清润化痰，橘络通络祛痰，苏梗理气宽中，增其宣肺之功，辛夷加强祛风通窍，以解鼻过敏诸症。诸药合用，使痰浊易化，肺气得顺。

痰浊阻络，肺失宣肃证

　　【验案 1】　张某某，女，3 岁，2003 年 5 月 13 日就诊。咳嗽反复 1 月余。自去年以来支气管哮喘发作 2 次。近 1 个月来咳嗽反复不愈，以晨起及入睡时明显，伴鼻塞鼻痒，打喷嚏流涕，咳痰白黏，咯之不爽，动则汗出，纳可便干。先后服用阿莫西林、希舒美、头孢克洛，咳嗽均未见好转。舌质红、苔薄白，脉细小滑。听诊两肺呼吸音清晰，未闻及干湿啰音。证属痰浊阻络，肺失宣肃。中医诊断为咳嗽，西医诊断为肺炎。治拟宣肺化痰止咳，投以宣肺止咳汤。药用：荆芥 6g，苏梗 9g，桔梗 6g，紫菀 6g，炙百部 6g，前胡 6g，橘皮 5g，橘络 5g，川贝母 5g，象贝母 9g，辛夷 6g，生甘草 3g，每天 2 次，每次半包。服药 3 剂后，咳嗽大缓，痰松易咯，鼻通便调，诸症缓。予以二陈汤加味。继服 3 剂后，咳和痰化，诸症痊愈。

【按语】 患儿为过敏性咳嗽持续不愈，表现咯痰不爽，鼻塞嚏涕，舌质红，脉细小滑，属外邪客肺，内有痰湿，辨为痰浊阻络，肺失宣肃，投宣肺止咳汤以宣、清、润，荆芥、桔梗、苏梗宣通肺气；百部、白前、紫菀润肺降气，消痰止咳；川贝母、象贝母清润化痰；橘红、橘络、甘草和中化痰，辛夷祛风通窍，以解鼻过敏。需指出舌质红为本案清的依据。痰松易咯随之化痰为主，以二陈汤加味收工。

【验案2】 林某某，男，5 岁。2003 年 7 月 2 日就诊。咳嗽 4 天。近半年来反复咳嗽，每月 1～3 次，反复用抗生素治疗。4 天前咳嗽又起，阵咳痰阻，咳甚引吐痰涎及宿食，咽红疱疹，大便秘结，服头孢克洛 2 天，咳嗽仍剧。舌红赤、苔白腻微黄，脉细滑。听诊两肺呼吸音稍粗，偶闻及痰鸣音。证属痰湿内蕴，风邪外袭，肺失宣肃。治以宣肺清热，化痰止咳，投以宣肺止咳汤。药用：荆芥 6g，苏梗 9g，桔梗 6g，紫菀 6g，炙百部 6g，前胡 6g，橘皮 5g，橘络 5g，川贝母 5g，象贝母 9g，辛夷 6g，生甘草 3g，每天 2 次，每次半包。服药 5 剂后，咳嗽遂减，偶有咳吐痰涎，痰色黄白，便软自调。予以温胆汤加味继服药 4 剂。咳少便调，诸症皆缓，唯喉间时有痰阻，故投星附六君子汤益气健脾，培土生金，杜痰之源，终使患儿咳嗽治愈，随访 2 月未复发。

【按语】 患儿为反复呼吸道感染，咳嗽迁延反复，阵咳痰阻，咳甚引吐痰涎及宿食，咽红疱疹，大便秘结，舌红赤、苔白腻微黄，脉细滑。当辨为痰热内蕴，风邪外袭，肺失宣肃。治拟宣肺清热，化痰止咳，投宣肺止咳汤。后改用温胆汤加味加强清热化痰，再投星附六君子汤益气健脾，培土生金，杜痰之源而获效。

参考文献

林外丽，汪永红. 宣肺止咳汤治疗小儿咳嗽 128 例临床观察. 中医文献杂志，2004，22（3）：41-42

翁维良 宣肺祛痰、清热解毒治病毒性肺炎

翁维良，男，浙江宁波人，名老中医。师从郭士魁，现任中华中医药学会临床药理学会副主任委员，北京中西医结合学会常务理事，中国医药信息学会心功能学会常委，北京疑难病学会名誉会长，中国微循环学会理事。临床擅长治疗心血管病。著有《老年病》《活血化瘀治疗疑难病》《临床中药学》《翁维良临床经验辑要》。

翁氏对肺炎的治疗注重辨证论治，从下面一则医案中可以见得。

【验案】 吉某，女，36 岁，职员。1996 年 12 月 7 日初诊。咳嗽发热 10 天，发热 37.8℃～38.5℃，某医院诊断为病毒性肺炎，治疗 10 余天，仍未能好转，目前咳嗽胸痛，吐黄痰，体温 37.8℃，疲乏无力，汗出多，口干舌燥。舌质红，苔黄腻，脉滑数。胸片提示为右下肺炎。辨证为痰热壅肺，治宜宣肺祛痰，清热解毒。处方：金银花 15g，连翘 15g，生石膏 20g，杏仁 12g，甘草 6g，鱼腥草 20g，金莲花 15g，贯众 12g，大青叶 15g，桔梗 12g，知母 12g，黄芩 15g。服药 6 剂后，体温降到 37℃ 以下，汗出减少，精神好转，仍有咳嗽，胸痛，吐痰不爽，大便干，舌质红，苔黄，脉滑数。发热已退，余热未尽，宜加养阴之剂。处方：麦冬、淡竹叶、南沙参、北沙参各 12g，甘草 10g，黄芩 15g，金银花、连翘、贯众各 12g，杏仁 10g，桔梗、款冬花各 12g，全瓜蒌 20g。再服 6 剂后，咳嗽明显好转，吐痰已无黄色，精神改善，纳食差，大便已通。舌质红，苔薄黄，脉滑。前方去瓜蒌，加莱菔子 12g，再服 6 剂而痊愈。

【按语】 患者咳嗽、胸痛提示病位在肺，汗出不退热、黄痰，口干、舌红，苔黄腻，脉滑数为痰热内蕴。辨为痰热壅肺证，治以宣肺祛痰，清热解毒。方用麻杏石甘汤以银翘代麻黄加

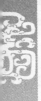

清热解毒之品，方中银翘清热透表，麻杏石甘汤以宣肺平喘，鱼腥草、金莲花、贯众、大青叶、桔梗、知母、黄芩清热解毒，化痰止咳。药后体温恢复正常，但余热未退，当滋阴清热，养胃阴、肺阴，加沙参、麦冬、淡竹叶等以促进恢复。

参考文献

翁维良．翁维良临床经验辑要．北京：中国医药科技出版社，2001

张德超　厚朴麻黄汤治间质性肺炎

张德超，男，江苏高邮人。中医世家，师从著名中医学家岳美中。任中华中医药学会内科延缓衰老专业委员会委员。擅长肝胆、脾胃及疑难杂证、老年病、康复医学的诊治。编著《中医虫病学》《古今名医名方秘方大典》《现代难治病中医诊疗学》《中药研究文献摘要》《方剂研究文献摘要》《实用中西医结合临床手册》等。

张氏对仲景学说研究造诣较深，擅长用经方治疗常见病、疑难病及急重症。认为厚朴麻黄汤，有宣肺降逆，化饮止咳之功效，主治寒饮化热饮邪上逆，对肺间质病变见咳嗽喘逆，胸满烦躁，咽喉不利，痰声辘辘，苔白滑，脉浮者有良效。

【验案】　张某，女，21 岁。1993 年 5 月 14 日初诊：反复咳喘 2 月余，曾在某医院诊断为支气管炎，间质性肺炎。用青霉素、泼尼松等治疗未愈。诊见胸闷、咳嗽、喘息，夜间为甚，咳痰色白稠黏。不易咯出。舌苔白微黄薄腻，质红，脉浮滑数。胸片示：两肺纹理增多，右上纵隔旁见少许条索影，侧位于肺门后上方，病灶周界清楚，水平叶间裂显示，心膈无特殊。诊断：间质性肺炎。辨证为饮热迫肺，肺失宣降。方予厚朴麻黄汤：厚朴、炙麻黄各 6g，生石膏 30g，杏仁、法半夏各 10g，干姜 6g，细辛 3g，五味子 6g，小麦 30g，3 剂。17 日复诊：咳嗽气喘明显好转，咯痰尚欠爽。原方加薄荷、橘红、前胡、白前各 10g，3 剂。20 日 3 诊：咳嗽显减，气喘已平，唯中午尚咳逆，咯痰量已少，舌苔薄黄，腻苔已退，质红，脉滑。予前方复加象贝母、佛耳草各 15g，3 剂。5 月 21 日，复查胸片示：两肺未见实质性病变，心膈正常。

【按语】　患者有胸闷、咳嗽、喘息肺失宣降表现，咳痰、舌黄薄腻，质红，脉浮滑数痰饮郁热之证。故辨为饮热迫肺证，治以清热宣肺降逆，化饮止咳。方用厚朴麻黄汤，方中厚朴降胃气

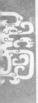

上逆，小麦降心气来乘，麻黄、杏仁、石膏乃从肺经泄热存阴，细辛、半夏深入阴分，祛散水寒，干姜、五味子摄太阳而监制其逆，一举而泄热下气，后加化痰止咳之品收功。

参考文献

张德超. 应用经方治验五则. 中国中医基础医学杂志，2000，6（9）：25－26

高忠英　辨治肺炎二则

高忠英，男，河北滦县人，名老中医。中医世家，师从魏舒和，曾任北京中医药学会基础理论专业学会委员。擅长治内科疑难病症，尤其是消化与呼吸道疾病。主编《高忠英验案精选》《方剂图析》，参编《实用中医学》《实用中医营养学》《徐大椿医书全集》。

痰热壅肺证

【验案1】 周某，女，40岁。2005年2月26日初诊，发热咳嗽喘促5天。患者初起恶寒发热，咳嗽次日寒热加重，体温39.2℃，阵咳气促，胸闷痰黄，血常规：白细胞 $1.2×10^9$/L。胸片示右下肺可见团状阴影。经某西医院诊断为肺炎，经西药抗生素治疗后恶寒退，发热亦轻，现体温38.2℃，咳嗽喘息，胸闷且痛，呼吸气粗声重短促，痰黄稠黏，量多有臭味，口干食少，倦怠乏力，大便干，舌红，苔黄腻，脉滑数。辨证为温毒犯肺，痰热壅盛。治宜清宣解毒，泻肺化痰。处方：金银花20g，青连翘15g，鱼腥草20g，鲜芦根10g，薄荷6g，荆芥穗10g，生石膏25g，肥知母10g，桑白皮10g，苦桔梗10g，浙贝母10g，生甘草10g。服药3剂后，身热退，咳喘、胸闷痛有所缓解，痰稠黄量多易出，余症同前。上方去薄荷、荆芥穗、浙贝母，加葶苈子10g，马兜铃6g，川贝母10g，再服5剂后，咳喘大减，仍感胸闷，痰白时黄，饮食增加，二便转调，查血常规，白细胞 $9.4×10^9$/L。上方去葶苈子、金银花、连翘、石膏，加瓜蒌12g，枳实10g，黄芩10g，麦冬10g。续服5剂后，诸症好转，偶有咳嗽，痰白量少，口干不甚胸片示肺部阴影尚未消失。上方去马兜铃、黄芩，加赤芍12g，红花12g，又再服10剂后，咳喘均止，胸片示肺部阴影已消失而告愈。

【按语】 患者有恶寒退，发热亦轻的寒热卫表症状，但已汗出而病不解，咳嗽喘息，胸闷且痛，呼吸气粗声重短促，痰黄稠黏，量多有臭味，口干、大便干。舌红，苔黄腻，脉滑数为由卫入气分证且有腑实。辨为温毒犯肺，痰热壅盛。治以清宣解毒，泻肺化痰。方用银翘散合白虎汤加清热化痰之品。二诊寒热解而咳喘胸闷痛未消，是温热与痰火壅结于胸之象，故去薄荷、荆芥穗透表之品，加葶苈子、马兜铃泻肺逐痰、宽胸开结，其后加川贝母、麦冬养阴润燥，赤芍、红花化络中之瘀，使邪祛正复而愈。

【验案2】 刘某，男，9岁。1998年8月27日初诊。患儿1998年6月患肺炎，经住院治疗后肺炎已愈，但仍作咳嗽，服用出院时所带抗炎平喘药未效，反于近1周加重。X线示肺纹理粗重。平素易发扁桃体炎。咳喘有痰，但咳吐不出，胸憋闷，呼吸气粗，可闻之喉中痰喘声，纳食减少，睡眠不实，精神不振，二便尚调，舌红，苔黄腻，脉细数略滑。治宜清热化痰，宽胸定喘。处方：麻黄6g，生石膏20g，杏仁10g，苏子10g，葶苈子10g，牵牛子6g，全瓜蒌10g，防己10g，枳实10g，白前10g，半夏10g，生甘草10g。服药3剂后咳及止。再服原方7剂后，喘消，但自觉鼻塞，大便溏结不调，舌尖红，苔薄黄稍腻。上方减苏子、葶苈子、牵牛子、全瓜蒌、防己、枳实、半夏，加黄芩10g，北沙参20g，辛夷10g，苍耳子10g，赤芍15g，五味子10g，黄芪10g，继服7剂后家长前来告之：咳喘基本已止，其间因着急紧张作喘一次，未药而自行缓解，鼻塞转通畅，大便时干，余未述不适。随访半年，咳喘一直未作。

【按语】 患儿咳喘发生于肺炎后期。一般肺炎后期辨为气阴两虚，痰热未清，以益气养阴为主佐以清热化痰，但本患儿咳喘有痰，胸闷，气粗，痰鸣，舌红，苔黄腻，脉细数略滑等痰热壅肺实证为主，纳食减少，精神不振为脾气不振症状。故治以清热化痰，宽胸定喘。方以麻杏石甘汤加味，辛凉宣泄，清肺平喘。石膏用量3倍于麻黄，辛凉清气为群药之首，麻黄遇石膏，其辛温发汗的功效受到制约，而取其辛苦开泄之性，两药寒温相合，功专宣泄肺中壅郁之邪热，寒不遏热，温不助热，为辛凉宣泄之剂。

参考文献

邹志东. 高忠英验案精选. 北京：学苑出版社，2006

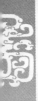

李乃庚 治疗小儿迁延性肺炎三法

李乃庚，男，江苏盐城市人，江苏省名中医。师从江育仁，曾任中国中医儿科学会常务理事、江苏省中医药学会常务理事。诊断注重望诊、用药立足祛邪、方法灵活多样的学术思想。擅长治疗小儿呼吸系统疾病。精于小儿斑疹、咳喘、泄泻的治疗。主编《小儿外治疗法》《江育仁学术经验选集》《李乃庚幼科医论》等。

李氏认为小儿迁延性肺炎病机有虚、痰、滞特点，以虚证为多，治疗常需气阴双补，清温并用，攻补兼施。病位在肺，涉及脾、胃、大肠、肾等脏腑。可分为肺脾气虚、肺胃阴虚、气虚夹滞3型辨证论治，分别用补肺脾之气、化痰止咳，方用玉屏风散与二陈汤加减；养阴润肺，方用沙参麦冬汤加减；补益肺脾之气，佐以祛痰通腑之品。

1. 肺脾气虚证

【验案】许某，男，3岁。咳嗽40余天，临床诊断为迁延性肺炎，已用青霉素等抗生素治疗1周，热退，但咳嗽、气喘迁延不愈，胃纳欠佳，喉间痰声漉漉。近来天气骤冷，复感风寒，咳嗽加重，伴有鼻塞流涕，面色少华，夜眠多汗，舌苔薄白，扁桃体Ⅱ度肥大。证属肺脾气虚，卫表不固，正虚邪恋。治以补肺脾之气，化痰止咳。处方：黄芪30g，党参10g，防风5g，杏仁10g，薏苡仁10g，陈皮5g，法半夏5g，炙款冬花10g，炙紫菀10g，白前10g，甘草5g，2剂。二诊：咳嗽明显好转，胃纳有增，仍晨起咳嗽较多，夜间易汗。原方去陈皮、半夏，加五味子、麻黄根以收敛肺气、固表扶正而愈。

【按语】患儿咳嗽迁延月余，表现为面色少华，夜眠多汗，易感冒，舌苔薄白正虚表现，咳嗽、气喘邪恋之症状，辨为肺脾气虚，卫表不固，正虚邪恋。治以健脾补肺，化痰止咳为法。药用玉屏风散与二陈汤加减，方中黄芪、党参补益中土、温养脾胃，入肺补气、固护卫阳；配防风同用，能补中有疏，散中寓补；用薏苡仁、陈皮、法半夏、甘草运脾化痰；白前、杏仁、炙款冬花、炙紫菀宣肺止咳。

2. 肺胃阴虚证

【验案】 成某，男，10岁。咳嗽50多天，诊断为迁延性肺炎。已用头孢拉定等抗生素治疗1周，但咳嗽仍时轻时重。近10天来咳嗽加剧，咳甚气喘，喉间有痰声。刻诊：形瘦面黄，干咳少痰，咳甚则喘，甚则干呕欲吐，舌苔花剥，质红。此乃阴虚之体，复感温燥之邪，留恋日久，耗灼肺胃之阴。拟养阴润肺，和胃降逆。处方：南沙参10g，大麦冬10g，甜杏仁10g，五味子5g，枸杞子10g，姜竹茹5g，橘皮5g，炙款冬花10g，炙百部10g，枇杷叶（布包）10g，甘草5g，3剂。次诊时咳嗽大减，气喘干呕皆平，能咳出少许稠痰，仍舌苔花剥，舌质偏红。原方去橘皮、竹茹，加玉竹10g，冬瓜仁10g，调理而愈。

【按语】 患儿形瘦、面黄为阴虚之体，舌红为热象，干咳少痰，舌花剥为阴虚或阴伤之症，病机为阴虚之体，复感温燥之邪，留恋日久，耗灼肺胃之阴。治以养阴润肺，和胃降逆，药用沙参麦冬汤加减，方中沙参、麦冬、枇杷叶养肺胃之阴；甜杏仁、炙百部、甘草润肺止咳；姜竹茹、橘皮和胃降逆；枸杞子、五味子滋养肾阴、收敛肺气，使肃降之令得行，咳喘遂平。

3. 气虚夹滞证

【验案】 胡某，男，4岁。咳喘3月余。诊断为迁延性肺炎，用头孢类多种抗生素，咳喘能缓解而未能痊愈。夜间和晨起咳嗽较多。近来咳喘明显，汗出如洗，询问知平素挑食厌食，时有腹痛。刻诊：面色苍白，咳声重浊，喉间有痰声，舌苔白腻，大便干而难行，2～3天1次。此乃久病气虚，且夹痰夹滞，成虚中夹实之证。故治以攻补兼施，补益肺脾之气，佐以祛痰通腑之品。处方：黄芪30g，党参10g，杏仁10g，炙款冬花10g，炙紫菀10g，枸杞子10g，玄参10g，五味子5g，细辛3g，莱菔子10g，制大黄5g，麻黄根10g，甘草5g，3剂，煎服6天。10月

15 日次诊时咳喘十去七八，出汗明显减少，大便畅通，胃纳增加，舌苔转为薄净。原方去制大黄、细辛，加大麦冬 10g，女贞子 10g，以益气养阴、调理肺脾肾而愈。

【按语】 患儿病理有杂的特点，虚为久病气虚见面色苍白，汗出如洗。实的表现是：①痰表现为咳声重浊，喉间有痰声，苔白腻。②滞表现为挑食厌食，时有腹痛，便干。治以攻补兼施，补益肺脾之气，佐以祛痰通腑之品。方中以黄芪、党参补肺脾之气、固护卫阳；麻黄根固表止汗，此为正本清源之治。杏仁、炙款冬花、炙紫菀化痰止咳；细辛温肺化痰湿；枸杞子、五味子、玄参养肺肾之阴，气阴双补，清温并用，肺脾肾同治，正气来复，则咳喘自平；莱菔子、制大黄通腑导滞，腑气通则肺气降，肺气降则咳喘平。

参考文献

陈光明，李志武. 李乃庚主任医师治疗小儿迁延性肺炎经验. 中医儿科杂志，2006，2（5）：4-5

徐志瑛　清热利湿法治肺炎

徐志瑛，女，浙江杭州人，浙江省名中医。师从陈过、杨继荪，曾任浙江任省中医学会常务理事、中国中西医结合呼吸病学会常务理事。擅长治疗呼吸、肝胆、心血管、胃肠道、内分泌病及妇科病。参编《实用中西结合呼吸病学》《呼吸系病理学和治疗学》。

徐氏认为肺炎外邪犯肺是主要病因。外邪可分风热、风寒之不同，临床表现常为咳嗽，咯痰不爽，痰色白或黄，咽痒咽痛，胸闷气急，便干，舌质红、苔白或黄，脉滑，以热证表现为主。这是因为从辨证的整体观及结合我国南方的气候特点来看，即便患者初感是风寒之邪，也易从阳化热，故在治疗时要特别重视清热法的运用，她常用野荞麦根、黄芩、鱼腥草、金银花等，用量均在 30g 以上。再则南方气候多潮湿，故在感邪之中常夹湿，治疗时常加用大豆卷、川朴、薏苡仁等。对于薏苡仁治咳，徐氏取一其淡渗下行，引邪外出，助肺肃降，其次是赖其滑利通行，转输敷布，恢复治节，再者是助脾胃之气上达，以充养肺脏。

热郁于肺证

【验案】　赵某某，女，62 岁。因反复咳嗽伴发热 1 个月于2004 年 1 月 24 日收住入某医院。患者 1 月前无明显诱因下出现咳嗽咳痰，痰白色，量少，持续性发热，无畏寒，体温波动于37.5℃～39.5℃，发热以午后明显，半夜后出汗热可稍减退，病情逐渐加重，并伴有气急，不能行走，精神软弱。入院体检：T 39.1℃，P 110 次/min，R 21 次/min，BP 115/73mmHg。全身浅表淋巴结未及，两下肺可闻及爆裂音，以右侧明显。无其他阳性体征。实验室检查：血常规示白细胞数最高达 1.6×10^9/L，中性粒细胞 0.73，IgE 93.7kU/L，抗核抗体全套阴性，CRP 132.3ng/L，ESR 140mm/h，RF 564nmol/L，生化基本正常。

痰找抗酸杆菌、抗结核抗体 IgG、IgM 阴性；痰培养示白色假丝酵母菌。胸片示两肺弥漫性斑片状阴影，以右下肺明显。CT 示两肺散在的斑片状阴影，以肺外周近胸膜下明显，可见支气管充气征。气管镜及病理检查示右下肺慢性炎症改变。胸穿示少量脂肪横纹肌及纤维组织。先后予多种抗生素及大扶康治疗 40 余天无效。诊见：面色苍白，神疲肢软，胸闷气促，口干不饮，汗出热不解，咳痰不畅，纳差便干，舌淡紫、苔光，脉滑数。此乃邪郁于肺，肺气失于肃降，日久灼伤肺阴。中医诊断为发热，西医诊断为肺炎。法当清热宣肺，养阴祛痰，佐以益气。处方：青蒿、炒黄芩、肺形草、野荞麦根、鲜芦根各 30g，人参叶、浙贝母各 20g，淡淡竹叶、银柴胡、枳壳、苏叶、皂角刺、薄荷（后下）各 9g，桔梗、桑白皮、炙白薇、枫斗各 12g。服药 3 剂后，余邪未清，阴液未复，肺气未畅，故有低热，痰稀量增，每天约 250mL，便已通。舌淡紫、苔薄少，脉滑数。予清热养阴、宣肺和胃之法，上方加炒谷芽、炒麦芽各 15g，再进 7 剂后。邪热已解，肺气得宣，湿浊之邪仍逗留经脉之中，故感双肩及膝关节疼痛肿胀，上方去疏解之苏叶、炙白薇、薄荷、枳壳等，加羌活、独活、白芥子、芫荽各 12g，鸡血藤、忍冬藤各 30g，续进 7 剂。外用鲜芫荽煎汤浸泡关节。经上方调治 2 个月后，胸片、CT 示肺部病变均消失。ESR 80mm/h，RF 304nmol/L。目前仍继续随访。

【按语】 患者诊断为闭塞性细支气管炎伴机化性肺炎，属中医"咳嗽"范畴。面色苍白，神疲肢软，舌淡苔光为气阴两虚之证，胸闷气促，口干汗出热不解，咳痰，脉滑数为痰热郁肺，气虚则血瘀，阴亏津枯，则舌紫，便干。病机为感受六淫之邪，正邪交争，邪郁于肺，肺气失于肃降，日久灼伤肺阴，肺热蒸液成痰而致痰热郁肺，日久灼伤肺阴。故当用清热宣肺、祛痰解表、养阴益气之法。方中桑白皮、炒黄芩、肺形草、野荞麦根、鲜芦根清肺热；浙贝母、枳壳、皂角刺、桔梗清热祛痰止咳；苏叶、薄荷、青蒿、银柴胡、炙白薇清虚热透表；人参叶、枫斗益气养阴；淡淡竹叶滑利通泄之性，通调水道，使热邪得出路。当热祛邪弱，再以清热养阴，宣肺和胃。后出现关节肿痛红热，是因冬受寒湿之邪，至春而发，治宜外透浊邪，故重加祛风通络之药。

参考文献

陈永，王国放，徐志瑛. 闭塞性细支气管炎伴机化性肺炎治验. 浙江中医杂志，2005，40（2）：81–81

方振干　肺炎之治，重在辨证

方振干，男，广东揭东县人。现任揭阳市市中医药学会副理事长，广东省中医内科专业委员、肾病专业委员。擅长内科病治疗，对肺病、脾胃病、肝胆病、风湿病、肾病尤有研究。参编《中华知名中医师诊疗新技术大典》。

真寒假热证

【验案】 林某，女，55岁，1999年10月7日初诊。患者于11天前，不慎着凉出现恶寒发热、鼻塞、流涕，在当地服用中西药治疗，热势反复，3天前发热加重，体温39℃～40℃，伴咳嗽，胸闷，乏力而入院，入院后查胸片示：右下肺见片状模糊影，肺纹理增粗。予消炎抗菌、退热等对症治疗3天未效，邀方老会诊。诊见：高热不退，体温40.2℃，面色潮红，畏寒，厚被踡卧，形体瘦弱，胸闷咳嗽，痰白稀薄，口唇干燥，渴喜热饮，小便淡黄，舌淡胖有齿印，苔白滑而润，脉大无力。方老认为患者禀赋瘦弱，经清热化痰、抗菌消炎的中西药治疗，高热不退而表现畏寒，厚被踡卧，喜热饮，小便淡黄，舌胖、苔白滑润，脉虚无力等一派寒象，证属阴寒内盛，虚阳上浮之真寒假热证。拟温阳纳气，宣肺化痰法治疗。处方：熟附子、茯苓各15g，干姜、法半夏、苦杏仁、炙紫菀、款冬花、僵蚕各10g，陈皮5g，肉桂、炙甘草各3g，水煎服，每天1剂。10月9日二诊：服上药2剂，体温降至36.7℃，诸症随之减轻，自觉困倦乏力，咳嗽减，痰白稠，腹微胀，纳食少，便溏，尿淡黄，舌淡、苔薄白，脉滑细。证属阴寒渐除，浮阳收纳，脾气仍虚，痰湿未尽，再投健脾除湿、化痰利肺之剂。方用四君子汤合二陈汤加减，调治至10月16日经胸片复查：肺部病灶吸收。病告痊愈。

【按语】 患者有高热不退，面色潮红，口唇干燥，口渴之热证；有畏寒，厚被踡卧，胸闷咳嗽，痰白稀薄，喜热饮，小便淡黄，舌淡胖有齿印、苔白滑而润之寒证。分辨寒热真假早治疗关键，若囿于肺炎高热，妄施寒凉之剂，无异于雪上加霜，非但无功，愈亡其阳。分辨寒热真假须从症、舌、脉辨别，抓住本质，于微中见著。患者虽有高热但时值夏天却厚被踡卧，口渴而喜热饮，饮亦不多，尚有面红，口唇干燥，均为阴寒内盛，逼阳浮越，加上舌质淡胖、苔白滑润，脉象虚，故辨为阴寒内盛，虚阳上浮之真寒假热证，治以温补阳气，方用四逆汤加宣肺化痰之品。方中附子、干姜、肉桂以温肾阳，纳肾气，引火归源；茯苓、法半夏、杏仁、炙紫菀、款冬花、僵蚕、陈皮化痰止咳。

参考文献

方思远. 方振千老中医验案 3 则. 新中医，2004，36（1）：66

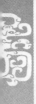

毕朝忠　宣肺合剂治肺炎

毕朝忠，男，贵州黔西人，重庆名老中医。任沙坪坝区医学会、中医学会副会长，重庆市中医药学会热病专业委员会委员。对中医内科、心血管疾病、肺系疾病、慢性肾功能不全等颇有造诣。

毕氏认为肺系疾病多由痰、瘀的病理产物和风、寒、热的致病因素，两者合邪犯肺致病。临床运用宣肺合剂治疗多种疾病，疗效满意。宣肺合剂：由牛蒡子、白芥子、苏叶、前胡、郁金、杏仁、五味子、僵蚕、桔梗组成，具有宣肺利气、调血和气、止咳宁嗽、解痉平喘之功效。

【验案】　曾某某，女，46 岁，1998 年 11 月初诊。发热、咳嗽，晨起及夜间咳嗽加重，咳痰量少，咳剧时胸部隐痛，饮食如常，大便燥。查血常规：白细胞 $7.8×10^9$/L，中性粒细胞 0.52，淋巴细胞 0.48。X 线摄片示：肺部炎性浸润，间质性改变。在某医院治疗 1 个月后（具体用药不详），患者发热胸痛好转，仍咳嗽不断。又来我院要求服中药。即诊：咳嗽，咳声不畅，咳痰不爽，痰量少，精神及饮食尚可，舌红略紫，苔白，脉迟细。辨证为痰瘀恋肺，肺失宣肃，给"宣肺合剂"，30mL/次，每天 3次。服药 5 天后，病症明显好转，咳嗽减轻，胸部 X 线检查肺部病变吸收好转。继服"宣肺合剂"2 周后，胸部 X 线检查肺部病变吸收。临床治愈。

【按语】　患者有咳嗽，咳痰，又有胸痛、舌紫瘀等表现，病位在肺，辨为痰瘀恋肺证。治以活血理气、化痰清肺、止咳平喘，药用"宣肺合剂"。方中杏仁、苏叶舒张宣肺止咳；桔梗、前胡、桑白皮祛痰止咳；槟榔、僵蚕肃降肺气而化痰；郁金活血兼理气，气行血行，痰瘀自消。其中苏叶、五味子的一开一收，桔梗、槟榔的一升一降，杏仁、前胡的一温一清，桃仁、郁金的一气一血，解表不闭肺，理气不滞肺，化痰不壅肺，活血不瘀肺，达到开肺、理肺、肃肺、清肺之目的。

参考文献

吴玫玫．毕朝忠主任医师临床应用宣肺合剂举隅．湖南中医药导报，2000，6（9）：11－12

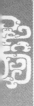

韩芳林　清热祛瘀治肺炎

　　韩芳林，女，四川南充市人，甘肃省名中医。师从名老中医江育仁、曹济民，任甘肃省中西医结合会儿科学组委员、甘肃省中华儿科学会委员、兰州地区儿科研究委员会理事、中国平衡医学研究会保健专业委员会委员、中华中医药学会儿科专业委员会理事。从事儿科临床工作35年，治学严谨，对于儿科疾病的治疗有独到的见解。

　　韩氏认为肺炎易致肺失肃降，气道壅塞，气滞则血瘀。故常加用水蛭活血化瘀，改善肺微循环，促进炎症吸收；加败酱草增强清热祛瘀。

1. 痰热闭肺证

　　【验案】　李某，女，3.5岁，2003年3月18日初诊，其母代诉：患儿咳嗽半月余，痰多，曾服抗生素效不显，精神一般，呼吸平稳，便干，尿黄，舌质红，苔薄黄，脉沉数。体格检查：T 37.3℃，神清，咽红，听诊双肺呼吸音粗，可闻及痰鸣音及大中水泡音，心脏听诊无异常。中医诊断：肺炎喘嗽（痰热闭肺），西医诊断：支气管肺炎。治拟清热宣肺，化瘀止咳。处方：炙麻黄6g，杏仁9g，石膏9g（包），水蛭3.5g，败酱草9g，甘草3g，4剂。煎汤200mL，频服，每天1剂。次诊：患儿精神转佳，咳嗽明显减轻，双肺水泡音吸收，偶闻痰鸣音，咽略红，二便调，食纳一般，予泻白散清热泻肺加减调理，处方：桑白皮9g，杏仁9g，桔梗9g，地骨皮6g，射干9g，谷芽12g，甘草3g，4剂，服法同前。三诊：患儿精神佳，食纳可，咳嗽消失，听诊双肺呼吸音转清，干湿啰音完全吸收，临床痊愈。

　　【按语】　患儿表现咳嗽、痰多、便干、尿黄、舌质红、苔薄黄、脉沉数之痰热壅肺证，辨为痰热闭肺之肺炎喘嗽，治以清热宣肺，化瘀止咳。药用麻杏石甘汤加减。方中麻黄宣肺平喘，石膏清热除烦，两者共奏宣肺气、清肺热之功；杏仁降逆平喘，止咳化痰；甘草调和诸药，解毒清热，水蛭活血化瘀，改善肺微循环，促进炎症吸收；败酱草清热祛瘀。

2. 肺脾气虚证

【验案】 杜某，男，8 岁，2003 年 12 月 5 日初诊。患儿咳嗽半年余，经抗生素及中药对症治疗，病情较平稳，但常因感冒而复发，病情时轻时重，曾诊断为：肺炎。现面色无华，神疲乏力，咳嗽有痰，多汗，纳差，舌质淡红，苔薄白，脉细，听诊双肺呼吸音粗，偶闻痰鸣音。胸片示：肺纹理增重、模糊，辨证为肺脾气虚之肺炎喘嗽，治以健脾宣肺、化痰止咳。处方：陈皮9g，茯苓 6g，半夏 6g，杏仁 9g，苏子 6g，水蛭 3.5g，败酱草9g，甘草 3g，煎汤 200mL，每天 1 剂。次诊：精神略有好转，咳减，舌脉同前，效不更方，继服 3 剂；三诊：咳嗽明显减轻，双肺痰鸣音消失，上方去水蛭、败酱草；余诊以玉屏风散为主，以益气固表，佐以健脾止咳化痰之剂调之 20 余天，病愈。

【按语】 患儿为小儿迁延性肺炎，表现为面色无华，神疲乏力，咳嗽有痰，多汗，纳差，舌质淡红，苔薄白，脉细之肺脾气虚证，治以燥湿化痰、健脾理气、和中补土，活血化瘀，药用二陈汤加减。方中二陈汤以燥湿化痰、理气健脾，杏仁止咳化痰，苏子润肺化痰，水蛭、败酱草以活血化瘀，改善肺微循环。

参考文献

高建丽. 韩芳林治疗小儿肺炎喘嗽临床经验拾零. 河南中医学院学报，2004，19（4）：67

韩芳林　清热祛瘀治肺炎

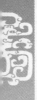

王道坤 活血定喘汤治小儿肺炎

王道坤，男，山西省和顺县人，甘肃省名中医。任全国医史、各家学说委员会委员，甘肃省高教战略研究会理事，甘肃中医学院教授。擅长内科、儿科、妇科疾病的诊治，创立了"风火痰瘀"辨证方法。合著《医宗真髓》《从医必读》《决死生秘要》《中医各家学说》《现代中医内科学》等。

王氏把小儿肺炎分初、中、末期，初期须分辨外邪用汗法，中期火热炽盛用清法，末期结合体质用调法。自拟活血定喘汤治疗小儿肺炎，方由炒桃仁、炒甜葶苈子、炒杏仁、人工牛黄（冲服）、紫菀、炙款冬花、炙麻黄、生石膏（先煎）、炙甘草组成。全方共奏宣肺开闭，活血涤痰，清热解毒之效。初期：分辨外邪用汗法。风温闭肺者加金银花、连翘、淡豆豉、薄荷等，发越郁热。风寒闭肺者加荆芥、防风、僵蚕、薄荷等。痰湿（食）郁肺，肺胃不和者加芦根、滑石、炒莱菔子、枳壳、全瓜蒌、川大黄等。中期：火热炽盛用清法：火毒偏盛者重用生石膏60～120g，合犀角地黄汤加减，以清营凉血。若青紫严重者，去杏仁，重加桃仁、牡丹皮；若兼见精神差，心音低钝，而肝脏未见进行性增大者，加西洋参、麦冬、五味子；若面色苍白，呼吸微弱者，加阿胶（烊化）；若神昏谵语，加安宫牛黄丸；便秘者，加生大黄（后下）；若神志不清，抽风者，加服紫雪丹或羚羊角粉（冲服）。痰浊偏重者重用葶苈子，并加大黄、牵牛子、生姜汁。末期：结合体质用调法：阴虚邪恋者用叶氏益胃汤加白薇、川贝母、芦根、鸡内金等。若脾虚者宜二陈汤加炒麦芽、白芍、桂枝、鸡内金调补脾胃。易患感冒者方用异功散合玉屏风散。气虚痰多者宜五味异功散加桔梗、枳壳、桂枝等。

【验案】 邱某，男，4.5岁，1987年11月8日初诊。以发热、咳喘、喉中痰鸣两天伴便干为主诉就诊。患儿经常受凉后发生咳喘，近日病情加重，昨晚发热高达 40℃，今晨测体温 39℃。咳喘，气急鼻扇，口渴，烦急尿赤。曾静脉滴注抗生素等药物效果不显。体查：面色潮红，形体消瘦，舌红苔微黄厚腻，脉滑数，咽红，扁桃体红肿。听诊两肺可闻及湿啰音，以右肺底为重。血常规化验：白细胞 12×10^9/L，中性粒细胞 0.83，淋巴细胞 0.27。确诊为"小儿肺炎"。辨证分析温邪入里，阳热亢盛，热壅肺胃，波及大肠，故出现高热，喘急，烦渴便秘等症。须以清热解毒，宣肺化痰法治之。用活血定喘汤加减。处方：炒桃仁10g，葶苈子 6g（甜，炒），人工牛黄 0.2g（分冲），鱼腥草15g，炙麻黄 9g，炒杏仁 6g，生石膏 20g（先煎），僵蚕 9g，川贝母 9g，全瓜蒌 12g，炙甘草 6g，3 剂，煎服法同前。11 月 11日，次诊。发热渐退，体温 37.5℃，咳喘顿减，喘促不明显，痰仍多，大便偏干，排便不利，两肺底可闻及大水泡音，舌红苔薄黄，脉滑小数。效不更方，上方改全瓜蒌为 15g，去人工牛黄、葶苈子，加焦三仙各 10g，3 剂，煎服方法同前。11 月 14日三诊，服药后再未发热，咳嗽次数减少，呼吸较干稳，痰少易咳出，大便通畅，精神好转，饮食有增，只在右肺底可闻及散在湿啰音，舌质淡红，苔薄白，脉细略滑。上方川贝母、生石膏减为 15g，炙麻黄减为 3g，炒杏仁加至 10g，3 剂，水煎服。11 月17 日，四诊，咳喘偶尔发作，痰少，面色萎黄，汗多，食欲可，舌淡红苔白，脉细，肺部听诊，两肺清晰。喘咳基本告愈，为杜绝其复发，改补土生金法，作为善后调理。处方：太子参 12g，炒白术 9g，茯苓 12g，桔梗 6g，生黄芪 15g，防风 9g，煅龙骨、牡蛎各 18g（先煎），炙甘草 6g，5 剂，水煎 2 次，分 3 次口服。5 天后痊愈。

【按语】 患儿发热、咳喘、气急、口渴、烦急尿赤、便结，舌红、苔微黄厚腻，脉滑数为痰热壅肺兼腑实不通，为气分证兼夹痰与肠腑不通。病机为温邪入里，阳热亢盛，热壅肺胃，波及大肠。治以清热解毒，宣肺化痰法。方用活血定喘汤加减。方中麻仁、杏仁、石膏、甘草 4 味辛凉宣肺，桃仁行血破瘀，葶苈子下气涤痰，润肠通便，使郁热从肺府之大肠而去，牛黄、鱼腥草、僵蚕、川贝母、全瓜蒌清热解毒，化痰止咳。

参考文献

尹婉如，王道坤．一方三法治肺炎——用活血定喘汤．陕西中医学院学报，
1992，15（4）：12－13

孙定隆 升降散加减治疗小儿重症肺炎

孙定隆，男，四川成都市人，贵阳中医学院第一附属医院内科副主任医师。擅长治内科杂病，对肝病及糖尿病的治疗理论独到，疗效显著。撰有"立足中焦治消渴"、"七味白术散加减治疗2型糖尿病83例"、"自拟肝安六合汤治疗急性黄疸型肝炎78例小结"、"扶正为主治疗肝癌两例"及"自拟扶脾柔肝汤治疗肝硬化33例小结"等数十篇论文，并被多种书籍转载。

孙氏从医40年，学验俱丰，尤擅长治疗疑难杂证，理论独到疗效显著。临床上用升降散加减抢救小儿重症肺炎1例。

【验案】患者，女，6岁。因咳嗽、发热6天于2001年1月15日入贵阳某省级医院治疗。入院时 T 39.8℃，P 100 次/min，R 28 次/min，BP 92/60mmHg，体重20kg，颈部可扪及数枚米粒大小淋巴结。两肺呼吸音粗，心律齐，心尖部可闻及收缩期吹风样杂音，余（一）。血常规：白细胞 5.8×10^9/L，中性粒细胞0.710，淋巴细胞0.254，单核细胞0.036，血红蛋白111g/L，血小板 221×10^9/L。沙门菌抗体测定阴性。抗结核杆菌抗体测定（金标法）阴性。胸片：右肺上叶后段肺炎。患儿有卡介苗等计划免疫接种史，否认到过疫区，未接触过可疑患者。入院诊断：大叶性肺炎。入院后经抗菌、抗病毒、激素及抗痨药治疗，患儿高热持续不降、咳嗽不止，便秘且尿中出现酮体，二氧化碳结合力下降，白细胞下降。复查胸片示右肺上叶大叶性肺炎。CT 示右肺上叶尖后段病灶大叶性肺炎，原发综合征待排。呼吸道病原学检查：流感病毒 B 阳性，抗结核杆菌抗体（ELISA 法）阳性。肌钙蛋自<0.05μg/L。抗核抗体、抗双链 DNA 抗体、可提取核抗原多肽抗体谱、类风湿因子均阴性。抗"O"<250IU/mL。抗人球蛋白试验弱阳性。骨髓细胞检查：骨髓粒系反应性增生。院方请专家组会诊，排除原发综合征及 SARS，而未能确定病因。建议转送上海作纤维支气管镜检查确诊。因难以承受高额医

疗费及不忍增加患儿痛苦，后经人介绍于 2001 年 1 月 20 日下午到我院请孙老会诊，孙老审视患儿病情后即处一方：露蜂房 10g，僵蚕 10g，黄芩 15g，小蓟 10g，姜黄 10g，大黄 10g（后下），生地黄 15g，玄参 15g，薄荷 10g（后下）。1 剂，水煎服，嘱次日复诊。次诊：患儿服药后热退，纳可，精神好转，可坐起吃饭，大便解 4 便盆，先干后溏，量多臭秽。仍有干咳，但次数减少。舌苔变薄，指纹紫黑，已透命关，仍宗前法去大黄加养阴之品以护阴液：露蜂房 10g，白僵蚕 10g，蝉衣 3g，黄芩 10g，板蓝根 15g，蒲公英 10g，薄荷 10g（后下），生地黄 10g，玄参 15g，枇杷叶 10g，麦冬 15g，北沙参 10g，生甘草 10g，4 剂，水煎服。再诊：服上方后，患儿精神渐复，体温正常，微咳少痰，纳可。舌苔薄根微厚，指纹渐浅而退至气关。1 月 23 日复查 X 线片示右肺上叶尖后段肺炎部分肺不张。宗原意清扫余邪，重养阴以滋化源：露蜂房 10g，白僵蚕 10g，天竺黄 10g，小蓟 15g，桑白皮 10g，黄芩 15g，川贝母 5g（研末冲服），生地黄 10g，百合 10g，麦冬 10g，生甘草 10g，加鲜鱼腥草一锅共煎。5 剂，水煎服。四诊：患儿情况稳定，体温正常，咳嗽消除。指纹紫，现气关，X 线片示：肺不张消失，唯肺纹理稍粗。继续巩固治疗，方用：枇杷叶 10g，北沙参 10g，百合 15g，麦冬 10g，扁豆 10g，神曲 10g，玄参 10g，小蓟 10g，甘草 10g，3 剂，水煎服。五诊：患儿体温正常，咳止纳馨。前方去扁豆、神曲、小蓟，加生地黄 10g，桔梗 10g，继服 4 剂。六诊：患儿体温正常，精神好，纳馨。补土生金以善其后，方用：太子参 10g，白术 10g，云苓 10g，焦三仙各 10g，石斛 10g，麦冬 10g，五味子 5g，大枣 15g，防风 10g，5 剂，水煎服。

【按语】 该患儿为现代医学未能确定病因之右肺上叶尖后段病灶大叶性肺炎，表现为身热、大便秘结，咳嗽。辨为风温之邪侵袭肺胃。温邪为患，传变迅速，苦寒之剂扬汤止沸已成不济，辛寒之剂有冰伏之虑且难彻阳明腑实。孙氏运用杨栗山之升降散辛凉宣泄，升清降浊，釜底抽薪，加露蜂房、黄芩以助解毒清热之力，加薄荷以助僵蚕疏散，加小蓟以制姜黄之温而添凉血之力，1 剂达到便通、热退、咳减。然邪热烁阴，肺叶渐萎而不张。急以填坎润兑之剂，以救其急。

参考文献

孙定隆．孙定隆副教授应用升降散加减治疗小儿重症肺炎经验．疑难病杂志，2004，3（3）：179

杨之藻　牛黄散治疗小儿肺炎喘嗽

　　杨之藻，男，河北省成安县人，名老中医药专家学术经验继承工作指导老师。任中华医学会安阳分会常务理事、儿科学科带头人。擅长中西医结合治疗小儿肺炎、腹泻、心肌炎等儿科常见病及疑难杂症、急危病症。

　　牛黄散由牵牛子、大黄组成，具有清热泻下、消积导滞作用，主要用于治疗食积便结。杨氏认为，临床上只要辨证准确，也可治疗肺炎。牵牛子泻肺气，逐痰饮；大黄"破痰实"，降湿浊。

　　【验案】　李某，女，9个月。喘憋，气急，伴咳嗽4天。曾给青霉素、氟美松肌内注射，入院后改为静脉滴注。并给以清热宣肺，化痰止喘之中药散剂治疗，3天来病情不减，阵发性喘憋、尤以夜间为甚，需给吸氧方能稍事缓解，大便2天1次，量少。面色青灰，烦躁，鼻扇，口周发绀，涎塞如潮，三凹征（＋），腹胀如鼓，舌质偏红，苔黄腻，指纹青紫达命关。辨证属痰壅肺实之证，治以泻肺涤痰通腑之法，用牛黄散4g，瓜蒌皮粉2g，清热散2g，葶苈子粉2g，活血散2g，混合分成4包，每天2次，每次1包，水煎服。2天后，腹胀大减，大便每天1行，喘憋、痰壅也缓；恪守原意，减其量，续服2天，诸症悉减；继以养阴健脾之剂，以善其后。

　　【按语】　患儿喘憋、气急、咳嗽、便结、面色青灰、烦躁、鼻扇、发绀、多涎，舌质偏红，苔黄腻，指纹青紫达命关为风温入营有逆转心包之势。辨为痰壅腑实证，治以泻肺涤痰通腑之法，其理由为治肺不应，肺与大肠相表里之理论，取"上病下取，实者泻之"之意，方中用牛黄散通腑涤痰，清热散清肺中邪热，活血散治因气闭致瘀之发绀、面色青灰，粉瓜蒌皮、粉葶苈子降肺气化痰，取得了腹胀减而痰壅随之亦缓良好效果，继以养阴健脾之剂善后。

参考文献

杨之藻，杨纲领. 牛黄散在儿科的临床运用. 河南中医，1996，16（6）：366 - 367

曾广琥 四逆散合半夏泻心汤治疗肺炎

曾广琥，男，江西萍乡市人，江西省名中医。任江西省中西医结合理事会理事。从事中医临床工作近 40 年，尤其擅长治疗老年病、肿瘤、咳喘、眩晕、头痛、肝胆肠胃疾病，对妇女病有独特的研究和经验。

半夏泻心汤用于寒热虚实夹杂之"痞证"疗效极好，四逆散乃疏肝解郁之祖方，两方相伍，疏肝健脾，调和寒热。曾氏用之宣郁泄热治肺炎。

【验案】 陈某某，男，1.5 岁。因"肺炎在市医院儿科住院月余，先后应用柴胡注射液安乃近滴鼻，青霉素 G、丁氨卡那、先锋霉素 V 号、地塞米松输液等治疗，仍热不退，咳不止。住院期间 3 次做 X 线摄片均诊断为"支气管肺炎"。因久治不愈乃自动出院。请余试诊。证见精神委靡，面色无华，呼吸稍促，咳嗽连连，肌肤散热（肛温 38.5℃），舌质红起芒刺，苔黄厚，指纹紫滞。体检：两肺底皆闻细小湿性啰音。此为痰热壅肺，痞结于胸。治宜清热泻肺，祛痰散痞。投四逆散合半夏泻心汤化裁。处方：柴胡、桑白皮各 10g，枳实、杏仁各 5g，法半夏、黄连、炙甘草各 4g，黄芩、浙贝母各 6g，连翘、紫菀各 7g，西洋参 3g，生石膏 20g（先煎）。每天 1 剂水煎频频喂服。3 剂后热退，咳嗽减轻再守原方去石膏连服 5 剂，肺部啰音消失，诸症悉除而痊愈。

【按语】 患儿临床表现精神委靡，面色无华，呼吸稍促，咳嗽、发热，舌质红起芒刺，苔黄厚，指纹紫滞。病机为邪热入里，阳气内郁，肝脾失调，气滞不和。辨为痰热壅肺，痞结于胸。治以清热泻肺，祛痰散痞。故以半夏泻心汤合四逆散清热宣气解郁，开痞散结；加生石膏、连翘清热透邪，桑白皮、浙贝母、紫菀化痰止咳。

参考文献

曾广琥. 四逆散合半夏泻心汤临床应用的体会. 四川中医，1998，16（3）：55－56

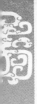

沈庆法　肺炎按温病的卫气营血辨治

　　沈庆法，男，浙江人，中医内科专家，肾脏病专家，温病学专家。现任任中国中医药学会内科肾病专业委员会主任委员、内科学会委员，传染病学会常务委员兼副秘书长。擅长治疗急慢性肾炎、肾病综合征、肾衰竭、肾虚而致高血压等病证。著有《中医临床肾脏治疗学》《中医外感热病学》《温病名著通俗讲话》《实用中医大全》《中药的临床选用》《温病名著选读》等。

　　沈氏认为肺炎的临床表现与温病的卫气营血辨证基本上是一致的。在卫分证阶段，由表邪不解而入里，而表现在气分证的过程较长且复杂。有表现为肺、胃、肠、少阳等部位证候，但以肺热证和肠热证为多。肺热证的特点是热、渴、咳、喘，病理上为痰热壅肺，肺气失宣，肺气气滞，脉络失和而见身热增高，持续不退，咳嗽甚至胸痛，痰中或伴有血丝；肺经痰热壅阻，下移大肠，热结不通而见肺肠并病证。治疗上采用宣肺化痰，泄热攻下，用宣白承气汤；也有肺胃邪热下移大肠，但未内结成实，下迫大肠，津液下渗而见身热增高、咳嗽、口渴下利，治疗上可以苦寒清热止利，用葛根芩连汤。从温邪发病和病理过程表现来看，温邪入里，在治疗上很重要的一点就是要注意透邪，在卫分阶段用泄卫透热，透表清暑等。到了气分阶段则应采用透邪清热、化湿透热，至于入于营血则应透热转气即透营分之热转出气分而解。在透邪的同时，就应注意扶正。一方面扶助正气以达邪于外，另一方面扶助正气和透邪相结合更有助于提高疗效，缓解病情。

1. 温毒内陷，阳气暴脱证

　　【验案】　周某，男，28 岁，工人，1977 年 4 月 2 日就诊。主诉：发热 5 天。今晨起咳剧，呼吸急促，大汗淋漓。患者 5 天前突然发热，伴咳嗽。曾在院外自服感冒药，不效。今晨咳嗽增剧，来院急诊。查白细胞总数 11.6×10^9/L，中性粒细胞 0.82，淋巴细胞 0.18；胸透提示：左叶肺大片密度不均，边界模糊影，右肺斑片状模糊影，遂给抗生素治疗。4 小时后，突然呼吸急促，口唇发绀，面色苍白，大汗淋漓，咳嗽更剧，四肢厥冷，两肺闻及散在湿啰音，拟诊"中毒性肺炎"而住院。入院后即以补液抗感染。第 2 天上午，患者烦躁不安，呼吸急促，口唇发绀，血压从 120/80mmHg 下降至 60/0mmHg，四肢厥冷，大汗淋漓，心力衰竭，即以中西医两法进行抢救。西医先加强给氧量，静脉推注毛花苷 C、林可霉素每天 1.8g，氯霉素每天 1.5g，以及地塞米松。中药协同西药一起救治。检查：神志尚清，急性面容，大汗淋漓，口唇青紫，四肢厥冷，咽稍充血，胸廓对称，呼吸较快，两肺满布湿啰音，心尖搏动位于剑突，肝上界第 6 肋，肋下 1cm，剑突下 2cm，质中有压痛，脾肋下 3cm，质中无压痛，苔薄质暗，脉细数，重按似无。血常规：白细胞 10.05×10^9/L，中性粒细胞 0.81，淋巴细胞 0.15，单核细胞 0.04。心电图：窦性心动过速；胸片：两肺广泛性炎症，左上肺有所好转，右中下肺和外上方炎症增多。血气分析提示：酸中毒；痰培养示：产气杆菌生长。诊断：风温逆传（中毒性肺炎），邪毒内陷，阳气暴脱。治疗急以回阳救逆固脱。处方：附子 15g（先煎），干姜 6g，党参 30g，煅龙骨 30g（先煎），煅牡蛎 30g（先煎）。服药 2 剂后，症情大好转，血压、心率均恢复正常，汗出已敛，阳回之后。肺热痰浊未清，稍咳，腑气不通，舌质红，苔薄黄腻，脉弦滑数。痰热伤阴，肺气不降。治拟宣肺清热，化痰通腑。处方：杏仁 10g，生大黄 6g（后下），生石膏 30g（先下），瓜蒌皮 12g，鱼腥草 30g，黄芩 12g，冬瓜仁 12g，郁金 10g，芦根 30g，上方随证加减至 4 月 22 日出院。

【按语】 患者有气急，唇绀，面色苍白，大汗淋漓，咳嗽，四肢厥冷，为温病邪热内盛，逆传心包，致阳气暴脱之候。急以回阳救逆固脱，方选四逆加人参汤加减。方中附子、干姜、党参以益气回阳，救逆固脱；龙骨、牡蛎以敛阴复脉。二诊时，危症已除，证见稍咳，腑气不通，舌质红，苔薄黄腻，脉弦滑数，肺经痰热壅阻，下移大肠，热结不通而见肺肠并病证，故治以清化痰热，通腑泻热。方中杏仁、郁金、瓜蒌皮、鱼腥草、黄芩、冬

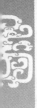

瓜仁、生石膏、芦根以宣降气机，清化痰热；生石膏、芦根又可清热生津；大黄通腑泻热，开肺之热郁。众药共奏宣肺化痰，泄热攻下而收效。

2. 邪热犯肺，气阴两伤型

【验案】　赵某某，女，70岁，家庭妇女。患者有慢性支气管炎史。自1975年7月起肺部反复感染共4次。目前，临床表现消瘦，咳嗽，痰多稠黏，时有低热，饮食减少。胸透：提示右肺门阴影增宽并显示模糊，左中及左下肺野可见小片状网状阴影。诊断右肺门炎症，左中下肺间质性肺炎。经抗感染、止咳化痰等药治疗，病情未见明显好转，邀请中医会诊。昨起发热头痛，微汗出，咳嗽咳痰稠枯，胸闷，舌质红，苔腻微黄，脉小弦细。辨证为邪热犯肺，气阴两伤。中医诊断为咳嗽；西医诊断为右肺门炎症，左中下肺间质性肺炎。治宜清热兼滋阴。药用：南沙参12g，桑白皮12g，地骨皮9g，鱼腥草15g，开金锁15g，生薏苡仁12g，冬瓜仁12g，桃仁、杏仁各9g，芦根30g，前胡9g，蒲公英15g，鸭跖草15g，陈皮6g，焦谷芽、麦芽各12g，服药7剂后，发热已退，咳嗽痰少而黏，纳谷不馨，神疲乏力，舌红苔白腻，脉小弦滑。痰湿恋肺，肺失肃降。治拟肃肺化痰和胃。处方：半夏6g，茯苓9g，北秫米12g，陈皮6g，枳壳9g，川贝母3g，南沙参12g，黄芩3g，焦六曲9g，焦谷芽、麦芽各12g，再服7剂后，纳食渐增，精神渐佳，咳痰渐少，时有升火，舌质红，苔微黄，脉转有力。脾胃生气渐充，是体虚可复之象。肺经外邪既解是疾病向愈之征。病发已久，当拟清肺养胃以善其后。处方：南北沙参各12g，生黄芪9g，石斛9g，杏仁9g，瓜蒌仁12g，生地黄12g，麦冬9g，陈皮6g，川贝母6g，地骨皮12g，焦谷芽、麦芽各12g，续服7剂后，胸透已恢复正常。观察1年，病情未发，其间仍服些清肺养胃之品。

【按语】　患者有消瘦，咳嗽，痰黏，低热，脉细肺阴虚证表现，又有咳痰，胸闷，舌质红，苔腻微黄，脉弦痰热内蕴表现，其病机为外邪犯肺，肺失肃降，痰热津伤。治以清肺泻热，化痰止咳，生津增液。取泻白散为主合千金苇茎汤、增液汤加减。后据痰热渐清，痰湿恋肺，肺失肃降，肺胃阴伤。予肃肺化痰和胃与清肺养胃，方用泻心汤与沙参麦冬汤加减。

参考文献

1. 田元祥，赵建新，杨倩，等．内科疾病名家验案评析．北京：中国中医药出版社，2000
2. 刘祖发，谢小红．呼吸疾病古今名家验案全析．北京：科学技术文献出版社，2007

沈庆法　肺炎按温病的卫气营血辨治

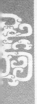

何绍奇 清热豁痰治肺炎

何绍奇，男，四川梓潼县人，著名中医学者和中医临床家。师从蒲辅周、章次公、朱良春、岳美中、方药中、任应秋、刘渡舟等，曾任中国中医药报编辑委员会常务委员。编写《中国大百科全书·中医卷》《实用中医内科学》《现代中医内科学》《读书析疑与临证得失》。

肺与大肠为表里，肺炎初起既可见肺热灼津而致大便干结，也可因肺热炽盛下移大肠而致腹泻。前者宜在宣透清热药基础上加瓜蒌、紫菀，高热持续不退、腹胀、不大便者可用调胃承气汤通腑泻热；后者宜用葛根黄芩黄连汤，肺与大肠两清之。以上都可以见到咳嗽，气急，不可用一般的止咳方药，应退其热，舒畅其气机，肺复宣肃之常则咳喘自止。

【验案1】 林某某，女，8岁。住荷兰埃因霍温大学医院，因肺炎病危进入监护室。各种管子插了一大堆，病不见轻，其家长征得荷兰医生同意试用中药。顷诊：高热，神昏，抽搐，痰声如拽锯，隔着玻璃窗也能听见，颜面潮红，额有微汗，舌红，苔黄腻，脉滑数，此痰热壅肺之重证，拟通腑清热豁痰定惊。药用生大黄10g，黄连6g，黄芩6g，焦栀子6g，全瓜蒌10g，猴枣粉0.3g（做2次冲），钩藤10g，川贝母3g，石膏30g（先煎），羚羊角丝10g，前胡3g，石菖蒲3g，桔梗3g，鱼腥草10g，1天1服，分3次鼻饲。服1剂后得畅泻3～4次，再剂加芦根30g，鱼腥草加倍，热退喘平，抽搐亦止，患儿第3天即进入普通病房。

【按语】 患儿无卫分证表现，而表现高热，痰声如曳锯，颜面潮红，舌红，苔黄腻，脉滑数气分证，且有抽搐热极生风与神昏窍闭，病机为温热伏邪又夹痰热，辨为痰热壅肺重证，治以通腑清热豁痰定惊，石膏、黄连、黄芩、焦栀子、鱼腥草苦寒直折，桔梗、川贝母、前胡、全瓜蒌、猴枣粉清热化痰，生大黄通腑泻热，钩藤、羚羊角熄风定惊，石菖蒲化痰开窍，泻热退喘，止抽搐。

【验案2】 郝某某，女，68岁。1997年春节后开始出现持续发热，咳嗽痰多，被诊断为"肺炎"而住院治疗。今已住院4个月，反复用过多种抗生素及激素，发热或持续，或暂退而复热，证见发热，咳嗽，痰多而黏，舌红苔厚腻，脉滑数。拟清化痰热，用小陷胸汤、千金苇茎汤、雪羹；合鱼腥草、石菖蒲、远志、莱菔子、竹沥水。10余剂后，体温渐次恢复正常，但每2个月仍有一次发热，每次持续1～2周。用原方合温胆汤、葎草，约40余剂后，仅偶发低热，咳愈，痰量锐减，易方调理，至11月份终于出院。

【按语】 患者发热，咳嗽，痰多而黏，舌红苔厚腻，脉滑数痰热壅肺证。但痰热留连不解，痰热不去，则气化不展，所以反复发热。咳嗽不爽，痰黄而黏，胸闷，尿赤，舌红苔黄腻，脉滑数。日久阴伤，治宜清热化痰，通利三焦，俾气化得展，治节乃复，阴虚也才有可能慢慢恢复。故用小陷胸汤（黄连、半夏、瓜蒌仁）、千金苇茎汤（桃仁、薏苡仁、冬瓜仁、鲜苇茎或芦根）、雪羹，合鱼腥草、石菖蒲、远志、莱菔子、竹沥水清化痰热。其中葎草清肺泄热，利水活血，适宜温热性质的咳嗽。

【验案3】 蔡某，男，9岁。春季感冒后继发右下肺炎，发热咳嗽，痰稠色黄难咯出，胸痛，舌红脉滑数。病属风温，拟清肺化痰，用麻杏石甘汤加连翘、金银花、薏苡仁、桔梗、枳壳、郁金、黄芩、鱼腥草、虎杖、全瓜蒌，2剂热退，4剂咳止，继以调肺胃，化痰浊以善后。

【按语】 患儿为风温新感，风夹温热，热多由新感引发，所以初起都可有不同程度的表证。其证热咳嗽，痰稠色黄难咯出，胸痛，舌红脉滑数。其治宜清泻肺热，然必兼用透表，清热是针对温邪，透表的意义不仅是解除恶风、头痛症状，散热，更重要的是给病邪以出路，减削病邪对机体的损害，使病邪外解，不至深入。里热亢盛者加金银花、连翘、鱼腥草、虎杖、黄芩清热解毒；痰稠加薏苡仁、桔梗、瓜蒌、桔梗、枳壳、郁金祛痰。

【验案4】 一87岁老人重症肺炎会诊，病已1周，病情日重，已上呼吸机。按其的胸膈部及胃部，其虽不能讲话，神色却

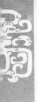

立见痛苦之状，投以小陷胸汤，立见转机。

【按语】 老年患者邪热熏灼津液为痰，而酿成痰热结于胸脘之候。按之痛，则痰热结滞，陷于胸脘，气机不得升降宣通之故。小陷胸汤为典型的痰热方。半夏为痰饮之常用药，体滑性降，而不免于辛温，合黄连、瓜蒌，则辛以开结，寒以泄热，能通能降。投以小陷胸汤，立见转机。

参考文献

1. 何绍奇．绍奇谈医（一～七）．中医药通报，2006，5（2）：7-9
2. 何绍奇．外感咳嗽的辨证与治疗．中国临床医生，2006，34（4）：
    55-56

傅淑清 麻杏石甘汤加味治疗小儿肺炎喘嗽

傅淑清，女，江西省名中医。任全国中医药职教学会常务理事、江西省职教学会中专工作委员会常务理事、江西省中医药学会常务理事、抚州市中医药学会理事长。从事中医临床、教学、科研工作近 40 年，擅长妇科、儿科。

傅氏常用麻杏石甘汤加味治疗小儿肺炎喘嗽，疗效满意。麻杏石甘汤有清肺化痰，止咳平喘之效。方中麻黄宣肺平喘，石膏清热除烦，两者配伍，具有宣肺气、清肺热之功，为方中主药；杏仁降逆平喘，止咳化痰；甘草调和诸药，解毒清热。高热、舌质红苔薄白者，加金银花、连翘、牡丹皮；舌红、少苔者，加芦根；舌红苔黄、壮热咳喘、小便短赤、大便秘结、脉滑数、痰热壅盛者，加浙贝母、葶苈子；咳甚者，加款冬花；喘甚者，加桑白皮、苏子；痰多者，加半夏、鱼腥草、射干、紫菀、僵蚕；纳差者，加神曲；睡眠不安者，加云苓。

【验案】 吴某某，男，15 个月。因发热、咳嗽 7 天于 2007 年 5 月 11 日初诊。曾在我市六医院住院，诊为"哮喘性支气管炎"。采用多种抗生素、退热药治疗未效。遂请中医治疗。刻诊：发热，体温 37.5℃，咳嗽微喘，夜间咳嗽较重，痰色黄，不易咯出，食欲不振，大便数日一行。体格检查见：急性热病容，咽充血，双扁桃体Ⅰ度肿大，无渗出物。心率 102 次/min，两肺满布细小水泡音。舌红、苔黄厚腻，脉滑数。住院期间实验室检查：血白细胞 9.6×10^9/L，中性粒细胞 0.69，淋巴细胞 0.31。胸部 X 线提示：两下肺可见点片状阴影。诊断：肺炎喘嗽（痰热闭肺型）。治宜清肺化痰，止咳平喘。方用麻杏石甘汤加味：炙麻黄 1g，杏仁 4g，生石膏 10g，射干 3g，桑白皮 3g，地骨皮 4g，僵蚕 3g，薄荷 3g，川贝母 5g，葶苈子 3g，云苓 5g，甘草 2g，金银花 5g。服药 3 剂后，患儿体温正常，咳嗽明显好转，

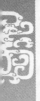

喉间痰鸣减轻，食欲有所增加，大便日 1 行。继服上方 3 剂后诸症消失，再用中药进行后期调理而痊愈。

【按语】 患儿有发热、咳喘、痰色黄、便结、舌红、苔黄厚腻，脉滑数等痰热壅肺证表现，辨为痰热闭肺型肺炎喘嗽，治以清肺化痰，止咳平喘。方用麻杏石甘汤加味，宣肺气、清肺热、止咳化痰平喘；薄荷、金银花透表；射干、桑白皮、地骨皮、僵蚕、川贝母、葶苈子、云苓止咳化痰。

参考文献
罗小花. 傅淑清用麻杏石甘汤加味治疗小儿肺炎喘嗽 43 例. 江西中医药，2007，38（12）：5

吴立文 肺炎痰瘀同治法

　　吴立文，男，河北南和人，老中医药专家学术经验继承工作指导老师。师从时振声，任甘肃省中医药学会内科学会副主任委员。擅长内科杂病的中医辨治。善于运用痰瘀理论及气机升降理论指导临床实践，方药有独到之处。参编《中医内科学》教材。

　　吴氏认为痰邪是肺系疾病最为常见的病理因素，痰阻气机，易出现血瘀；肺气郁闭或肺气虚弱，气病及血，多致血瘀，因此痰瘀互阻是多种肺部疑难病的常见病理变化，临证中要痰瘀同治。

1. 清热化痰，活血调气法

　　此法适用于属痰热证，症见咳吐黄痰、舌苔黄腻、脉滑数者。治以清热化痰，活血调气。方用清化活血汤：瓜蒌、浙贝母、桑白皮、葶苈子、枳实、桔梗、黄芩、青黛、鱼腥草、桃仁、当归、郁金、生甘草。痰热证方选清金化痰汤、清气化痰丸、桑白皮汤、小陷胸汤为基础。常用药有：瓜蒌、浙贝母、桑白皮、胆南星、射干、葶苈子等，酌情配用清肺泄热之品，如黄芩、栀子、青黛、鱼腥草、败酱草、生石膏、知母等；调气加桔梗与枳实；痰黄黏稠难以咳出者，选加海蛤壳、海浮石等。

　　【验案】吴某，男，58岁，2003年5月17日初诊。患者于1年多前曾出现过右侧胸痛，伴轻度咳嗽、咳痰，自服抗炎药后缓解，几个月后又出现过同样症状，但比首次发病程度为轻。1周前因劳累出现胸痛，进行性加重，呼吸、活动则疼痛加剧，以致不敢深呼吸，翻身起卧困难，无明显咳嗽、咳痰，体温37℃。胸部X线检查示：右肺下叶直径3cm阴影。B超示占位性病变。入院后胸部CT检查：右肺下叶炎症，右侧胸膜增厚。经B超引导下肺穿刺活检，病理报告为炎性组织。诊断：炎性假肿瘤。曾用左氧氟沙星和丽珠芬行，但疗效不显。刻诊：右胸部有时疼痛，胸闷，痰白而黏，咳出不爽，舌稍胖偏暗，苔黄厚腻，脉弦。辨为痰热瘀血互结。施以清热化痰、行瘀散结之法。处方：柴胡 12g，枳实 15g，桔梗 15g，瓜蒌皮 20g，浙贝母 15g，生薏苡仁 30g，冬瓜子 30g，桃仁 10g，郁金 20g，赤芍 15g，丹参 20g，鱼腥草 30g，生甘草 6g。服上方 6 剂后，黄腻苔有所减退，上方减浙贝母为 10g，加海蛤粉 15g，继服 24 剂，胸痛消失，黄腻苔全部减退，无明显自觉症状。7 月 9 日胸片复查：右肺下叶密度偏高，双肺纹理增重。上方加沙参 15g，继服 30 剂。9 月 11 日复查：双侧肺纹理增重，膈肌活动正常。

【按语】 患者诊断为炎性假肿瘤，临床表现有胸闷、痰白而黏、咳出不爽、苔腻、脉弦之痰证，有胸痛，舌暗之瘀证，有咳出不爽、苔黄之热象，故辨为痰热证，病机为痰阻气机致血瘀，治以清热化痰、行瘀散结之法，达到胸痛消失，黄腻苔全部减退，无明显自觉症状，肺部阴影消失的效果。

2. 化痰泄浊，活血调气法

此法适用于证属痰浊，证见痰白黏稠或清稀、舌苔白腻、脉缓，无热象征兆者。治以化痰泄浊，活血调气，方用化痰活血汤：桔梗、枳壳、半夏、橘红、茯苓、生薏苡仁、冬瓜子、紫菀、白前、桃仁、当归、郁金、炙甘草。痰浊证方选用枳桔二陈汤、三子养亲汤、止嗽散为基础。常用药有半夏、橘红、茯苓、紫菀、白前、紫苏子、白芥子、莱菔子等；调气之品，桔梗与枳壳配用；痰浊壅塞甚者，选加胆南星、皂角刺。瘀重加苏木。肺系病久，气虚者选用党参、太子参、黄芪等；阴虚选用沙参、麦冬、百合等；气阴两虚，多用山药、玉竹。

【验案】 刘某，男，7 岁，2003 年 4 月 9 日初诊。患儿 4 年来一直咳嗽，迁延不愈，活动后或受风后则连续咳嗽，痰不易咳出，多为白痰，有时出现黄痰，鼻涕时清时浊。曾口服或静脉输注抗生素治疗。近半年来咳嗽加重，在某院诊为"支原体肺炎"，经抗感染、抗病毒治疗无明显疗效。后又服汤药近 30 剂，仍未见效。刻诊：频频咳嗽，有黄痰，浊涕，咽痒，纳差，舌质红，舌前部布满瘀点，舌苔薄腻微黄，脉弦细。查：咽红充血，扁桃体Ⅱ度肿大；双肺呼吸音粗糙，无干湿啰音。辨为肺阴亏虚、痰瘀阻肺。治取滋阴润肺、宣肺祛痰、活血化瘀之法。处方：沙参、麦冬、白扁豆、玉竹、当归各 10g，桃仁 6g，炙紫菀 15g，桔梗、制百部各 10g，青黛（包煎）6g，木瓜、橘红各 10g，浙贝母 6g，瓜蒌皮、钩藤各 10g，白僵蚕 6g，生甘草 5g，3 剂，水煎服，每天 1 剂，分 2 次早晚服。药后咽痒减轻，夜间咳嗽也有减轻，白天仍咳嗽，活动仍频频作咳，有痰不易咳出，舌脉同前。二诊：上方加郁金 10g，续 4 剂。三诊：药后症状减轻，夜间已基本不咳，薄腻黄苔已退，苔转薄白，舌前部瘀点渐减。继续用前方稍事加减调治，服药 1 个月后，除跑步迎风偶尔作咳外，其他时间已不咳嗽，饮食增加，舌淡红，瘀点减少，瘀色变浅。后因不慎感冒，出现鼻塞、流清涕、咽痛等症状，无发冷发热，后半夜又出现咳嗽。查：咽红充血，扁桃体Ⅱ度肿大，颌下淋巴结肿大有压痛，舌脉同上。原方去白扁豆、玉竹，加辛夷、牛蒡子各 8g，3 剂。药后咽已不痛，有浊涕，平常状态下已不咳嗽，活动剧烈后有阵咳。用上方减牛蒡子，又服用两周，巩固调理。

【按语】　患儿有咳嗽、咽痒、脉细之阴虚证，有咳痰、浊涕、舌腻、脉弦之痰证，有舌红、痰黄、苔黄之热象，有舌前部布满瘀点瘀血证，辨为肺阴亏虚、痰瘀阻肺。治取滋阴润肺，宣肺祛痰，活血化瘀之法。因此临证应详辨虚实之主次，补通并行，或补而兼通，或通而兼补，合理调整扶正补虚与化痰活血的关系。

参考文献

韩红帼. 吴立文从痰瘀论治肺部疑难病经验. 中国中医药信息杂志，2005，12（5）：75－76

汪受传 分期七法论治肺炎

汪受传，男，江苏东台人。师从江育仁，任中华中医药学会儿科学会会长、中医药高等教育学会儿科分会常务副会长。从事中医儿科工作，擅长治疗小儿肺系疾病、脾系疾病，擅长小儿肺炎、反复呼吸道感染、泄泻、流行性脑脊髓膜炎的治疗，提出"小儿肺炎从热、郁、痰、瘀论治"、"胎怯从肾脾两虚论治"学术观点。主编《中医儿科学》教材。

汪氏认为小儿病毒性肺炎病因多属正气弱，卫外不固，继而外感邪毒，由口鼻而入，内攻于肺而发病。其病机为邪毒由表入里，热与痰结，痰壅肺闭，宣肃失司为主。急性期开畅肺气，化痰泄浊。重畅肺气，化痰泄浊，明辨寒热，侧重解毒，兼顾次证，解痉活血。宣肺之品：麻黄、杏仁、桑叶、桔梗等。肃肺之品：桑白皮、麻黄、前胡、白前、炙款冬花等。清宣化痰常用半夏、陈皮、黛蛤散、胆南星等；清肺肃化痰浊常用瓜蒌皮、礞石等，温肺肃化痰浊常用葶苈子、苏子、莱菔子等。清肺泄热解毒用黄芩、虎杖、生石膏、鱼腥草、拳参等；解痉常伍僵蚕、地龙、辛夷、蝉蜕等。活血用丹参、赤芍、红花、莪术、虎杖等。恢复期扶正为主，扶正可清余邪。宜健脾益气，肃肺化痰；养阴益气，润肺止咳；调和营卫，扶正达邪。健脾益气，肃肺化痰常用炙黄芪、太子参、五味子、白术、茯苓、甘草、百部、化橘红、桂枝、炙紫菀、焦三仙、炒苍术、怀山药等。养阴益气，润肺止咳常用沙参、麦冬、玉竹、炙款冬花、百合、百部、天花粉、太子参、茯苓、生扁豆、地骨皮、桑叶等。若久咳不止，干咳无痰者可酌加敛肺养阴之品，如炙乌梅、五味子、白芍、生甘草、诃子等。调和营卫，扶正达邪，常用炙黄芪、桂枝、白芍、甘草、生姜、煅龙骨、煅牡蛎、炙百部等。泄热加用大黄、玄明粉等。

【验案1】 杨某，男，14个月。2006年2月23日就诊。主

344

诉持续发热 5 天，伴咳嗽并加重 2 天。咳声浊，喉间痰嘶，不会咯吐，咳甚则吐，纳可，大便调，1 天 1 行，曾于外院静滴头孢类抗生素治疗 3 天，未见显效。体格检查：T 39.1℃，咽红，舌红苔黄腻，听诊两下肺满布干湿性啰音，心脏（一）。四诊合参，证属痰热闭肺，宣肃失司，治以开闭化痰，泻肺止咳。兹用炙麻黄 3g，杏仁 10g，生石膏（先煎）30g，生甘草 3g，葶苈子 10g，苏子 10g，黄芩 10g，前胡 10g，虎杖 12g，竹茹 4g，紫菀 6g，莱菔子 10g，大黄 3g，4 剂。1 剂服后热势降，2 剂后咳缓，热退，解黄色稀糊状便，夹有少许黏液，日行 2～3 次。续以前方出入，治疗 5 天后愈。

【按语】 患儿发热、咳嗽、喉间痰嘶、舌红苔黄腻，辨为痰热闭肺，宣肃失司，治以开闭化痰，泻肺止咳。虽大便调，仍给予大黄清肠腑，使上焦壅遏之痰热从下而走，解黄色稀糊状便，日行 2～3 次，热退。

【验案 2】 杨某，男，2 岁 3 个月。于近日住院。患儿发热 2 天，体温 38.5℃，咳嗽频作，气喘，听诊两肺广泛性细湿啰音。X 线片报告：两下肺散在分布斑片状密度增高影，边缘模糊。鼻咽部分泌物免疫荧光法呼吸道合胞病毒检测阳性。诊断为呼吸道合胞病毒性肺炎。给予清开灵注射液静脉滴注，儿童清肺口服液口服。第 2 天热退、喘平，第 4 天呼吸道合胞病毒检测阴性，第 5 天肺部湿啰音消失。第 10 天全部恢复正常，痊愈出院。

【按语】 患儿有发热、咳嗽频作、气喘等为麻杏石甘汤适应证，辨为痰热壅肺证，以宣肺平喘，清热化痰。用儿童清肺口服液（炙麻黄、生石膏、杏仁、前胡、桑白皮、葶苈子、僵蚕、拳参、虎杖、丹参等）开肺涤痰、解毒活血之品配以清开灵清热解毒，方中炙麻黄宣肺开闭；生石膏、太子参清热，制麻黄辛热之性；杏仁、桑白皮、葶苈子、僵蚕涤痰化浊，宣肃肺气；虎杖、丹参解毒活血。共成宣肺开闭、清热化痰、解毒活血之方。

参考文献

1. 李江全. 汪受传教授治疗小儿病毒性肺炎经验. 中医药学刊，2003，21
   （1）：44 - 45
2. 陈超，汪受传. "肺与大肠相表里"理论在儿科临证中的应用. 中医药学

汪受传 分期七法论治肺炎

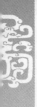

报，2006，34（6）：43-44

3. 赵霞，汪受传，杨燕，等. 清开灵注射液与儿童清肺口服液联用治疗小儿呼吸道合胞病毒性肺炎痰热闭肺证的临床评价. 中医杂志，2008，49（7）

肺炎

钟 坚　清肺化痰汤治疗支原体肺炎

钟坚，男，浙江省杭州市桐庐人，浙江省名中医。任浙江省中医药学会理事，衢州市中医药学会副会长。从事中医临床及教学，能取中西医之长治疗疑难杂症，擅长治疗心脑血管疾病、免疫性疾病和胃肠疾病、急性感染性发热、糖尿病、肿瘤所有术后康复。

钟氏根据支原体肺炎临床主要表现发热、剧烈咳嗽、痰黏咽痛、苔黄腻、脉滑数，辨证为痰热壅肺，治以清热化痰，方自拟清肺化痰汤。方中黄芩、桑白皮、地骨皮、黛蛤散清肺热、泻肝火；浙贝母、瓜蒌皮、鱼腥草清热化痰；紫菀、百部化痰止咳；桔梗、射干、生甘草清肺利咽。初起有发热汗出表证者，去桑白皮、地骨皮、黛蛤散，加桑叶、杭菊花各 10g；高热者，加石膏、芦根各 30g，知母 10g；胸骨下疼痛者，加郁金 10g；痰中带血丝者，加白茅根 30g，焦山栀 10g，痰黏难咯者，加鲜竹沥 30mL。

【验案】　龚某，女，21 岁，技术员。患者因发热咳嗽 5 天，痰中带血丝 2 天，胸片提示诊为右下肺炎，于 1995 年 4 月 12 日上午 9 时入院。入院后经用菌头孢他啶、庆大霉素治疗 3 天，仍高热不退（T 39.5℃），咽拭 MP-PCR 阳性。诊断为肺炎支原体肺炎。证见阵发性剧咳，夜间为甚，痰黄黏稠，痰中带血丝，咽痛、胸骨下及两膝关节酸痛。舌红、苔黄腻，脉滑数。证属痰热壅肺，治拟清解肺热、化痰止咳。停用抗生素，以清肺化痰汤加石膏、知母治疗。3 剂后高热退，咽痛、胸骨下痛止，痰中无血丝。再以原方去石膏、知母，加鲜竹沥 30mL。服药 5 剂后咳嗽咯痰止，两膝关节痛也愈，胸片复查心肺正常。

【按语】　患者有剧咳，高热，痰黄黏稠，咽痛，胸痛，舌红、苔黄腻，脉滑数痰热壅肺之象，辨为痰热壅肺证，治清解肺热、化痰止咳。方用清肺化痰汤清肺热，化痰浊；石膏、知母用清里热。复诊热退，痛止，痰黄稠加鲜竹沥清化痰热。

参考文献

钟坚．清肺化痰汤治疗支原体肺炎 69 例．浙江中医杂志，1997，32（11）：511－511

姜良铎　宣透法治支原体肺炎

姜良铎，男，陕西省人。中医内科学学科学术带头人。任全国中医内科学会副主任委员、全国热病专业委员会副主任委员、北京市中医内科专业委员会副主任委员、中国中医急诊杂志编委。从事中医内科教学、医疗、科研，擅长治各种发热性疾病及内科疑难杂证，主编大专教材《中医急症学》。

支原体肺炎目前临床发病率越来越高，而对于抗生素的耐药越来越严重，因此中医有其独特的优势。姜氏运用宣透法治疗支原体肺炎，疗效满意。

【验案】 洪某，男，52 岁，2003 年 8 月 12 日初诊。患者汗出后吹空调而出现恶寒发热，体温 39℃，并伴有头痛乏力，查血常规：白细胞 8.8～10⁹/L，中性粒细胞 0.68，服用对乙酰氨基酚、感冒清热冲剂等药后汗出热退。旋即复升。继用瓜霜退热灵、双黄连、清开灵，用药后体温可降，4～6 小时后体温又升至 39℃～40℃。继用前药治疗 6 天，仍高热持续不退，患者来我院就诊。复查血常规：白细胞 9.0～10⁹/L、中性粒细胞 0.71。胸片示：右下肺可疑片影。遂住院治疗。查：热病面容，无汗，全身皮肤黏膜无黄染及出血点，浅表淋巴结未触及肿大，咽部充血，双侧扁桃体Ⅱ度肿大，左侧有脓点，双肺叩清音，呼吸音粗，未闻及干湿性啰音，舌红，苔黄腻，脉滑数，余未见异常体征。排除其他发热性疾病，诊断：化脓性扁桃体炎，肺炎（待排）。予以 0.9％生理盐水 100mL＋达力新 1.5g，静脉滴注，每天 2 次。中医辨证为热在气分，予以清气兼化湿热，处方：生石膏 20g，知母 12g，黄芩 15g，苍术 10g，黄连 6g，厚朴 6g，生薏苡仁 30g，滑石 15g，佩兰 12g，淡淡竹叶 6g，水煎服。每天 1 剂用上法治疗 3 天，患者体温仍波动在 38.5℃～39℃，无汗出，且出现入睡困难，睡眠不安。体格检查：两眼润湿，咽充血同前，扁桃体仍可见脓点。肺部体征同前。舌红、苔黄腻，脉滑数。支原体抗体阳性，确诊为支原体肺炎，遂停用达力新。因患者肝功能异常，不宜使用大环内酯类抗生素，故继续口服中药治疗。姜氏查房后认为本病属于温病范畴，辨证为湿热证，且为热重于湿，患者虽高热不退，但两眼润湿，夜寐不安，考虑邪热已入营分；夜寐不安为热扰心神，营热蒸腾于上，故两眼反见润湿。此即所谓"营分受热，则血液受劫，心神不安，夜甚无寐"。治疗方面除应用白虎加苍术汤清化湿热外，尚应加强清气宣透之力，以使邪气外达，并可酌加凉血药物，方剂调整如下：生石膏45g，知母、贝母各12g，黄芩15g，苍术10g，青蒿15g，连翘15g，藿香10g，佩兰10g，柴胡15g，炒杏仁10g，牡丹皮12g，赤芍12g，桑叶15g，急煎。患者服1剂后微汗，当晚体温降至正常。效不更方，谨守此方继用3日，患者体温稳定。继续口服清化湿热中药治疗7天，患者痊愈出院。

【按语】 患者暑湿季节发病，为汗出当风后出现恶寒发热，自服中西药汗出热退旋即复升，为湿病夹湿，未用辛凉之剂宣透肺卫邪热与淡渗化湿之品分利湿邪，用药过于寒凉，反冰伏热邪，而致湿热相搏，邪不易外达。后虽用白虎加苍术汤清化湿热，但宣透力量不足，故热仍难解，热邪深入营分而夜寐不安。辨为湿热证，热重于湿。加大石膏用量，取其辛散之功，与他药相伍，透热转气；加青蒿、连翘、藿香、柴胡、杏仁、桑叶以透邪外达。加用牡丹皮、赤芍清热凉血。在热性病治疗中，及早选择一些辛寒清气、宣畅气机之品，避免苦寒太过，遏制邪气极其重要。

参考文献

崔霞. 姜良铎教授应用宣透法治愈支原体肺炎高热1例. 江苏中医药，2008，40（6）：51

肖旭腾　柴葛解肌汤治肺炎

肖旭腾，男，广东省揭阳市人。任中华中医药学会儿科专业委员会常务委员、中国中西医结合学会儿科分会委员、广东省中医药学会儿科专业委员会副主任委员。擅长儿科肾病、咳喘、肾炎、神经疾病的治疗。主编《常见儿科病中西医诊疗与调养》等3部书籍，参编《中医儿科学》。

柴葛解肌汤为治疗太阳风寒未解，郁而化热，渐次传入阳明，波及少阳的三阳合病。肖氏临床活用于肺炎的治疗，特别对肺炎出现高热的小儿患者有较好的退热作用。

【验案】 廖某，男，8岁。1991年10月5日初诊。患儿因发热咳嗽5天，而在某医院住院治疗。当时查血常规：白细胞$10.24×10^9$/L，N 0.63，L 0.37。胸部X线摄片显示：左下肺见片状密度中等阴影，边缘模糊，余肺纹理增粗，心膈未见异常。诊断：左下肺肺炎。入院3天来，经用先锋Ⅴ、地塞米松、清开灵等药静滴，并给清热泻肺，化痰止咳的中药治疗，仍高热不退，每天最高体温都在39℃以上，虽给复方氨基比林肌内注射及冰敷头部等部位，体温仅暂时下降，旋即高热再起。入院第3天（10月5日）晚上8时多，患儿除高热外，伴烦躁谵语。家人忧心如焚，急邀余前往诊治。刻诊：T 40.3℃，神志模糊，烦躁谵语，胸腹灼热，四末不温，肌肤无汗，舌红、苔黄、脉浮数。辨为风温，证属风邪犯肺，热扰心神。治宜辛凉透表，清热宣肺。因表邪未解，里热已炽，故仿柴葛解肌汤之意，处方：柴胡、葛根、青蒿、黄芩各15g，荆芥、牛蒡子、淡竹叶、连翘、桔梗、天竺黄各10g，生石膏（先煎）30g，薄荷（后下）6g，配药2剂，嘱即刻煎1剂，温服以助药力。9时许服药，药后不足1小时，患儿开始出汗，四肢转温，体温降至39.1℃。药后2小时，体温为38℃。当晚患儿全身微汗不断，安然入睡。翌晨7时体温为37.5℃，神志清爽，咳嗽锐减。再服1剂，当天下午

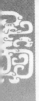

体温恢复正常，咳嗽消失，尔后未再发热，痊愈出院。

【按语】 患儿为表邪未解而里热已炽，而前医重在清热泻肺，化痰止咳，药过用寒凉，热郁于里，邪热内蕴，热扰心神。叶天士云："在卫汗之可也，到气才可清气。"治疗宜外透表邪，内清里热，故仿效葛解肌汤之意，用柴胡、葛根、荆芥、薄荷、牛蒡子、青蒿解表透邪，黄芩、生石膏清泄里热，桔梗开宣肺气以泄郁热，淡竹叶、连翘、天竺黄清心化痰以宁心安神，药后汗出、肢温、热退、神清。

参考文献

肖旭腾. 柴葛解肌汤治肺炎高热验案 1 则. 新中医，1994，（6）38

李斯文 从"瘀毒"论治放射性肺炎

李斯文，男，教授，云南省名中医、第四批全国老中医药专家学术经验继承工作指导老师，硕士研究生导师，主任医师。从事中医、中西医结合临床研究、科研工作 30 余年，临证擅长辨证与辨病相结合，立足中西医双重诊断，谨守病机，审因论治，重视脾胃功能的恢复。现任云南省中医医院肿瘤科主任、中华中医药学会肿瘤专业委员会常委、中国中医肿瘤诊疗指南专家委员会委员、云南省中医药学会肿瘤专业委员会主任委员、云南省中医药学会肿瘤专业委员会主任委员。

李氏认为，从中医角度认识，放疗每每伤阴化燥，耗人阴液，因此，放射线属热毒之邪。李斯文教授认为射线用来治疗肿瘤疾患，属"以毒攻毒"治法的范畴，它就好比一把"双刃剑"，既能杀灭肿瘤细胞，亦可损伤人体正气。癌病之由来非一朝一夕速成，而是历经日久复杂的一系列病理变化之后形成。待癌病形成发病之时，阴伤、气虚、血瘀、热毒等虚实之证多相互夹杂。

放射性肺炎的发生，主要在于以下两方面因素：一方面，射线直接侵袭机体，煎灼津液，熬耗营阴，致内则娇脏失其润养，咳吐浊唾涎沫，咽干声嘶等；外则五官九窍失其濡养，可见口干鼻燥，口腔黏膜破溃，或不思饮食，两目干涩，甚则皮毛焦枯等。前贤有云"火热者，必有毒"，"毒者，火邪之盛也"，在病理过程中放疗所致的热盛或热结，久则俱可成毒，"毒热炽盛，蔽其气，凝其血"，"津液被火灼竭，则血行愈滞"。另一方面，放射线治疗尚可引起气机阻遏，内生湿热，气滞则血行不畅，致使血淤而成结，湿热内蕴，浊邪瘀结，可见患者舌质暗红或暗紫或夹瘀，苔薄黄或黄腻，舌底静脉粗胀迂曲等。

概而言之，李氏认为放射性肺炎多由正气不足，瘀、毒、痰内结于娇脏，宣发清肃失司所致，而"瘀毒内结肺络"始终贯穿于放射性肺炎整个病理过程中。

　　李氏在多年的临床实践中，形成了自己独特的辨证思路：辨病与辨证相结合，宏观与微观相结合，整体与局部相结合，谨守病机，审证求因，审因求治，提出"瘀毒内结肺络"是贯穿于放射性肺炎整个病理过程中的学术观点。主张早期即应用活血解毒之法治疗放射性肺炎。因此，临床遣方用药时多以活血解毒类药物为主，再依兼症选用化痰祛湿、软坚散结等药味。其组方在辨证基础上结合辨病、再兼次症，对症辅之，形成了自己治疗放射性肺炎独特的处方法则，即"辨证＋辨病＋对症＋情志疗法"的组方模式。李氏认为，治疗放射性肺炎不同于一般肺系疾病，辨病显得尤为重要，乃取"有的放矢"之义。放射性肺炎患者多为肿瘤患者，其常情绪低落，自暴自弃。运用语言作用，通过言语解除患者疑虑，帮助患者树立"带瘤生存"的信心，从而影响人的生理功能，以到达配合治疗的目的。

　　李氏认为胸部恶性肿瘤放疗后出现放射性肺炎的根本原因在于癌病患者本虚放疗之时，热毒之邪趁虚而入，内窜经络，继入血分，致肺脏宣发清肃失职。本病病性为本虚标实，临床上表现为：低热或高热、刺激性干咳、咳少量白色黏液样痰、胸痛、气短，甚则不能平卧，剧烈咳嗽，痰中带血或咯血痰，舌质暗红或暗紫或夹瘀，苔薄黄或黄腻，舌底静脉粗胀迂曲等。李氏采用"活血解毒"为主要法则，同时重视脾胃功能的修复，尽力恢复肺脏宣发肃降的生理功能，因时、因地、因人制宜，以达到"治病"与"治人"同步进行之目的。

　　临证组方选药，李氏经验多以"当归、丹参、金银花、连翘"为基本方，取其活血解毒之效，再配以开胸豁痰，健脾开胃药物。同时嘱患者注意饮食，适当锻炼（视体质情况，做扩胸运动），并对患者进行心理开导，帮助患者建立"带瘤生存"的自信心。

　　【验案】　患者，男，50 岁，2011 年 4 月 8 日初诊。5 个月前因咳嗽咯痰，痰中带血，到某医院先后进行胸片、CT 检查，CT片示：左侧肺门区包块 3.5cm×2.5cm，经纤维支气管镜检查，病理检查后诊断为左肺中分化鳞癌，即行左肺部分切除，放疗 1个疗程，总剂量为 6000Gy。来诊时为放疗结束后第 12 周。现在症见：连声作咳，痰少，色白黄相间，质黏稠，咳出觉舒，胸胁刺痛，气喘，低热，寐可，纳差，大便干，小便调。体格检查：体温 37.8℃，双肺呼吸音略低，双肺未闻及干、湿啰音，舌质暗红，苔黄微腻，舌底静脉粗胀迁曲，脉细数。复查胸片见与照射野形态大约一致的内索条状、大片状密度增高影、密度不均、边界较清楚。提示放射性肺炎。血常规、心电图检查无异常。李老师据症将其诊断为肺癌术后放疗后并放射性肺炎。中医辨证属瘀毒内结，宣降失司。治以活血解毒，开胸顺气，散结平喘。拟方如下：金银花 20g，连翘 15g，蒲公英 30g，虎杖 15g，当归 15g，丹参 15g，䗪虫 10g，全虫 10g，炒黄芩 15g，炒知母 15g，白果 10g，炙瓜蒌壳 15g，牡丹皮 10g，赤芍 10g，炙鸡内金 15g，炙甘草 5g，每天 1 剂，水煎服，7 剂。嘱避风寒，忌食牛羊肉、生冷香燥辛辣之品，调畅情志。

2011 年 4 月 15 日二诊：诉连声作咳，胸痛气急，低热消失，现仍咳嗽，咯少量痰，色白微黄，质黏稠，轻微胸痛，纳食可，大便正常，小便调，舌质暗红，苔黄微腻，舌底静脉粗胀迁曲，脉细数。药已中的，故治疗不变，守一诊方，继服 7 剂。

2011 年 4 月 22 日三诊：诉胸痛、低热诸症消失，现断续咳嗽，痰少，质稍稠，纳可，大便溏，每天 1～2 次，小便调。舌质暗红，苔薄黄，舌底静脉粗胀迁曲，脉细数。二诊方去全虫，加炒白术 15g 以实大便，继服 7 剂。

2011 年 4 月 29 日四诊：诉断续咳嗽之症较前稍缓，痰少，质较前清稀，纳佳，大便正常，小便可。舌质暗红，苔薄黄，舌底静脉粗胀迁曲，脉细微数。三诊方加重䗪虫至 15g，以增强活血解毒之效，继服 7 剂。

2011 年 5 月 6 日五诊：诉断续咳嗽的时间间隔明显延长，痰量极少，现食纳佳，大小便正常，舌质暗红，苔薄白，舌底静脉粗胀迁曲较初诊时明显减轻，脉细。患者目前放射性肺炎症状已基本缓解，守四诊方，继服 10 剂，每 2 天 1 剂，以巩固疗效。

【按语】患者来诊至放射性肺炎症状基本缓解，历时 28 天，前后服药 28 剂，治疗过程中谨守病机，始终以活血解毒为基本方治疗，其间因方药对症加减甚少，取得良好的近期效果，体现了李氏对放射性肺炎"瘀毒内结肺络"认识的科学性和遣方用药的精准性。

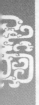

参考文献

王亮开，李斯文．李斯文教授治疗放射性肺炎的学术思想和经验总结．中医临床研究，2011.3：18－20

董幼祺 小儿迁延性肺炎治验

董幼祺，男，浙江宁波人，浙江省名中医。师从董延瑶，任中华中医药学会儿科分会副主任委员、浙江省中医药学会儿科分会副主任委员、浙江省中西医结合学会儿科专业委员会委员。擅长治疗小儿发热、惊厥、急慢性支气管炎、哮喘、急慢性泄泻、急慢性胃炎、肠系膜淋巴结炎、厌食、抽动症、过敏性紫癜、癫痫、川崎病等。出版参编著作 8 部。

董氏治疗小儿迁延性肺炎，主要从营卫失和，脾虚痰聚；阳虚表郁；肝火犯肺兼阴虚等证型入手，辨证加减，随症治之。

1. 营卫失和，脾虚痰聚证

【验案】 汤某，3 岁，1999 年 3 月 5 日初诊。患儿平素体弱，1 月 13 日感冒。发热（T 38.5℃～39.5℃）持续 1 周，伴咳嗽、气促来院。血常规检查：白细胞 18.5×10^9/L，中性粒细胞 0.82，L 0.I7，血红蛋白 95g/L。胸片：右肺可见小状模糊阴影。诊断为支气管肺炎。经抗生素治疗后发热已退，气促平复。但咳嗽始终不愈，2 月 15 日胸片复查：肺炎尚未完全吸收。现诊：患儿面色㿠白，神倦汗多，咳嗽有痰，纳食不香，便下松散，每天 2～3 次，小溲清。舌苔薄白，脉浮缓。治以调和营卫，健脾化痰。药用桂枝 3g，炒白芍 5g，生姜 2 片，红枣 3 枚，甘草 3g，党参 5g，焦白术 10g，茯苓 10g，陈皮 3g，姜半夏 10g，胆南星 3g，白附子 5g。5 剂后，汗出减少，咳嗽亦少，大便每天 2 次。原方加炒谷芽 10g，续进 5 剂。药后面色转润，汗止纳佳，再以黄芪桂枝类合四君子汤调治半月，4 月 1 日胸片复查肺炎已吸收。

【按语】 患儿表现为面色㿠白，汗多易咳、脉浮缓，辨为表虚之体，营卫失和，脾虚痰聚。治以调和营卫，健脾化痰。方中桂枝汤调和营卫，参附六君子汤培土生金，杜其生痰之源。如此营卫调和脾气得复，而肺炎咳嗽亦得治也。

2. 阳虚表郁证

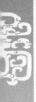

【验案】 胡某，男，10 岁，1999 年 12 月 12 日诊。患儿有先天性心脏病史，平素阳虚多汗，11 月 20 日因发热（T 39.5℃）、咳嗽、气促 5 天而住院。血常规：白细胞 13.5×10⁹/L，N 0.78，L 0.22。胸片示：支气管周围炎。诊断为毛细支气管炎。经西药抗生素治疗后，体温始终在 38.5℃ 左右，且咳嗽多痰。中药曾用麻杏石甘汤等治疗，亦未见显效。12 月 10 日胸片复查炎症尚未吸收，伴轻度肺气肿。现诊：患儿面色青白，咳嗽气促痰鸣，汗多，四肢厥冷，便通溲清，舌苔淡白，脉浮而微，略数。治以发表温经，药用麻黄 3g，淡附子 5g，细辛 15g，淡干姜 15g，淡豆豉 10g，杏仁 6，姜半夏 10g，茯苓 10g，陈皮 3g，甘草 3g，3 剂后体温下降至 37.5℃，气促已缓，咳嗽减轻，汗出改善，四肢稍温，病得转机，原方续进 3 剂。药后体温转和，咳嗽、咯痰减少，汗减肢温，予以苓桂术甘汤合二陈汤加款冬花、紫菀 5 剂，后以六君子汤为主调理善后，至 12 月 25 日胸片复查已恢复正常。

【按语】 患儿汗多、面色㿠白、四肢厥冷症状与先天性心脏病辨其阳虚，发热而脉浮微略数，示表邪未解；故投麻附细辛汤以发表温经，二陈汤以燥湿化痰，加杏仁寓三拗汤之意以宣肺散寒；又淡豆豉解表，淡干姜温中散寒，3 剂以后阳气渐复，表寒渐散。续进 3 剂，则热平气静，咳嗽瘥。终因阳虚之体，故以温化痰饮之苓桂术甘汤调治，继以六君子汤为主以巩固善后。

3. 肝火犯肺兼阴虚证

【验案】 郑某，男，4 岁，2000 年 5 月 12 日就诊。患儿于今年 4 月初开始咳嗽，逐渐加重，伴低热（T 37.6℃）。曾用西药氨苄西林及中药清宣肺气之剂，效果不显。经住院检查：支原体培养阳性，胸片示：双肺纹理增粗，稍见模糊。确诊为支原体肺炎。经用红霉素治疗后，低热已退，但咳嗽仍剧。现诊：干咳逾月，咳则面赤，并诉胁痛，纳少口干便通溲黄，舌红少苔，脉弦略数。治以清肝滋肝，养肺止咳，药用黄连 15g，白芍 6g，乌梅 5g，生甘草 3g，当归 5g，牡蛎 12g（先煎），川贝母 5g，款冬花 10g，南、北沙参各 10g，5 剂后，干咳减少，胁痛已除。再以原方加麦冬 10g，继用 5 剂，干咳已逝，给予沙参麦冬类调治以善后，5 月 28 日支原体培养呈阴性。

【**按语**】 患儿表现干咳面赤，胁痛；舌红口渴喜饮，脉弦肝火犯肺之证，少苔脉数为阴虚之象。昔贤尤在泾曾曰："干咳无痰，是肝气冲肺，非肺本病，仍宜治肝兼滋肝可也。"故辨为肝火犯肺兼阴虚证。治以清肝滋肝，养肺止咳，方中黄连泻火，乌梅、牡蛎收敛肝气，芍药、甘草缓肝之急，当归养血滋肝，辅沙参、川贝母、款冬花养肺润肺。久咳之症，5 剂即以改善，再以5 剂则告愈。

参考文献

董幼祺. 小儿迁延性肺炎治验三则. 中国中医急症，2001，10（5）：284

高　洁　支原体肺炎辨治四法

高洁，女，主任医师，陕西省名老中医学术继承人。任陕西省中医药学会糖尿病专业委员会副主任委员。擅长治疗呼吸系统，内分泌系统各种危重症及疑难杂病。

高氏认为支原体肺炎属中医的"咳嗽"范畴。初期多为表邪未尽，肺失宣肃，气逆为咳，治疗用宣透，宣肺降逆法，使邪有出路，肺复宣肃，常用三拗汤加味，辨为风寒证，配止嗽散以祛风宣肺，止咳化痰；辨为风燥证，配用桑杏汤解表清肺，润燥止咳；辨为风热证，合用桑菊饮以疏风清热，宣肺化痰；咽痒加炙僵蚕、蝉衣；咽痛加射干、马勃、牛蒡子、板蓝根。支原体肺炎迁延期热退咳减，胸闷叹息乏力为主要症状时，多辨为脾肺气虚及肺胃阴虚，强调应用培土生金法，以益气健脾化痰为主，清肺止咳为辅，胸闷重者少佐宽胸理气之品。气阴两虚者补肺气法，用补肺汤和玉屏风散加减，阴伤重者加沙参、麦冬。脾（胃）肺气虚证，用甘温培土生金法，方选参苓白术散合二陈汤加减，气虚者加用黄芪、党参；痰黄者加用胆南星、竹茹、黄芩。脉象虚，纳食少进，不喜饮水、痰多嗽频，选取用黄芪建中汤去饴糖加茯神，再接服四君子汤。肺胃阴虚证用甘凉培土生金法，常用沙参麦冬汤，甘凉濡润，生津养胃；气虚者加用太子参。胃气失降呕恶者加旋覆花、半夏、竹茹。

【验案】　王某，女性，35岁，工人。咳嗽咯痰1个月，诊断为支原体肺炎。初诊见咳嗽，咯痰，晨起及夜间咳多，痰量多质黏难出，咽痒，气短神疲，胸闷不适，纳差，便溏，舌淡苔白滑，脉沉细。根据舌脉辨证为脾肺气虚证，治疗以益气健脾、化痰止咳、开胸为法，方选二陈汤和止嗽散加减，药用：陈皮10g，百部10g，白术10g，桔梗10g，射干10g，蝉衣10g，紫菀10g，杏仁10g，半夏9g，全瓜蒌15g，甘草6g，5剂，水煎服，日1剂。复诊时有轻微咳嗽，偶有咯痰，咽干咽痒，舌质淡，苔薄白，脉沉细，辨为气阴两虚证，以益气养胃生津润肺为法，给上方去蝉衣、陈皮，加沙参 15g，麦冬 10g，蜜枇杷叶 10g，茯苓 10g，再用 5 剂。未再出现咳嗽。

【按语】 患者病程 1 个月，为支原体肺炎迁延期，热已退，有气短神疲、胸闷不适、纳差，便溏，肺脾气虚证，有痰黏难出、咽痒、脉细阴虚之象，有咳嗽、咯痰、痰多，苔白滑，脉沉痰湿内蕴之证，辨为脾肺气虚、痰湿内蕴兼肺胃阴虚，故培土生金法肺脾同治，虚则补其母，以益气健脾、化痰止咳、开胸法而取效。

参考文献

刘淑萍，赵全民，高洁. 高洁主任医师治疗支原体肺炎的经验. 现代中医药，2005，25（6）：3-4

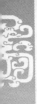

吴 瑜 小青龙汤治疗支气管肺炎

吴瑜,副主任医师,成都市名中医。任四川省中医药学会儿科专委会委员、中国保健科学技术学会会员。擅长治疗小儿发热、咳嗽、哮喘、腹泻,以及各种小儿出疹性疾病,对病毒性肝炎、过敏性紫癜、川崎病、胃病有较深研究。

吴氏据《伤寒论》小青龙汤主治外寒内饮之证,用于哮喘性支气管肺炎表现为咳吼痰声重、听诊双肺闻及痰湿鸣、舌质正常或淡红、苔白的患儿风寒客表、水饮内停证,选用小青龙汤加味治疗,则可取得确切的疗效。

【验案 1】 患儿,女,3 岁,2003 年 10 月 29 日以咳嗽 1 周为主诉就诊。就诊时咳嗽重,喉间有痰鸣,舌质淡红,苔白厚,流清涕,双肺可闻及湿啰音。处方:麻黄 10g,桂枝 10g,白芍 10g,干姜 5g,细辛 5g,五味子 10g,胆南星 5g,天竺黄 5g,白芷 10g,辛夷 10g,炒苏子 10g,炒葶苈子 10g,炙紫菀 10g,炙款冬花 10g,2 剂。11 月 10 日复诊:咳嗽明显好转,痰鸣消失,流涕消失,双肺听诊呼吸音稍粗,舌质正常,苔白。续方:麻黄 10g,杏仁 10g,甘草 3g,法半夏 10g,陈皮 5g,茯苓 10g,黄芩 10g,前胡 10g,肺经草 10g,炙紫菀 10g,炙款冬花 10g,2 剂。11 月 14 日复诊:咳嗽基本消失,双肺听诊正常,舌质正常,苔白。后以玉屏风散加二陈汤调理,嘱 2 剂后停药。

【按语】 患儿表现为咳嗽,痰鸣,苔白厚内饮之证,流清涕外受风寒表现,为小青龙汤适应,故治以解表蠲饮、止咳平喘,药用小青龙汤加减。方中麻黄发汗解表,宣肺平喘,兼以利水;桂枝温经散寒,助麻黄解表;干姜温脾肺之寒;细辛辛温而散,温散上、中、下三焦水寒之邪;甘草守中扶正;芍药酸敛以护肝阴;五味子酸敛以护肾阴;胆南星、天竺黄、炒苏子、葶苈子、紫菀、款冬花祛痰止咳。

【验案 2】 杨某,男,2 岁半,2004 年 4 月 7 日因咳嗽 4 天就诊。就诊时咳痰声重，流清涕，鼻塞，咽充血，舌红，苔黄，双肺可闻及少许痰鸣音。处方：麻黄10g，桂枝10g，白芍10g，干姜5g，北细辛5g，五味子10g，甘草3g，石膏30g，白芷10g，辛夷10g，炒苏子10g，炒葶苈子10g，前胡10g，炙紫菀10g，炙款冬花10g，2剂。4月9日复诊：咳吼明显减轻，鼻塞、流涕消失，痰鸣音消失，双肺听诊呼吸音稍粗，舌偏红，苔黄。更方用麻杏石甘汤和葶苈汤加减如下：麻黄10g，杏仁10g，石膏30g，甘草3g，葶苈30g，桃仁5g，薏苡仁30g，冬瓜仁30g，前胡10g，肺经草10g，炙紫菀10g，炙款冬花10g，2剂。4月11日复诊：咳吼基本消失，双肺听诊正常，舌质正常，苔白。后以玉屏风散加二陈汤调理，嘱2剂后停药。

　　【按语】　患儿表现为咳痰，流清涕，鼻塞等外寒内饮之表现，但有里寒郁久化热之征，如舌红、苔黄等，故方中小青龙汤加用石膏，石膏清里热，小青龙汤散寒蠲饮，表里双解。复诊外寒内饮之证消失，以痰热壅肺为主要临床表现，故用用麻杏石甘汤和葶苈汤加减。

参考文献

郭燕，吴瑜. 小青龙汤加味治疗小儿咳嗽伴痰鸣60例. 四川中医，2006，4（4），90

尹新中 祛邪扶正治肺炎

尹新中，女，天津人，主任医师，全国优秀中医临床人才。现任世界中医药联合会呼吸病学会常务理事、天津市中西医结合学会呼吸病专业委员会委员、天津市中医药学会呼吸病专业委员会委员。中西医结合治疗急慢性支气管炎、肺气肿、肺心病、冠心病、高血压、病毒性心肌炎等临床经验丰富。参编《中医内科临床实习指南》《中西医结合临床查房手册》。

尹氏对慢性支气管炎、慢阻肺临床经验丰富，慢阻肺分期治疗，急性期以宣肺化痰，止咳平喘为主；缓解期以肺脾同治，活血通络为法，减轻痰、咳、喘症状，增强患者的免疫功能。肺炎治疗应针对患者体质，对虚实夹杂之证亦可祛邪扶正同施。

【验案】 冯某，男，63岁，2005年2月8日初诊。患者10余天因感受风寒之邪发作咳嗽、胸闷。证见咳嗽，咯黄痰，喘息，胸闷，时感心悸，纳呆，乏力，大便溏，小便调。舌淡红苔薄白，脉沉细。患者因药物过敏，故来求治中医。体格检查：咽充血。双肺可闻干啰音，心率60次/min，律齐。实验室检查：心电图示窦性心动过缓。胸部CR示：两侧胸腔少量积液，肺纹理粗。胸部CT示：左侧肺野可见炎症。中医诊断为咳嗽（痰热郁肺）；西医诊断为肺炎。治以清热肃肺，豁痰止咳。处方：炙桑白皮15g，紫菀10g，款冬花10g，黄芩10g，鱼腥草15g，生薏苡仁15g，芦根20g，野菊花10g，陈皮10g，半夏10g，茯苓10g，鸡内金10g，麦冬10g，桔梗6g，蝉蜕6g，淡竹叶6g，炒白术6g，甘草6g。服药3剂后，患者咳嗽、咯痰、喘息减轻，胸闷好转，纳食增，大便每天2~3次，不成形。肺气渐宣，患者大便稀，纳食欠佳，加入补脾胃消食之药。前方减野菊花，加橘络6g，炒麦芽16g，再服4剂后，患者痰鸣明显减轻，夜间偶有咳嗽，痰少，无胸闷，大便每天1~2次，多汗，口干，夜寐安，纳可。舌暗红，苔薄白，脉沉。体格检查：咽无充血，双肺可闻及少许干啰音。痰热之邪减轻，但患者年过六旬，病邪日久伤气伤阴，有气阴两伤的表现，故加入补气养阴之药。前方减芦根，加生山药 15g，北沙参 15g，续服 5 剂后，患者喘鸣减轻，夜间不咳，晨起咳嗽，痰色白，纳食增加，咽喉不利，多汗减轻，寐安。舌淡红，苔薄白，脉沉。听诊双肺呼吸音粗。痰热之邪渐散，气道通利，气阴虚损之象渐复，再守原方，并加强利咽解毒之力。前方加野菊花 10g，再进 7 剂后，患者咳嗽减轻，痰量减少，纳食可，大便调，无多汗，口干。痰热之邪已清，肺气渐复，继续巩固治疗。前方去鱼腥草，加扁豆皮 15g，又服 4 剂而愈。

【按语】 患者有咳嗽，咯黄痰，喘息，胸闷等痰热郁肺之表现，又有纳呆，乏力，大便溏等脾虚湿停证之表现，以及热邪伤津所致脉沉细的阴虚证。虽辨为痰热郁肺证，治以清热肃肺，豁痰止咳。仍配以健脾除湿、滋养阴液之品。方中桑白皮泻肺平喘，黄芩、芦根清肺热，鱼腥草清化痰热，款冬花、紫菀宣肺止咳，野菊花清热解毒治咽充血，二陈汤理气化痰，桔梗、蝉蜕利咽宽胸，芦根清热养阴生津，淡竹叶、麦冬滋阴，生薏苡仁清热排脓健脾利湿，用炒白术健脾除湿，鸡内金健脾开胃。在二诊去菊花寒凉之品，加橘络理气、炒麦芽开胃，三诊、五诊方中加入补气滋阴之药，以善其后。

参考文献

国家中医药管理局. 经典传承临证录·全国优秀中医临床人才研修项目. 医案精选. 北京：中国中医药出版社，2008

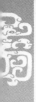

李家庚 间质性肺炎治验

李家庚，男，湖北汉阳人，中医世家。师从李培生，现任中华中医药学会仲景专业委员会常务委员、中国医师协会武汉医师分会理事。参编了21世纪课程教材《伤寒论讲义》《中医肿瘤防治大全》《中国验方全书》《李培生医学文集》等。

间质性肺炎临床治疗比较棘手，西医主要以激素长期治疗为主，但疗效亦不尽如人意。李氏运用中医辨证论治法治疗间质性肺炎，获得满意疗效。

【验案】 吴某，女，45岁，2009年6月4日初诊。患者诉咳喘反复发作5年余，动则咳嗽、气喘，丧失劳动力，饮食起居均需人照顾，2005年在同济医院做CT示：间质性肺炎。每天口服激素维持，中西药服用无数均不能控制。稍有不慎便发热、咳喘加重，每月均需住院治疗1~2次，5月31日再复发热、咳喘，行西药输液治疗罔效，特请中医诊治。证见咽痒，咳嗽，气喘甚则不能平卧，面色苍白，舌质红偏暗，苔微黄腻，脉细弦滑。既往有鼻炎病史10余年。先生谓：患者平素咳喘多年，痰浊壅肺，肺脾气虚，此次外感风热，牵动宿疾，肺失宣肃致使咳喘加重。治宜清热化痰，止咳平喘，益气固卫。处方：桑叶15g，杏仁10g，法半夏10g，陈皮、橘络各10g，荆芥10g，防风15g，款冬花15g，蒸百部15g，蝉蜕10g，炒地龙10g，麻黄10g，藿香15g，乌梅10g，五味子10g，丹参20g，炒牛蒡子10g，桔梗10g，黄芩12g，黄芪15g，炒白术12g，鱼腥草20g，生甘草10g。服药7剂后，无发热，咳喘明显减轻，痰多色白黏稠，舌质红，苔薄黄，脉细弦滑。效不更方，继用上方加玄参15g，再服14剂后，病症大为好转，偶有咳嗽，痰少色白，不喘，可自行上下楼梯，生活完全自理，面色红润。后宗此方加减服用3个月以善其后，随访未见复发，未再发热，亦未再住院。

【按语】 间质性肺炎以肺实质、肺泡炎和间质纤维化为病理基本改变，西医诊断疾病多达 100 余种，从本案知此患者对激素敏感。患者有干咳、活动性呼吸困难，脉细肺脾气阴两虚之证；咽痒，咳嗽营卫不固表现；加之长期服用激素湿热之品，故有舌质红，苔微黄腻之象，脉细弦滑为痰毒内蕴之象。舌暗虚、痰、毒所致。治以益气固卫、化瘀解毒、活血通络。方用玉屏风散益气固卫；五味子、乌梅纳气平喘；止嗽散宣利肺气，疏风止咳；鱼腥草、黄芩清热化痰；桑叶、杏仁宣利肺气；法半夏、陈皮、橘络化痰；蝉蜕、藿香外散表邪；炒地龙、麻黄止咳平喘；丹参活血通络逐瘀；生甘草调和诸药，止咳化痰。全方共奏止咳平喘之功。

参考文献

李云静，李家庚. 李家庚验案 2 则. 光明中医，2010，25（6）：1070‐1071

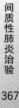

吴耀南 经方治肺炎

吴耀南，男，福建晋江人，全国优秀中医临床人才。任世界中医药学会联合会消化病专业委员会理事、中华中医药学会脾胃病分会常务委员、福建省中医药学会内科分会副主任委员、福建省中医药学会脾胃病分会副主任委员。擅长治疗消化、呼吸及各种内科疑难杂病。

吴氏临床强调辨证论治，肺炎不应囿于发热应按温病处理或为西医炎证而任用清凉解表、清热宣肺平喘或清热解毒药物，而要注重症状，抓住主证，随证治之。如肺炎表现为太阳中风表虚就可用桂枝汤进行治疗。

【验案】 胡某，78 岁，2006 年 8 月 10 日初诊。患者因台风天受凉，近 2 天来出现发热咳嗽，体温 38℃～38.7℃，恶风，头痛，汗出，鼻塞流涕，咳嗽频频，咳痰稀白，纳少寐差，二便尚调，舌质红，苔薄白，脉浮略数。体格检查：T 38.7℃，P 96 次/min，R 20 次/min，BP 144/106mmHg，双肺呼吸音较低，双肺底闻及中等量湿性啰音。心界无扩大，心率 P 96 次/min，心律失常，可闻及频发早搏，5～6 次/min。血常规：白细胞数 7.8×10^9/L，中性粒细胞 0.80，血红蛋白 140g/L。急诊全套：GLU 7.44mmol/L，BUN 12.0mmol/L，CREA 124μmol/L，Na^+ 134mmol/L，Cl^- 90mmol/L。中医诊断为咳嗽，辨证为风热犯肺，西医诊断为肺部感染。治宜清热解表，宣肺止咳。方拟银翘散加减。药用：金银花 12g，连翘 10g，淡竹叶 10g，荆芥 6g，牛蒡子 10g，桔梗 10g，芦根 20g，薄荷 10g（后下），鱼腥草 20g，甘草 6g，水煎服，每天 2 次。鱼腥草注射液 40mL 加入 5%葡萄糖注射液 250mL，静脉点滴，每天 1 次。痰咳净 1 盒，一次 0.5g，每天 3 次。服药 3 剂后，发热恶风，枕项头痛，微有汗出，咳嗽频频，咳痰稀白，鼻塞流涕，食欲不振，夜寐不安，神疲乏力，二便尚调，舌质淡红，舌苔薄白，脉浮略数。此为太阳中风表虚证。治以解肌祛风，调和营卫。方拟桂枝汤加味。药用：桂枝 10g，白芍 10g，大枣 12g，生姜 5 片，甘草 6g，羌活 10g，川芎 10g，黄芩 12g，半夏 10g，枇杷叶 12g。再服 3 剂后，体温正常，咳嗽减轻。恶风汗出、鼻塞流涕均除，纳食稍增，但仍有咳嗽，痰白量少，二便尚调，舌质淡红，苔薄白，脉象细滑。表邪已解，仍有脾虚痰阻。治以健脾化痰，方用温胆汤加减，治疗 1 周，病愈出院。

【按语】 患者恶风，头痛，汗出，鼻塞流涕，咳嗽频频，咳痰稀白，为太阳中风表虚之证，但仅据发病在暑天，舌红，脉浮略数就辨为风热犯肺，给予银翘散加减，治疗 3 天未见效果。其一吹风受凉，其二数脉不一定为热，舌红内热，故仍辨为太阳中风表虚之证予解肌祛风，调和营卫法收效。可见中医诊治疾病抓住主证，随证治之的重要性。

参考文献

国家中医药管理局. 经典传承临证录·全国优秀中医临床人才研修项目医案精选. 北京：中国中医药出版社，2008

宋立群 从痰热壅肺辨治间质性肺炎

宋立群，男，教授，博士生导师。任中华中医药学会博士学术研究分会委员、黑龙江省中西医结合医学会肾病专业委员会副主任委员、黑龙江省干部医疗保健会诊专家组专家。擅长以中医药治疗内、儿科常见病、难治病。

宋氏认为间质性肺炎属中医学"喘证"范畴，多见于痰热壅肺型之实喘。治疗主张宣肺理气，泻热化痰。药用麻杏甘石汤合三子养亲汤随证加减。

1. 清热化痰，宣肺理气法

此法适用于由肝气郁滞而来，每因情绪变化而发作痰热壅肺型之实喘。处方用麻杏甘石汤合三子养亲汤合四逆散加减。

【验案】 于某，女，42岁。胸憋闷、气短1个月。西医诊断：间质性肺炎。经一月余的抗生素合并激素治疗，症状缓解甚微。就诊时见：面赤喘急，胸闷，张口抬肩，喉中痰鸣，咽红，声音嘶哑，唇色紫暗，舌暗红、苔黄，脉弦滑数。证属痰热壅肺型之实喘，治以清热化痰，宣肺理气；处方：蜜麻黄、沉香各10g，杏仁、桔梗、苏子、莱菔子、桑白皮、枇杷叶、枳实、半夏、沉香、郁金、丹参、砂仁、炙甘草各15g，瓜蒌20g，生石膏40g，7剂。二诊仍焦虑则气急，舌暗红苔白，脉滑。故上方去郁金，丹参，枳实；加柴胡、黄芩、地龙各15g，7剂。三诊诸症缓解，唯多虑，易怒，舌暗苔白，脉沉缓，故原方去桑白皮；加柴胡、黄芩、地龙、白芍各15g。7剂后诸症缓，又延后调理2周而愈。

【按语】 患者属痰热壅肺型之实喘，治以清热化痰，宣肺理气，因其病从肝气郁滞而来，每因情绪变化而发作，故酌加柴胡、白芍，合四逆散之义，疏肝解郁，柔肝缓急，待肝郁得舒，木不刑金，咳喘自平。

2. 清热化痰，逐瘀排脓法

此法适用于痰热壅肺型之实喘见痰热偏盛，痰多质黏，且痰带腥味。治以清热化痰，逐瘀排脓，方用麻杏甘石汤合三子养亲汤合千金苇茎汤加减。

【验案】 迟某某，男，45岁。咳嗽，咳白色泡沫痰一月余。西医诊断：间质性肺炎。就诊时见：咳嗽，痰多色微黄略带腥味，质黏难咯；胸闷、胸痛，喘息，气急；午后低热，体温37.5℃左右；面红；舌红苔黄腻，脉滑数。证属痰热壅肺，蕴毒成痈之实喘，治以清热化痰，逐瘀排脓。予以：蜜麻黄10g，杏仁、桔梗、苏子、莱菔子、桑白皮、枇杷叶、半夏、郁金、丹参、冬瓜仁、桃仁、炙甘草各15g，瓜蒌、蛤粉、芦根各20g，生石膏40g，7剂。二诊咳轻未止、痰稀而少、余症皆减，舌略红，苔薄腻，脉沉。故上方去蛤粉，加茯苓40g，三诊咳平痰止，舌淡苔白，脉沉缓。上方去蜜麻黄、生石膏，加焦术20g，党参15g，7剂后而诸症缓解，上方又继服2周。

【按语】 患者为痰热偏盛，痰多质黏，且痰带腥味，辨为痰热壅肺，蕴毒成痈之实喘，治以清热化痰，逐瘀排脓，故加冬瓜仁、芦根、桃仁，合千金苇茎汤之义，清热化痰，逐瘀排脓，防痰热蕴毒成痈。

3. 理肺化湿，清热化痰法

此法适用于痰浊阻肺，郁而化热之实喘，偏于痰浊，治以理肺化湿，清热化痰，方用麻杏甘石汤合三子养亲汤加健脾利湿之焦术、茯苓。

【验案】 王某某，男，54岁。西医诊断为：间质性肺炎。主诉：咳嗽，咳白痰，质黏稠不易咯出；胸憋闷，喘息，短气；咽干，喜冷饮，尿赤。舌红苔白厚腻，脉滑数。胸片示：双下肺弥漫性浸润性阴影。证属痰浊阻肺，郁而化热之实喘，治以理肺化湿，清热化痰。予以：蜜麻黄10g，杏仁、桔梗、苏子、莱菔子、桑白皮、枇杷叶、半夏、黄芩、款冬花、地龙、川芎、炙甘草各15g，瓜蒌20g，生石膏40g，7剂。二诊诸症略有缓解，舌暗苔白，脉沉缓，故上方去川芎，加枳实15g，7剂。三诊胸憋闷大减，欲作服药即缓解，舌有齿痕，苔白，脉缓，故原方去黄芩、川芎；加焦白术 20g，茯苓 40g，7 剂而诸症大愈，又调理 2 周。

【按语】 患者咳嗽，咳白痰，质黏稠不易咯出；胸憋闷，喘息，短气；咽干，喜冷饮，尿赤，舌红苔白厚腻，脉滑数，痰浊阻肺，郁而化热之实喘，偏于痰浊，治以理肺化湿，清热化痰，投以健脾利湿之焦术、茯苓，以杜"生痰之源"。

参考文献

刘娜，宋立群. 宋立群教授辨证论治间质性肺炎验案. 中医药学报，2004，32（5）：42－43

杨国华 大剂量中药治疗重症肺炎

    杨国华，女，主任医师。师从施奠邦、凌耀星、姜辑君、杨甲山等，任北京市中西医结合委员会消化内科专业委员会委员。对多种中医内科疑难杂症和常见病、多发病有独到的治疗方法以及较好的临床疗效，根据中医辨证思想治疗心血管系统、呼吸系统疾病、心身疾病等。

    杨氏治病首重辨证论治，对于疑难重症，常以重剂起沉疴，这得益于个人几十年的临床观察与经验总结。

    【验案】 吴某，男性，75 岁。主因"发热合并浅昏迷 9 天"于 2004 年 8 月 4 日由外院转入我院。患者入院前 9 天，因外感后出现高热并神志障碍，于某西医院就诊，诊断为"肺部感染，Ⅰ型呼吸衰竭，糖尿病酮症酸中毒，高渗性昏迷"，收入 ICU 病房，予以气管插管，机械辅助通气，对症支持治疗后，血糖控制，酮症纠正，但感染控制不佳，患者仍持续高热合并呼吸困难、神志不清。该院已与家属交代病危难治，患者家属要求联合中医治疗，遂转入我院。患者既往"糖尿病"史 25 年，"高血压"、"冠心病"史 14 年，未系统诊治；"脑梗死"病史 14 年，遗留左侧肢体活动不利，生活尚能自理。否认传染病、手术外伤、过敏史等其他情况。入院体格检查：T 38.8℃，P 130 次/min，R 50 次/min，BP 160/80mmHg，嗜睡状，呼之偶应，发育正常，营养良好，被动体位。双瞳孔等大等圆，光反射存在，球结膜轻度水肿，压眶反射存在，喉中痰鸣。双肺呼吸音粗，满布干湿啰音，心律齐，130 次/min。腹膨软，周身及四肢轻度浮肿，左上肢肿甚。舌质边红苔不可见，脉右微细欲绝，左脉全无。辅助检查：血常规：白细胞 23.15×10^9/L，中性粒细胞 0.91，红细胞 3.05×10^{12}/L，血红蛋白 93g/L；尿常规：LEU1（＋），PRO（＋＋），GLU（＋＋＋），KET（＋）ERY（＋＋＋）；生化：ALT 55.4U/L，BUN 12.1mmol/L，GLU

17.11mmoL/L；血气分析：$PaCO_2$　29.1mmHg，PaO_2 60mmHg，SaO_2 90%，HCO_3^- 15mmol/L，pH<7.35；心电图示：窦性心动过速、ST－T 改变；痰培养＋药敏：大肠埃希菌＋霉菌；患者感染系复杂耐药菌感染，经药敏示：所有药物均抗药。胸片：双肺炎症。西医诊断：①肺部感染，Ⅰ型呼吸衰竭。②2 型糖尿病，糖尿病酮症，糖尿病肾病、肾功能不全。③高血压病 2 级。④冠心病，心力衰竭，心功能Ⅳ级。⑤脑梗死后遗症。西医治疗予以抗感染，控制血糖，止咳化痰，对症支持，呼吸机辅助通气，并配合必要时吸痰以保持呼吸道通畅等治疗。入院当日，杨国华主任医师遂根据患者四诊所见，诊断考虑温病极期，辨证属热盛伤阴，气阴大伤，真阴将竭。治疗以重剂救阴益气为主，兼清气血心包之热。处方如下：人参 15g，麦冬 100g，沙参 100g，羚羊角粉 0.3g（冲服），五味子 15g，青黛 6g（冲服），青蒿 30g，浓煎 100mL，鼻饲灌服。下午灌服中药后半小时，患者汗出如洗，9 天来的高热第一次下降至 37℃，当晚加服 1 剂浓煎鼻饲。第 2 天，患者症状缓解，体温降至正常，神志清醒，病情趋于平稳。于入院第 3 天撤离呼吸机。此后根据患者四诊表现，每天进行中医辨证，并以上方为基础化裁变化，代表方剂如下：人参 15g，麦冬 80g，沙参 80g，羚羊角粉 0.3g（冲服），五味子 6g，青黛 6g（冲服），青蒿 30g，白薇 20g，瓜蒌皮 15g，天竺黄 10g，淡竹茹 30g，芦根 50g，浓煎 100mL，灌服，每天 1 剂。患者因系复杂耐药菌感染，病情多次反复，体温升高，最高可达 39℃，先后予以多种抗生素，皆对病情控制不理想，其间复查胸片、血常规等均无明显改善。在炎症控制不力的情况下，决定仍以中药为主治疗，予滋阴益气清热法，偶以安宫牛黄丸清热开窍及中成药清热化痰等治疗，收到明显效果，使患者体温得到控制，症状逐渐减轻，患者转危为安。至入院第 33 天，咳嗽咯痰好转，痰少色白，体温正常，呼吸 23 次/min 左右，心率 90 次/min 左右，血压 150/80mmHg 左右，神志清，精神弱，双肺呼吸音粗，肺部啰音消失，心律齐，周身无浮肿。血常规：白细胞 $11.32×10^9$/L，N 0.69；尿常规：正常；胸片：双肺纹理增粗。入院第 50 天，患者血常规、血糖、尿常规、生化检查、胸片、心电图均恢复正常而出院。

【按语】　患者为真菌合并大肠埃希菌肺炎，为难治性肺炎，加之该病例为老年患者合并心功能、呼吸功能和肾功能不全，以及酮症酸中毒，为罕见之危重症，病死率高。中医属"温病"范畴，高热、呼吸困难、神志不清、水肿、舌质边红苔不可见，脉右微细欲绝，左脉全无表现，为热盛伤及气阴，真阴欲绝，痰蒙心窍，治以重剂救阴益气为主，兼清气血心包之热。方用生脉散加味大剂救阴，加羚羊角粉、青黛、青蒿熄风清热，凉血之法，用药之后，旋即汗出，患者汗出如洗但不粘手，为真气欲抗邪外出而真阴内敛之力不足之象。后加用瓜蒌皮、天竺黄、淡竹茹芦根清化痰热与滋阴益气清热法病情渐趋稳定。超大剂量中药的使用（单味药日入 200g），是本病例迅速起效的关键。中医药联合西医抢救危重病例确有疗效，而超大剂量中药的使用可能可以加速和提高临床疗效，有着西药不可替代的作用，甚至可以取得西药所无法达到的效果。

参考文献

赵霞，王绍华，刘方．大剂量中药辨证救治重症肺炎并多脏器功能衰竭 1例．中医药通报，2004，3（6）：22-23

蔡桂英 通因通用法治疗重症肺炎

蔡桂英，女，主任医师，广州市名老中医。1970 年毕业于广州中医药大学医疗系，1979 年就读于该校心血管专业研究生，1982 年获硕士学位。从事医疗工作 39 年。曾任省仲景学院专业委员会委员、省中西医结合风湿病专业委员会委员、广州市内幼儿急专业委员会副主任委员。2000 年被广州市政府授予广州市名中医称号。

蔡氏治疗一例重症肺炎，运用中医通因通用法治疗，获得满意疗效。

【验案】 魏某，男，30 岁。患者因高热、恶寒、心悸、咳嗽、痰中有血丝。X 线摄片：肺炎，于 1994 年 6 月 27 日入院。患者发病前几天曾进食多量荔枝。既往有风湿性心脏病史（二尖瓣狭窄并关闭不全，三尖瓣关闭不全）。入院时体温 39.5℃，呼吸 20 次/min，心房颤动。血常规：白细胞 $11.3×10^9$/L，中性粒细胞 0.84，淋巴细胞 0.16。入院后经抗感染、强心、吸氧、祛痰治疗 1 周，诸症稍好转，但近日发热仍 39℃以上，心率 140 次/min，心电图示速率型房颤，全胸片左中、下肺及右下肺炎。7 月 5 日会诊时见患者面红，眼睑浮肿，恶寒，咳嗽，皮肤见红色斑疹。诊近日大便溏而量少，每天 6～7 次，纳呆、口干、口苦。舌红苔黄而厚腻，脉弦滑数。辨为肺热内蕴，气阴虚衰。治以清泻肺热、益气养阴。处方：羚羊角 30g，水牛角 30g，石膏 30g，滑石 30g，知母 10g，金银花 15g，连翘 10g，赤芍 10g，牡丹皮 10g，大黄 10g（后下），黄芩 10g，杏仁 10g，生薏苡仁 30g，西洋参 30g（另炖）。当晚服 1 剂，次日上午 8 时许体温降至正常，自觉精神，体力较前好，无心悸，气促，全身斑疹变褐色，咳减，痰少色淡黄而稀，双肺啰音明显减少。守上方加减，调理 10 天痊愈出院。

【按语】 风湿性心脏病患者并发肺炎，可视为重症肺炎。患者虽有大便溏泄，每天 6～7 次，但发病原因为进食多量滋腻湿热瓜果，临床表现为高热不退，皮肤红疹，纳呆、口干、口苦。舌红苔黄而厚腻，脉弦滑数为里热未解。故用清热泻火为主，并用大黄通因通用以泻火；西洋参养阴生津以扶正固本。因用法正确，故 1 剂而热退。

参考文献

蔡桂英. 通因通用法治疗重症肺炎举隅. 北京中医，1997，1：53

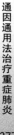

李燕宁　小儿肺炎喘嗽中祛痰药的妙用

李燕宁，男，主任医师，教授，医学博士，博士研究生导师。山东省名中医药专家、山东省知名专家、山东省首批高层次优秀中医临床人才。兼任世界中医联合会儿科分会副会长、中华中医药学会儿科分会常务理事、山东省中医药学会儿科专业委员会主任委员等。从事中医儿科医疗、教学、科研工作 30 余年，擅长治疗小儿哮喘、癫痫、肺炎等疑难杂证。发表学术论文 30 余篇，任主编、副主编学术著作 4 部，参编各类高等中医药院校统编教材《中医儿科学》《中西医结合儿科学》10 部。

李氏认为，肺炎的主要病变部位在肺，基本病理改变为肺气闭塞。初期邪闭肺气，中期痰闭肺气，后期虚闭。痰热既是重要病理产物，生成后储于肺脏，又进一步影响肺的宣肃，加重肺气郁闭，成为肺炎喘嗽加重和迁延的致病因素。痰阻与肺闭，常互为因果，而形成病理循环。病程中咯痰始终是肺炎喘嗽的重要症候，也是辨证的主症。李氏认为祛痰治疗是肺炎喘嗽的主要治法之一，临证擅用闻诊，根据咳嗽咯痰的声音、态势辨别病位、病性、病因、病机之所在，治疗上既注意分期论治适当选择经方，又灵活选择多种性味不同、归经有别、祛痰力量轻重悬殊之品，并注重常用祛痰药对的临床应用。

1. 根据辨证分期选择祛痰药物

肺主宣发肃降，两者相辅相成，故治疗肺系疾病时应将宣发肃降药物配伍应用。李氏认为肺炎喘嗽初期以感受外邪、初犯肺络为主，邪从外来主要影响肺的宣发功能，故治疗应以疏散表邪、宣发肺气着手，选择宣肺为主的祛痰药物，佐以肃降之品，以利痰浊的祛除。肺炎喘嗽中期表邪已尽，以痰阻肺络致肺气郁闭为主，主要影响肺气的肃降功能，故治疗时应以肃肺降气、化痰涤痰为主要治法，选择肃肺降气化痰之品为宜，佐以宣发之品，使肺气恢复正常的宣肃之功，津液方能正常随气升降出入，减少痰浊的停聚。肺炎喘嗽恢复期正虚邪恋，治疗应采用扶正化痰之法，在气者责之肺脾，在血者注重活血化瘀。

李氏临证时注意区分宣肺祛痰之品和肃肺祛痰之品，全面了解药物的性味升降沉浮，总结归纳了常用的宣肺之品有麻黄、前胡、枳壳、桔梗、苏叶、桑叶之属；肃肺之品有杏仁、白前、桑白皮、枳实等药物。

2. 根据辨证选择性味不同的祛痰药物

李氏临证对风寒闭肺及痰湿证选用温性化痰药物为主组方，常用方剂为三子养亲汤、二陈汤、止嗽散等。常用的温肺化痰药物有苏子、白芥子、莱菔子、炒杏仁、枳实、枳壳、陈皮、半夏、橘红、紫菀、款冬花、僵蚕、石菖蒲、远志、细辛、干姜、百部、白前等。风热闭肺证和痰热闭肺证选用寒凉之性化痰药物为主组方，常用方剂为贝母瓜蒌散、葶苈大枣泻肺汤、礞石滚痰丸等。常用药物有葶苈子、川贝母、浙贝母、鲜竹沥、竹茹、胆南星、天竺黄、炙枇杷叶、全瓜蒌等。虽《素问·至真要大论》中提出"寒者热之，热者寒之"治则，但因痰饮是人体水液输布运化失常，停聚凝滞而成，性属阴邪，乃阳气不足为本，故张仲景在《金匮要略·痰饮咳嗽病脉证并治》篇提出"病痰饮者，当以温药和之"。所以当有痰饮内盛之时，虽需根据辨证寒温之不同选用正治的药性相反药物，但痰饮为阴邪，适当选用温热的祛痰饮药物，方能效如桴鼓。

李氏临证还擅长采用药对治疗肺炎喘嗽。如僵蚕、蝉衣治疗咽喉硬咽痉挛咳嗽；贝母、瓜蒌治疗痰少难咯；苏子、葶苈子治疗热痰蕴结量多；枳实、枳壳治疗咽部异物感；陈皮、半夏治疗痰湿咳嗽，因痰致嗽；紫菀、款冬花治疗痰湿咳嗽并重。

3. 擅长根据闻诊选择药物

李氏认为肺炎喘嗽主症"咳嗽"的闻诊是临床中医儿科医师的重要基本功，盖因小儿不会咯痰，多数咯上痰液后吞咽入胃，无法看到痰的色质量味。故认真听取患儿的咳嗽声音，判断痰量的多少，根据咯痰顺畅程度判断咯痰的难易，根据咳嗽的态势判断受累病位成为临床辨证的重要信息来源，也是施治的重要基础。

小儿咳嗽无痰为干咳，多见于燥咳、肺阴伤咳、肝火犯肺之干咳；咳嗽有痰为湿咳，多见于痰热证、痰湿证、风寒风热夹滞证、肺脾两虚证。小儿喉间痰鸣有声则为痰多；咳嗽每声带痰为中等量痰；咳嗽数声才有痰为痰少。小儿单声咯痰易出为因嗽致咳，多为痰湿或肺脾两虚；阵咳数声痰液方少量咯出，多为痰热证、兼肺阴伤。祛痰力量轻者用二陈；祛痰力量中者采用苏子、葶苈子；祛痰力量重剂用礞石、鲜竹沥。干咳为主，风热者选桑菊饮，温燥者选桑杏汤，凉燥者杏苏散；肝火犯肺之干咳者选黛蛤散；肺阴伤者选养阴清肺汤、沙参麦冬汤，均可合用贝母瓜蒌散；湿咳为主，痰热者选麻杏石甘汤，痰湿者选二陈汤，肺脾两虚者选六君子汤。

4. 痰热闭肺时宜通腑涤痰

肺主气朝百脉，若邪气壅盛或正气虚弱，病情进一步发展，可由肺累及其他脏腑，形成临床上所见的各种变证。如肺病及脾，肺与大肠相表里，脾胃升降失司，大肠之气不行，浊气停聚，则出现腹胀、便秘等腑实证候。痰热闭肺壮热炽盛时宜用通下药以通腑泄热，此期通腑可以祛痰，又可畅利肺气。盖肺与大肠相表里，通泻在肠之积，以清泄肺热、疏通肺之壅实。此时不宜单用开肺之法，因痰热壅肺，肺气胀满，气机将绝，开之则愈促其肺气闭绝之险。所以治疗关键，不在扬汤止沸，而在釜底抽薪，亦即上病下取之意。证见肺闭喘满、壮热、腑实者即可用生大黄、玄明粉通腑泄热，常选方宣白承气汤。李氏认为早期使用该法因有表邪未祛，易引邪入里；后期正虚，又不利于肺炎喘嗽恢复。故选择正邪交争剧烈之痰热闭肺时应用通腑涤痰法最妙。

5. 祛痰治疗的注意事项

第一是注重健脾化痰。"脾为生痰之源"，因脾主运化水谷和水湿，能防止水液在体内停滞。若脾失健运，则水液不能正常敷布，停而为湿，聚而为饮，凝而为痰。尽管这一过程也有肺、肾的协同作用，但由于脾居于中州，为制水之脏，既可上助肺主调节，又可下佐肾司开阖，为后天之本，因此，脾脏在痰饮生成中起举足轻重的作用。故临证之时李氏常用苏杏二陈汤、温胆汤、六君子汤、陈平汤等健脾化痰之剂治疗痰湿为患，脾脏健运则无停痰生湿之弊。

第二是注重调畅气机。痰湿为患时，调运脾脏是化痰的根本。宗"儿科之圣"钱乙异功散中一味陈皮调气助运的运脾思想和江育仁教授提出的"脾健不在补而贵在运"理论，李氏认为临证治疗痰湿证要注意调气药物的应用。调气之品常为方中动药，使全方补而不滞。正如《丹溪心法》云："善治痰者，不治痰而治气。"常选用的理气化痰之品有陈皮、枳壳、积实、莱菔子、杏仁、厚朴等。小量配伍理气药可使脾脏恢复正常的运化，促进津液代谢，减少停痰聚饮。

第三是痰瘀互结，注意活血化瘀。肺炎喘嗽的基本病机是肺气郁闭，气机不畅必然导致血运不畅而形成瘀血。瘀阻肺络，可加重肺气郁闭，肺气郁闭则肺通调水道之功失常，津液停聚而致痰饮潴留，痰阻气滞又加重血瘀，痰瘀互结互为因果，形成病理循环，致肺病迁延难愈。故伍用活血祛瘀治法，可使血行流畅；血为气之母，血行则气行，气血流畅则津液代谢正常，减少痰饮的生成和储留。肺炎喘嗽过程中常见到夹杂瘀血阻络的证候，如极期可见患儿颜面唇甲发绪、舌质紫暗、胁下痞块增大等，甚则出现面色苍白、呼吸浅促、唇甲青紫、肢端逆冷、皮肤紫纹等血瘀之象；恢复期常见患儿肺部啰音久不吸收、舌紫暗、脉紧涩等证候。有鉴于此，李氏主张活血化瘀药宜早用。早期应用有助于炎症的消散，中期祛瘀活血选用赤芍、丹参，凉血活血，既可有利于病情恢复，又可防止出现并发症；后期补血活血选用桃仁、当归，养血活血，有利于炎症消除。

【验案】 王某，男，10个月，2007年6月初诊。患儿8天前吹空调后出现鼻塞流涕、咳嗽、发热，在社区门诊静脉滴注头孢类抗生素等，3天后热退，仍咳嗽有痰，喉间痰鸣，来本院就诊，诊断为支气管肺炎，继续静脉滴注头孢类药物5天，症状缓解不明显。就诊时无发热、鼻塞流涕，喉间痰声辘辘，阵咳有痰，咳后有吞咽动作，纳欠佳，眠可，大便稀糊样，每天3~4次，无脓血，便前无哭闹。查：体温36.8℃，面色白而少华，形体虚胖，舌淡红，苔白腻，咽略充血，听诊双肺呼吸音粗，可闻及中等水泡音及大量干湿性啰音，腹软无压痛。血常规：白细胞 $7.7×10^9$/L，淋巴细胞 0.555，中性粒细胞 0.385。胸片示：双肺纹理增多紊乱，双下肺可见点片状阴影。西医诊断：肺炎；中医诊断：肺炎喘嗽，证属痰湿闭肺。该患儿平素形体虚胖，肌肉松软，属脾虚多痰体质，病初感受风寒之邪，侵犯肺卫，故见风寒闭肺之证，邪气不解，入里正邪交争则肺气郁闭、痰热俱盛而发为肺炎喘嗽。经治疗后热邪渐去而肺脾之气日虚，脾虚痰盛，故喉间痰鸣，脾失运化，则见湿滞相合下趋大肠而见泄泻，舌淡红，苔白腻均为脾虚之象。治以健脾燥湿化痰，陈平汤加减：陈皮、半夏各 6g，茯苓、白术、车前子各 9g，苍术 5g，炙甘草 6g，5 剂水煎服，每天 1 剂分次频服。并嘱慎避风寒。5 剂后诸症消退，治愈。嘱家长平素给患儿服用参苓白术颗粒调理，健脾补肺。

【按语】 患儿有痰湿内蕴，又有脾虚泄泻，治疗时存在矛盾，若单纯宣肺化痰则提壶揭盖易致腹泻加重；若单纯补脾止泻则易致肺气壅滞。故李氏针对病因病机提出"上咳下泻调其中"的法则，灵活采用运脾法，选方陈平汤，即二陈汤与平胃散之合方，由苍术、厚朴、陈皮、半夏、云茯苓、甘草、生姜、大枣组成，方中苍术燥湿健脾；半夏燥湿化痰，和中降逆；茯苓健脾燥湿，利水化痰；陈皮理气助运，使脾健运如常，甘草、大枣、生姜补脾和中止呕。辨证得当，处方精准，其效桴鼓。

参考文献

刁娟娟，周朋，吴金勇，等. 李燕宁教授运用祛痰药治疗肺炎喘嗽经验. 新中医，2011.3：36-37

王晞星 从本虚标实辨放射性肺炎

王晞星，男，主任医师，教授，博士生导师，第四批全国名老中医学术经验传承指导老师，山西省中年名医、享受国务院政府特殊津贴。任山西省中医药研究院（山西省中医院）院长、国家中医药管理局肠道灌疗重点研究室主任、山西省中医药学会内科专业委员会副主任委员、山西省中医药学会副理事长。获卫生部有突出贡献中青年专家、新世纪学术技术带头人等荣誉称号。临床擅长肿瘤、肺病的中医诊治。

中医认为，放射性肺炎病因属火邪、热毒，由正虚、外邪这两方面的因素共同作用，内外合邪，使人体阴阳失调，脏腑（肺）功能气机紊乱，导致气滞血瘀、痰凝毒聚等。正如《医宗必读·积聚篇》所云"积之成者，正气不足，而后邪气踞之"。王氏认为，肿瘤疾病本就耗气伤血，日久导致正气亏虚，加之放射线照射化疗药物性烈燥热，致邪毒内聚，极易损伤人体正气，伤及脾胃，运化失司。所以扶持正气，固本培元，应贯穿治疗放射性肺炎的始终。其临床表现可见热毒伤阴之干咳、少痰、胸痛、气紧等本虚而标实或虚实夹杂的证候。本虚即指肺气虚损，阴液不足；标实主要是指气滞、痰湿、痰热、血瘀等。在治疗原发病的同时，应注意结合患者的一般情况，针对放射性肺炎的证候特点，采取不同的治疗方法。如热结痰壅者，治宜清热化痰；脾虚肺热者，治宜健脾清肺；阴虚肺热者，治宜滋阴清热；血瘀气滞者，治宜理气活血。

【验案1】 赵某，男，69岁，2009年7月14日初诊。诊断为肺癌20余天，咳嗽咯痰加重3天。患者于2008年6月出现咳嗽、咯痰。经当地医院予抗感染治疗，效果不佳，按肺结核治疗症状加重。行胸部CT提示：右肺肺癌。支气管镜检查：右上肺癌。病理诊断：低分化大细胞癌。2009年5月29日行单药吉西他滨化疗1周期，放疗7次。既往患慢阻肺，支气管哮喘，间质性肺炎。刻下见咳嗽咯痰，神疲乏力，纳可，睡眠尚好，二便调，舌质红、苔黄，脉滑数。辨证属热毒蕴肺，痰浊互结。治宜清热解毒，化痰散结。方选千金苇茎汤加味。药用：金银花、芦根、牡丹皮、冬瓜子、生薏苡仁、鱼腥草、桑白皮、浙贝母、白术、石上柏、石见穿各30g，山豆根、天龙、甘草各6g，瓜蒌18g，黄芩、桃仁各10g，地龙、僵蚕各20g，14剂，每日1剂，水煎服。

7月28日二诊：咳嗽、咳痰明显减轻，病情较前好转。随访至2010年9月，一般情况良好。

【按语】 千金苇茎汤是王老师用于治疗放射性肺炎的常用方，肺癌患者正气虚损，加之放射线外源性热（火）毒，在杀伤肿瘤组织的同时也会消灼正常组织的津液，使机体气阴耗伤，肺气受损，水液失于四布，不归正化，痰浊内蕴，久而化热，奎塞气道，肺气不利而咳。故药用金银花、山豆根、瓜蒌、黄芩、桑白皮、鱼腥草清肺化痰；芦根、桃仁、牡丹皮、冬瓜子、生薏苡仁、僵蚕散瘀解毒散结。

【验案2】 任某某，男，65岁，2010年5月12日初诊。右肺癌术后3年余。患者于2007年3月在某医院行右肺上叶癌切除术，术后予以放射线治疗3个疗程。于12月底发现肾上腺MT，予手术治疗。其病理诊断为转移性乳头状腺癌。现症：咳嗽，咯痰量少，气短，口干口苦，不欲饮食，寐欠安，二便调，舌质红、舌体胖、苔黄白相间，脉滑。证属脾虚肺热。治以健脾益气，清肺化痰。方选六君子汤加减。药用：太子参、神曲、谷麦芽、瓜蒌、猫爪草、鱼腥草各30g，苍术、云苓各15g，半夏、陈皮、砂仁、黄芩各10g，天龙、甘草各6g，地龙、僵蚕各20g。7剂，每天1剂，水煎服。

5月19日二诊：口中和，纳食可，寝安，下肢乏力，舌质红、舌体胖、苔花剥。证属气阴两虚。治宜益气养阴，健脾清肺。方用生脉散合六君子汤加味。药用：黄芪、太子参、神曲、谷芽、麦芽、鱼腥草、浙贝母、猫爪草各30g，白术、麦冬各15g，茯苓、半夏、陈皮、五味子各10g，天龙6g，地龙、僵蚕、牡丹皮各20g。并嘱其皮下注射胸腺肽1.6mg，每周3次。1周后精神饮食都得到明显改善。

【按语】　王氏认为，在治疗中应注意局部与整体相结合，根据患者的体重、饮食等一般情况，采用攻补兼施，且攻且补，以补为主。该患者放疗和化疗后出现口干舌燥，咳嗽少痰，饮食减少，神疲乏力，舌质红、舌体胖、苔薄黄等脾虚肺热证候。李东垣指出"善治者，必先调其脾胃"。故治益气健脾清肺，注意固护胃气。遣方用药以六君子汤合生脉散为基础，例如：太子参、麦冬、生地黄、沙参、黄芪等益气养阴，且配伍砂仁、神曲、谷麦芽、鸡内金之品，开胃健脾。

【验案3】　郭某，男，79岁，2010年2月23日初诊。确诊为肺癌2个月余。患者于2个月前医院体检查出肺癌，后放疗20次。既往史：间质性肺炎20余年。现症：咳嗽，咯痰质黏色白，不易咯出，气短，活动后喘促，口干欲饮，纳可，寐欠安，小便正常，大便4天未解，舌质暗红、苔黄厚燥，脉弦滑。证属肺燥津伤，毒瘀蕴郁。治宜滋阴清热，解毒抗癌。药用：生地黄、沙参、百合、瓜蒌、鱼腥草、冬瓜子、芦根各30g，麦冬、天冬各10g，百部、僵蚕、地龙各20g，黄芩12g，天龙、水蛭、甘草各6g，桃仁、桔梗、枇杷叶各10g。7剂，每天1剂，水煎服。

3月2日二诊：患者服药后大便通畅，诸症状明显减轻。

【按语】　肺癌乃大病沉病，加之患者放化疗后，阴液耗损，肺燥津伤，气机不畅，常表现为咳嗽，咯痰质黏色白，不易咳出，口干欲饮。王氏辨证与辨病相结合，抓主证，运用养阴生津润肺滋补之品的同时结合久病必瘀的理论，选用清燥救肺汤合血府逐瘀汤治疗，疗效显著。

参考文献

高向军，李时光. 王晞星治疗放射性肺炎经验举隅. 山西中医，2011，27：4-5

图书在版编目（ＣＩＰ）数据

肺炎 / 柏正平主编. —长沙 ： 湖南科学技术出版社，2020.12
（专科专病名医临证实录丛书 / 何清湖，杨荣臣,周慎总主编）
ISBN 978-7-5357-8243-4

Ⅰ. ①肺… Ⅱ. ①柏… Ⅲ. ①肺炎－临床医学－经验－中国
Ⅳ. ①R563.1

中国版本图书馆 CIP 数据核字(2015)第 091759 号

FEIYAN
专科专病名医临证实录丛书
肺炎

总 主 审：吴 刚 许志仁 蔡光先
总 主 编：何清湖 杨荣臣 周 慎
分册主编：柏正平
责任编辑：梅志洁
出版发行：湖南科学技术出版社
社 址：长沙市湘雅路 276 号
http://www.hnstp.com
湖南科学技术出版社天猫旗舰店网址：
http://hnkjcbs.tmall.com
印 刷：长沙市宏发印刷有限公司
（印装质量问题请直接与本厂联系）
厂 址：长沙市开福区捞刀河大星村 343 号
邮 编：410000
版 次：2020 年 12 月第 1 版
印 次：2020 年 12 月第 1 次印刷
开 本：850mm×1168mm 1/32
印 张：12.5
字 数：358 千字
书 号：ISBN 978-7-5357-8243-4
定 价：36.00 元